E. LACHASSINNE

C. DURQUET-PERELMAN, F. FAYAD, J. GAUDELUS, T. MARTIN,
M.-H. MULLER, M. NATHANSON, S. SAUVION, A. VINAS

LA PÉDIATRIE AU QUOTIDIEN

2e édition

MALOINE
27, RUE DE L'ÉCOLE DE MÉDECINE, 75006 PARIS
1996

Chez le même éditeur :

C. Ricour, O. Goulet, J. Ghilsolfi, G. Putet et coll.
Traité de nutrition pédiatrique

R. Perelman et coll.
Pédiatrie pratique
Tome 1 : Pathologie du système nerveux et des muscles. Psychiatrie.
Tome 2 : Maladies infectieuses
Tome 3 : Maladies des glandes endocrines

Dépôt légal : octobre 1996. ISBN 2-224-02443-6

TABLE DES MATIÈRES

AVANT-PROPOS

Écrire une seconde préface moins de trois ans après la première est une grande satisfaction : la preuve est ainsi faite que les termes élogieux de 1993 étaient dus au mérite des auteurs, et non à une quelconque bienveillance du préfacier.

Les qualités ayant fait le remarquable succès de la première édition se sont bonifiées, l'ouvrage a été réactualisé et, plus que jamais, il remplira pleinement son objectif : rendre service.

R. PERELMAN

1

GÉNÉRALITÉS

E. LACHASSINNE

EXAMEN CLINIQUE DE L'ENFANT

Interrogatoire (de l'enfant et/ou de ses parents, du carnet de santé)
– Motif de consultation : systématique ou symptôme (et dans ce cas histoire de la maladie)
– Antécédents pathologiques personnels et familiaux, notion de consanguinité, origine ethnique et voyage récent.
– Histoire de la grossesse, de l'accouchement et de la période néo-natale, courbes de croissance staturo-pondérale et du périmètre crânien, acquisitions psychomotrices, vaccinations.
– Mode d'alimentation, supplémentations vitaminiques, scolarité, éventuels problèmes psycho-socio-économiques.

Examen clinique
– Complet, sur un enfant entièrement nu, profiter du calme des enfants dans les bras de leur mère, tenir compte de l'âge (développement psychomoteur, tension artérielle, fréquence cardiaque).
– Taille et périmètre crânien selon l'âge réel, poids selon l'âge statural (déviations standards), toujours apprécier l'allure de la courbe de croissance.

Conclusion et synthèse

Compléter le carnet de santé à chaque consultation
Être précis mais bref.

CALENDRIER DES VACCINATIONS

Vaccinations obligatoires
– BCG à l'entrée en collectivité : 1 injection avec contrôle des réactions cutanées à la tuberculine juste avant, et 3 mois après.
– Diphtérie + tétanos + poliomyélite (DTPolio) : 3 injections à 1 mois d'intervalle, rappel 1 an après puis tous les 5 ans.

Calendrier recommandé
– DTPolio + anti coquelucheux (bientôt acellulaire) et anti hémophilus à 2, 3 et 4 mois, rappel 1 an plus tard. Le vaccin antipoliomyelite utilisé est l'injectable. Les 5 vaccins peuvent être mélangés.
– BCG à l'entrée en collectivité (plus tôt si groupes à risque), contrôle des réactions tuberculiniques 3 mois après puis 1 fois par an.
– Vaccin anti rougeole - rubéole - oreillons entre 1 et 2 ans (exemple R.O.R.) ou anti rougeole dès 9 mois si vie en collectivité avec dans ce cas rappel ROR 6 mois plus tard.

– vaccin contre l'hépatite B recommandé chez le nourrisson, à l'entrée en 6e ou chez l'adolescent.

Effets indésirables
Réactions fébriles (à 48 heures pour le DTP, entre 7 et 15 jours pour la rougeole), convulsions hyperpyrétiques, encéphalites (coqueluche ++), adénite à BCG.

Contre-indications
Déficits immunitaires sévères pour les vaccins vivants (BCG, rougeole,..)

CROISSANCE STATURO-PONDÉRALE ET MATURATION OSSEUSE NORMALE

Facteurs de croissance
Génétiques, alimentaires, psycho-sociaux (environnement), et bien sûr endocriniens.

Méthodes de surveillance
– Paramètres à mesurer : taille rapportée à l'âge chronologique (enfant couché jusqu'à 3 ans, puis debout), poids rapporté avant tout à la taille (à l'âge statural), et périmètre crânien (PC) rapporté à l'âge chronologique.
– 95 % des enfants ont des paramètres compris entre -2DS et + 2DS (courbe de Gauss établie sur une population d'enfants de même âge).
– Valeurs de référence différentes selon le sexe.
– Dessiner la courbe des différents paramètres dans le temps, et donc tenir compte de la vitesse de croissance (notion de « couloirs » et donc de possibilité de cassure de la courbe).
– Formule de la surface corporelle avec P = poids en kg

$$S\ (m2) = \frac{(4\,P + 7)}{(P + 90)}$$

Points de repères
– 2 périodes de croissance rapide : avant 4 ans et en pré-puberté, la croissance est linéaire (environ 5 cm/an) entre ces 2 périodes.
– Avant 1 an : PC = (taille x 1/2) + 10

– Naissance :	poids = 3,5 kg (PN)	taille = 50 cm	PC = 35 cm
1 an :	poids = PN x 3	taille = 75 cm	PC = 47 cm
4 ans :	poids = 16 kg	taille = 100 cm	

– Prise de poids quotidienne (moyenne) :
30 g/jour avant 3 mois ; 20 g/jour entre 3 et 6 mois ; 10 g/jour entre 6 mois et 1 an.

Maturation osseuse
– Influence des facteurs de croissance sur les cartilages de croissance.
– Estimation de l'âge osseux : table de Lefèvre avant 1 an (nombre de points d'ossification sur l'hémi-squelette gauche), atlas de Greulich et Pyle après 1 an (radiographie de la main et du poignet gauche), ossification du coude après 10 ans, test de Risser en fin de croissance (crête iliaque).

PRINCIPALES ÉTAPES DU DÉVELOPPEMENT PSYCHOMOTEUR NORMAL DU NOURRISSON

Nourrisson de 3 mois

– Tenue stable de la tête en position assise, pousse sur ses avants bras en position ventrale (tête à 90°).
– Disparition des réflexes archaïques, préhension au contact.
– Suit des yeux, sourit aux visages, gazouille.

Nourrisson de 6 mois

– Tenue assise avec appui (trépied).
– Préhension volontaire, changement de main.
– Porte le pied à la bouche, retournement.

Nourrisson de 9 mois

– Tenue assise stable, tient debout avec appui, 4 pattes.
– Pince pouce-index.
– Peur de l'étranger, permanence de l'objet.

Nourrisson de 1 an

– Marche avec appui, tient debout seul.
– Emboîte des objets.
– Dit quelques mots.

Nourrisson de 15 à 18 mois

– Marche autonome, monte l'escalier en tenant la main.
– Propreté diurne.
– Dit environ 10 mots, entasse des cubes, fait des gribouillis.

ALIMENTATION DU NOURRISSON

Besoins du nourrisson

• *Quantitatifs*

– Énergétiques : à 3 mois 120 Cal/kg/jour ; à 9 mois 100 Cal/kg/jour ; à 1 an 1 100 Cal/jour.
– Hydriques : à 1 mois 150 ml/kg/jour ; à 1 an 100 ml/kg/jour ; ou encore besoins quotidiens (ml) = (poids en gramme/ 10) + 200 +/– 100 .

• *Qualitatifs*

– Protides 10 % des calories (soit 1 à 2 g/kg/jour) ; lipides 50 % et glucides 40 %.
– Sodium, calcium, phosphore, fer, vitamines C et D…

Laits disponibles

• *Lait de femme*

– Avantages importants : relation mère-enfant, hygiène, composition idéale pour les besoins qualitativement et en terme de coefficient d'utilisation digestive (protides, calcium), apports de facteurs de défense anti-infectieuse (Ig A sécrétoires…).

– Inconvénients mineurs ou régressifs à l'interruption provisoire : crevasses, lymphangites, ictère au lait de mère.
– Contre-indications : « non désir » de la mère, sinon rares : infections maternelles sévères, toxicomanie, sérologie VIH positive (en France), abcès du sein.

• *Laits artificiels* (en dehors des laits de régime comme les laits pour prématurés, les laits sans protéines du lait de vache, les laits sans lactose, les laits acidifiés)
– Lait maternisé : sucré au lactose (100 %), 50 % de caséine (protides), pauvre en sel, enrichi en acides gras essentiels et en fer. Le but est de se rapprocher au maximum du lait de femme.
– Lait adapté : meilleure digestibilité (mais parfois transit un peu plus lent) obtenue en enrichissant en dextrines maltoses (30 % des sucres) et en caséine.
– Lait hypoallergénique sans caséine, ni bêta lactoglobulines intactes (hydrolyse), protégeraient de l'allergie alimentaire, sont indiqués en complément de l'allaitement maternel. Attention, ce type de lait n'est pas indiqué en cas d'intolérance vraie aux protéines du lait de vache.
– Il existe des laits maternisés et adaptés 1er et 2e âge (limite : 4 mois).
– Composition moyenne des laits (réglementation) en gramme **pour 100 ml** reconstitué (1 cuillère mesure rase pour 30 ml d'eau).

Type de lait	**Femme**	**Maternisé**	**Adapté**	**Hypo allergénique**
Protides **% caséine**	1,3 g 40 %	2 g 50 %	2 g 80 %	1,7 g 0 %
Lipides	3,5 g	3,5 g	3,5 g	3,5 g
Glucides **% lactose** **% dextrines**	7,7 g 70 % -	7,5 g 100 % -	7,7 g 70 % 30 %	7,9 g 70 % 30 %
Sodium	15 mg	16 mg	29 mg	18 mg
Calcium	33 mg	56 mg*	73 mg*	

* mais coefficient d'absorption très faible
Teneur calorique de tous ces laits : 66 à 75 Cal/ 100 ml

Conduite pratique de l'alimentation : une règle = s'adapter à chaque enfant, ne pas être rigide.
• *Les 3 premiers mois*

– Alimentation lactée exclusive, précoce (mise au sein dans les premières heures de vie : fait profiter des avantages du colostrum et favorise la montée de lait).
– Alimentation à la demande : 6 à 7 « repas » en moyenne (rythme nycthéméral acquis vers 6 à 8 semaines) et, par exemple si allaitement artificiel :
  • 1re semaine de vie : 7 x 10 ml à J1, 7 x 20 ml à J2,..,7 x 60 à 70 ml à 1 semaine.
  • 5 à 6 repas à 2 mois, la quantité de chaque biberon est augmentée selon la demande de l'enfant, de 30 ml en 30 ml (soit de 1 cuillère mesure rase à chaque fois).
– Sevrage progressif le plus tard possible, en passant par une phase d'allaitement mixte.

• *Ensuite la diversification (douce, un aliment à la fois, ne concerne pas plus de 2 repas par jour)*
– De 3 à 5 mois : introduction des fruits et légumes (homogénéisés), des farines sans gluten.

– À partir du 5e mois : début de la cuillère, lait 2e âge, introduction des viandes, poissons et jaune d'œuf.
– Après 9 mois et plutôt vers 1 an : lait de vache demi écrémé.
– Laitages prépondérants avant 6 mois, minimum de 500 ml de laitage par jour ensuite.

• *Les supplémentations*

– Vitamine D : per os mais pas dans le biberon 1 200 U/jour en moyenne (exemple 3 gouttes de Sterogyl®) ou 200 000 U /3 à 6 mois, cette prophylaxie reste nécessaire de la naissance à 18 mois, malgré l'enrichissement en vitamine D des laits artificiels (400 U/l), posologie adaptée à l'ethnie.
– Vitamine C sous forme de jus de fruit possible dès le premier mois de vie, grand intérêt ensuite, surtout si carence martiale associée.
– Fer : carence très fréquente, prescription si facteur de risque.
– Vitamine K : en salle de travail, à répéter ensuite si allaitement maternel.

MORT SUBITE DU NOURRISSON ET MALAISE GRAVE

Mort subite inexpliquée du nourrisson (MSIN)

• *Définition*

Décès soudain d'un nourrisson de moins d'1 an, inattendu de par son histoire et qui demeure inexpliqué, malgré les examens réalisés après la mort.

• *MSIN = diagnostic d'exclusion différent de la mort subite du nourrisson (MSN)*

Terme qui s'emploie avant l'enquête étiologique. Cette enquête sera la plus exhaustive possible : interrogatoire + examen clinique + autopsie + examens bactériologiques, virologiques, métaboliques et toxicologiques. Elle aboutit au diagnostic étiologique dans 15 à 75 % des MSN. Ces différences de résultat s'expliquent par le caractère plus ou moins poussé des études, mais aussi par la difficulté pour la majorité des auteurs à transformer un facteur favorisant en une étiologie indiscutable.

• *Prévalence*

1 à 3 pour 1000 naissances vivantes soit 12 % de la mortalité infantile, ou 60 % de la mortalité après la 3e semaine de vie. Ces chiffres sont à réévaluer depuis l'instauration des conseils de couchage en décubitus dorsal.

• *Essai de définitions de groupes à risque*

Ces éléments sont retrouvés à posteriori mais leur recherche systématique n'a pas permis de réduire la fréquence de la MSIN :
– Jumeau de MSIN (prévalence 12 pour 1 000), fratrie de MSIN (6 pour 1 000), mère < 20 ans, milieu socio-économique défavorisé, consommation de drogues, notion de réanimation néo-natale, prématurité, retard de croissance intra-utérin.
– Anomalies évoquant un trouble végétatif : sueurs excessives, pâleur nocturne, instabilité de la thermorégulation, anomalies du contrôle respiratoire pendant l'alimentation.
– Prescription de médicaments sédatifs avant l'âge de 3 mois.

• *Circonstances de survenue*

– Nourrisson de moins de 1 an, mais dans 75 % des cas entre 2 et 4 mois, plus fréquemment de sexe masculin.

– Le plus souvent en hiver, au cours du sommeil (enfant découvert à l'heure théorique du réveil), dans 1 cas sur 2 après une infection respiratoire banale.
– Nourrisson couché sur le ventre.

• *Mécanismes invoqués*

– Maladies infectieuses surtout virales (VRS,..), myocardites aiguës.
– Anomalies du contrôle respiratoire pendant le sommeil (apnées primitives ou secondaires, diminution des réactions d'éveil).
– Anomalies du rythme cardiaque (hypertonie vagale beaucoup plus que trouble du rythme ou de la conduction ou QT long).
– Anomalies de la thermorégulation (si couché sur le ventre).
– Reflux gastro-œsophagien (avec ou sans œsophagite).
– Anomalies métaboliques (hypocalcémie, hypoglycémie, anomalies de la bêta oxydation).
– Convulsions.
– Hyperthermie majeure.
– Asphyxie accidentelle, intoxication.
– Sans oublier bien sûr les troubles de la relation mère-enfant (angoisse exagérée de la séparation à la mise en nourrice, spasme du sanglot), et les infanticides (voir syndrome de Silverman).

• *L'hypothèse* est que sur un terrain « particulier » et à un âge particulier (maturation du sommeil, mécanismes d'éveil), un ensemble de facteurs « favorisants » pourraient, associés, être responsables du décès.

• *La MSIN demande une prise en charge pluridisciplinaire des parents,* de la fratrie et parfois de l'entourage (nourrice,..). Cette prise en charge pourra être poursuivie jusqu'à une grossesse suivante.

Malaise grave du nourrisson

• *Définition*

Accident inopiné qui pour l'observateur représente une mort imminente. Cette définition est subjective. Ce terme de malaise grave est préférable aux terme de « near miss », de rescapé de mort subite. Aucune preuve n'existe pour affirmer qu'il s'agit de la même population que les MSIN.

• *Prise en charge*

– Traitement des conséquences de l'accident : au maximum une défaillance multi-viscérale avec anurie, coagulopathie de consommation, état de mal convulsif…
– Enquête étiologique : les étiologies recherchées ne diffèrent pas de celles incriminées dans la MSIN (reflux gastro-œsophagien, trouble du rythme cardiaque, crise convulsive, apnée inaugurale d'une infection virale).
– Prévention des récidives : traitement des éléments pathologiques dépistés, bien plus que certains traitements médicamenteux (caféine), ou que le monitorage à domicile.

HÉMOGRAMME DE L'ENFANT

Normes selon l'âge	Nouveau né	1 mois	3 mois	6 mois	1 an	4 ans	10-15 ans
Globules rouges (T/l ou 10^6/mm^3)	4,5 à 6	4 à 5	3,5 à 4	4 à 5	4 à 5	4 à 5	4,4 à 5,2
Hémoglobine (g/100 ml)	15 à 20	13 à 18	10 à 13	10 à 13	10 à 14	12 à 14	12 à 15
VGM (µ^3 ou fl) =Hte/GR	90 à 120	90 à 100	80 à 90	75 à 80	72 à 80	80 à 90	80 à 90
Hématocrite (Hte) en %	46 à 62	41	30 à 36	32 à 37	33 à 39	34 à 40	36 à 42
TCMH =Hb/GR (en pg)	30 à 40	30	24 à 34	24 à 30	24 à 30	24 à 30	26 à 30
Réticulocytes en % en 10^3/mm^3	3 à 7 150-400	0 à 1 0-50	puis 1 à 2 % quel que soit l'âge puis 50 à 100 quel que soit l'âge				
Leucocytes (10^3/mm^3) Poly-neutro (%)	5 à 30 40-80	6-17 33-40	7-17 33-40	7-17 34-42	6-16 35-45	5-13 38-50	5-11 50-65

EXEMPLES DE PRÉSENTATIONS, ET POSOLOGIES DES MÉDICAMENTS D'USAGE COURANT

Antibiotiques

Médicaments (exemples)	*Présentation*	*Posologie*
• Pénicillines V – (Oracilline®)	PO : 250.000 ; 500.000 ; 1.000.000 U	50.000-100.000 U/kg/j en 3-4 x/j
• Pénicillines A – amoxicilline (Clamoxyl®)	PO : 125 ; 250 ; 500 mg IV : 0,5 g ; 1g ; 2 g IM : 0,5 g ; 1 g	50-80 mg/kg/j en 3-4 x/j 50-200 mg/kg/j en 4-6 x/j 50-100 mg/kg/j en 2-4 x/j
– amoxicilline + ac. clavulanique Augmentin®	PO : 125 ; 250 ; 500 mg	40-50 mg/kg/j en 3-4 x/j

	IV : 1 g ; 500 mg	50-100 mg/kg/j en 2-4 x/j
Augmentin® « Nourrisson » :	PO : 100 mg/ ml	80 à 100 mg/kg/j graduation en kg x 3/j
Ciblor®	PO : 100 mg/ ml	80 à 100 mg/kg/j graduation en kg x 3/j
• Pénicillines M – oxacilline (Bristopen®)	PO : 0,25 ; 0,5 g	50-100 mg/kg/j en 3-4 x/j
	IV : 0,25 ; 0,5 ; 1 g	100-300 mg/kg/j en 4-6 x/j
	IM : idem	50-100 mg/kg/j en 3 x/j
• Pénicillines G	IM-IV : 500.000 ; 1.000.000 ; 5.000.000 U	IM-IV très lente 50.000-200.000 U/kg/j en 4-6 x
• Macrolides Josamycine (Josacine®)	PO : 125 ; 250 ; 500 mg	50 mg/kg/j(en 3-4 x/j)
Spiramycine (Rovamycine®)	PO : 375.000 U/5 ml ou 1.500.000 U/comp. (1 mg = 3.200 U)	75.000 à 300.000 U/kg (en 3 x/j)
Roxithromycine (Rulid®, Claramid®)	PO : 50 et 100 mg	5 à 8 mg/kg/j (en 2 x)
• Synergistines – pristinamycine (Pyostacine®)	PO : 500 mg	50-100 mg/kg/j (en3 x)
– virginiamycine (Staphylomycine®)	PO : 100 ; 250 mg	50 mg/kg/j(en 3 x)
• Cotrimoxazole (Bactrim®) (TMP : trimethoprime) (SMZ : sulfamethoxazole)	PO : comp (SMZ/TMP 100 mg/20 mg) ou suspension (1 ml = SMZ/TMP 40 mg/8 mg)	20 mg/kg/j SMZ et 4 mg/kg TMP en 2 x 1cuillère mesure de 5 ml/5kg/j
• Sulfafurazole(S) +erythromycine(E) (Pédiazole®)	PO : cuillère mesure à E/S = 200 mg/600 mg	50 mg/kg/j d'E 150 mg/kg/j de S (en 3-4 x) (1 cuillère/4kg/j)
• Céphalosporines C1G : – céfaclor (Alfatil®)	PO : 125 ; 250 ; 500 mg	50 mg/kg/j(en3x)

– céfadroxil (Oracefal®)	PO : 125 ; 250 ; 500 mg	50 mg/kg/j(en2x)
C2G : – céfuroxime-axetil (Zinnat®)	PO : 125 mg	20-30 mg/kg/j (en 2 x)
C3G : – céfixime (Oroken®)	PO : sachet à 40 ou 100 mg, comp 200 mg ou suspension	8 mg/kg/j en 2 x graduation en kg x 2
– cefpodoxime-proxetil (Orelox®)	PO : suspension (< 25 kg) comp à 100 mg	8 mg/ml graduation en kg x 2 8 mg/kg/j en 2 x
– céfotaxime (Claforan®)	1 g (IV) ; 0,5 g (IV/IM) 1 g (IM)	100-200 mg/kg/j (en 4-6 x)
– céftriaxone (Rocéphine®)	IV : 250 ; 500 mg ; 1 g IM (après 30 mois) 500 mg ; 1 g	50-100 mg/kg/j (en 1 à 2 x)
•Aminosides – netilmicine (Netromicine®)	IM-IV : 25 ; 50 ; 100 et 150 mg	6 à 7,5 mg/kg/j (en 2-3x)
– amikacine (Amiklin®)	IM-IV : 0,25 et 0,50 g	15 mg/kg/j (en 2-3 x)

Antifongiques

Médicaments (exemples)	*Présentation*	*Posologie*
• Amphotéricine B (Fungizone®)	PO : susp.(100 mg/ml)	50 mg/kg/j en3 x
• Nystatine (Mycostatine®)	PO : 100.000 U/ml	100 à 200.000 U/kg/j (en 3-4 x)
• Imidazolés – kétoconazole (Nizoral®)	PO : 1 goutte = 1 mg	5-10 mg/kg/j en 2 x
– miconazole (Daktarin®)	gel buccal gel dermique, lotion, poudre	1 cuillère x 4/j 2 applications/j
– econazole (Pévaryl®)	lait dermique, sprays, crème, lotion	2 applications/j

Antipyrétiques

Médicaments (exemples)	*Présentation*	*Posologie*
• Aspirine (Catalgine®)	PO : 0,1 ; 0,25 ; 0,5 g	50-80 mg/kg/j(en4-6x) ou 10-15 mg/kg/prise
(Aspégic®)	PO : 0,1 ; 0,25 ; 0,5 g	
• Paracétamol (Efferalgan®)	PO : 60 mg/dose	60 mg/kg/j(en 4x)
(Doliprane®)	PO : 50 ; 125 mg IR : suppositoires à 80 et 170 mg	

Anticonvulsivants

Médicaments (exemples)	*Présentation*	*Posologie*
• Diazépam (Valium®)	PO : 3 gouttes = 1 mg IR ou IV : 10 mg/ 2 ml	1 mg/kg/j (en 2-3 x) 0,5-1 mg/kg
• Phénobarbital (Gardénal®)	PO : 1 ; 5 ; 10 centigrammes	4 mg soit 0,4 cg/kg/j (en 1 x le soir)
(Kaneuron®)	PO : 1 goutte = 1 mg	
• Valproate de sodium (Dépakine®)	PO : 200 mg/ml(soluté) 200 mg/cuillère (sirop) 500 mg/ comp	20-30 mg/kg/j en 2 x (posologie en 8 j)
Dépakine chrono®	500 mg/ comp	

Corticoïdes

Médicaments (exemples)	*Présentation*	*Posologie*
• Dexamethasone (Soludécadron®)	IM ou IV : 4 mg/ml	0,5-1 mg/kg/injection
• Betaméthasone (Célestène®)	PO : 0,5 mg/ml (1 ml = 40 gouttes)	5-10 gouttes/kg/j (en 2-3 x)
• Prednisone (Cortancyl®)	PO : 1 et 5 mg	1-2 mg/kg/j

Divers

Médicaments (exemples)	*Présentation*	*Posologie*
• Furosémide (Lasilix®)	IM ou IV : 20 mg/ 2 ml PO : cp à 20 mg	1 mg/kg/injection (maxi = 4 x) 1-10 mg/kg/j
• Fumafer®	PO : 1 mesure =100 mg de fumarate ferreux (ou 33 mg de fer)	5-10 mg/kg/j de fer (1-2 mesure/5 kg/j)
• Métoclopramide (Primpéran®)	PO : 0,1 mg/goutte (gouttes) ou 5 mg/cuillère café (soluté)	8-10 gouttes/kg/j 0,5-1 mg/kg/j
• Dompéridone (Motilium®)	PO : 1 mg/ml (suspension)	1-2 mg/kg/j(en 3x) (ou 1 CM/10kg x3/j)
• Cisapride (Prépulsid®)	PO : 1 mg/ml ou 5 ml/mesure ou 10 mg/comp	1 graduation/kg/prise 0,2 mg/Kg/ prise
• Gaviscon®		1 à 2 ml/kg/j

2

NÉONATALOGIE

E. LACHASSINNE

EXAMEN DU NOUVEAU-NÉ

Interrogatoire

Antécédents maternels (obstétricaux ++, …) et familiaux, sérologies maternelles (syphilis, rubéole, toxoplasmose, hépatite B et éventuellement hépatite C et VIH voire CMV), groupe sanguin et recherche d'agglutinines irrégulières., pathologies chroniques (lupus, diabète…).

Histoire de la grossesse
Date des dernières règles, dépistage des facteurs de risque (milieu socio-économique défavorisé, mauvais suivi, âge < 17 ans ou > 37 ans, multiparité, grossesse gémellaire, toxicomanie, diabète, hypertension, anémie), infections bactériennes, virales ou parasitaires, menaces d'accouchement prématuré, métrorragies.

Histoire de l'accouchement
Terme (d'après la date des dernières règles, ou par échographie précoce à la 10e semaine d'aménorrhée), voie basse ou césarienne ? présentation, travail spontané ou déclenché ? sa durée, mode et durée de rupture de la poche des eaux, couleur et odeur du liquide amniotique, médicaments utilisés chez la mère, état du placenta.

Histoire du nouveau-né
Score d'Apgar à 1, 3, 5 et 10 mn, manœuvres de réanimation ? administration de vitamine K, collyre, vérification de la perméabilité de l'œsophage, choanes, anus.

Score d'Apgar	0	1	2
Fréquence cardiaque	0	< 100/mn	> 100/mn
Mouvements respiratoires	0	Irréguliers	Réguliers
Coloration	Pâleur ou cyanose	Cyanose des extrémités	Rose
Tonus	0	Légère flexion (extrémités)	Normal
Réactivité	0	Grimace ou léger mouvement	Cri

Inspection

• *Coloration,* éruption ? malformations ou déformations apparentes ? état de conscience, attitude et mobilité spontanées, signes de détresse respiratoire.

• *Poids, taille, périmètre crânien (PC) :* comparaison avec les normales pour l'âge gestationnel (table des percentiles).
En moyenne à terme : poids 3 300 g, taille 50 cm, PC 35 cm

• *Définitions :* hypotrophie = < 10ᵉ percentile ; macrosomie = > 90ᵉ percentile ; prématurité = < 37 semaines d'aménorrhée (ou 259 jours) ; postmaturité = > 42 semaines d'aménorrhée (ou 294 jours).

• *Critères de maturation morphologique (exemple le score de Farr) :* 11 critères cotés de 0 à 4 selon le degré de maturation.
Un nouveau-né normal à terme :
– n'a pas d'œdème des membres inférieurs,
– a une peau épaisse, rose pâle, qui laisse deviner par transparence quelques grosses veines, elle desquame légèrement,
– a un lanugo fin qui disparaît dans la moitié inférieur du dos,
– a une oreille bien ourlée, dont le cartilage est complet, bien élastique,
– a des plis sur toute la surface plantaire,
– a des mamelons bien visibles, une aréole surélevée, un tissu mammaire palpable de 0,5 à 1 cm,
– des testicules dans les bourses ou des grandes lèvres qui recouvrent complètement les petites.

Appareil par appareil (particularités)

• *Cardiovasculaire*

Fréquence cardiaque 140/mn, tension artèrielle 70 à 80 mm Hg (systolique), 40 à 50 (diastolique), 50 à 60 (moyenne), temps de recoloration < 3 secondes, pouls fémoraux à bien rechercher, dédoublement du 2ᵉ bruit.

• *Respiratoire*

Fréquence respiratoire 40/mn, cyanose ? signes de lutte, symétrie du thorax,..

• *Abdomen*

État de l'ombilic, débord hépatique non pathologique de 1 à 2 cm, pointe de rate.

• *Organes génitaux externes*

Position du méat et des testicules chez le garçon, perforation hyménéale chez la fille…

• *Ostéo-articulaire*

Tonus et stabilité des hanches (manœuvre de Barlow ou d'Ortolani), intégrité du rachis, céphalhématome (hématome sous périosté d'un os du crâne qui respecte donc les sutures), bosse sérosanguine (hématome sous cutané du scalp qui peut donc chevaucher les sutures), clavicules…

• *Neurologique*

– Attitude spontanée en quadriflexion, mobilité symétrique, capacité à changer d'état d'éveil, en particulier à se calmer quand la tête est maintenue en légère flexion (motricité libérée).

– Réflexes archaïques :
1. Succion ;
2. Points cardinaux (orientation de la bouche vers la commissure labiale qui a été stimulée) ;
3. Réflexe d'agrippement du doigt dans la paume ou grasping (la contraction musculaire diffuse des doigts vers l'épaule et peut permettre de soulever l'enfant du plan du lit) ;
4. Réflexe de Moro avec écartement des bras, ouverture des mains, puis adduction des bras et cris à l'extension brutale de la tête ;
5. Réflexe d'enjambement d'un obstacle ;
6. Marche automatique ;
7. Inclinaison homolatérale du tronc ;
8. Allongement croisé : flexion, puis adduction et extension d'un membre inférieur après stimulation de la plante du pied controlatéral.
– Tonus actif : redressement et tonus de la nuque.
– Tonus passif : retour en flexion et manœuvre du foulard (membres supérieurs), angles talon-oreille, poplité, et pied-jambe (membres inférieurs).
– Recherche des réflexes osteotendineux, recherche d'une hyperexcitabilité, de trépidations épileptoïdes non épuisables, d'un signe de Rossolimo.
– Réaction aux stimuli auditifs et visuels (poursuite oculaire), palpation des fontanelles (antérieure losangique ou bregma, postérieure triangulaire ou lambda), des sutures, auscultation du crâne.

Tonus passif

Renforcement du tonus en relation avec la maturation, illustré par l'étude de la posture et quelques manœuvres cliniques.
D'après l'ouvrage de AMIEL-TISON/LEBRUN, « ABC de médecine néo-natale », 1980, Masson S.A., Paris.

	6 mois 28 semaines	*6 mois et demi 30 semaines*	*7 mois 32 semaines*	*7 mois et demi 34 semaines*	*8 mois 36 semaines*	*8 mois et demi 38 semaines*	*9 mois 40 semaines*
1. Posture	Complément hypotique	Début de flexion de la cuisse sur le bassin	L'attitude en flexion des M.I. se renforce	Attitude de batracien	Attitude en flexion des 4 membres	Tonus des fléchisseurs de plus en plus fort	Tonus des fléchisseurs très marqué aux 4 membres
2. Manœuvre talon-oreille	150°		130°		100°		90°
3. Angle poplité	150°		110°	100°	100°	90°	90°
4. Angle de dorsiflexion du pied			40-50°		20-30°	Prématuré ayant atteint la date prévue du terme Nouveau-né à terme	40° 0°
5. Signe du foulard	« Foulard » complet sans aucune résistance		« Foulard » plus limité		Le coude dépasse légèrement la ligne médiane		Le coude atteint presque la ligne médiane
6. Retour en flexion de l'avant bras	Absent Les membres supérieurs, très hypotoniques, reposent en extension		Absent (la posture en flexion commence à apparaître	Présent mais faible non reproductif	Présent et vif mais inhibé par le maintien en extension quelques secondes	Présent très vif, non inhibé	

Examens complémentaires

• *Radiographie du thorax*

Rapport cardio-thoracique < 0,60 (mesure gênée par le thymus), état de la vascularisation pulmonaire.

• *Electrocardiogramme*

Espace PR à 0,10 sec, axe de QRS entre +90° et +180°, onde T positive dans les précordiales droites dans les 24 premières heures de vie puis toujours négatives en V1, V2, V3 après le 4e jour, rapport QT/racine de RR < 0,40.

• *Biochimie plasmatique*

Réserve alcaline 18 à 22 mmol/l, calcémie 2 à 2,5 mmol/l, phosphorémie 1,5 à 2,2 mmol/l, ph 7,30 à 7,39, pO2 60 à 80 mmHg mais saturation à > 95 % (80 % d'hémoglobine fœtale).

• *Hématologie*

Hémoglobine 16 à 18 g/100 ml, hématocrite 52 à 58 %, Volume globulaire moyen 96 à 110, réticulocytes 3 à 7 %.
Leucocytes 5 000 à 25 000/mm^3 dont polynucléaires neutrophiles 2 000 à 20 000/mm^3, (myélémie physiologique 5 à 10 %).

• *Hémostase*

Fibrinogène 1 à 3,40 g/l, facteurs II et VII+X : 50 %, facteur V : 100 %, TCK : 1 à 1,5 fois le témoin, TP : 100 %.

• *Liquide céphalo-rachidien*

Inférieur ou égal à 50 éléments/mm3, 0,2 à 1,30 g/l de protéinorachie, glycorachie 40 % à 50 % de la glycémie.

INFECTIONS BACTÉRIENNES NÉO-NATALES

Fréquentes : 2 pour 1 000 naissances - Graves : mortalité 2 à 25 % (prématurés ++). Il faut traiter précocement sur un faisceau d'arguments.

Infections materno-fœtales

Voies de transmission
Hématogène (transplacentaire), ascendante (membranes intactes ou rompues), pernatales (ingestion, inhalation).

Germes responsables
Streptocoque groupe B, E. Coli, streptocoque du groupe D, listéria.m, staphylocoques, haemophilus.i (ordre de fréquence décroissante).

Diagnostic positif
Faisceau d'arguments pour la plupart non spécifiques :

- *Risque infectieux :* (arguments ne suffisant pas pour débuter une antibiothérapie)

– grossesse non suivie - accouchement à domicile ;
– leucorrhées purulentes sur cerclage ; infection urinaire (3e trimestre) ;
– prématurité inexpliquée ;
– rupture de la poche des eaux avant le début du travail et/ou depuis au moins 12 heures ;
– liquide amniotique teinté ;
– souffrance fœtale inexpliquée ;
– manœuvres de réanimation et/ou électrodes au scalp.

- *Infection possible :* (début d'antibiothérapie si 2 arguments sont associés)

– Anamnèse :
• streptocoque B au prélèvement vaginal,
• échec de tocolyse,
• infection maternelle datant de moins de 3 semaines et avant H6 post partum (fièvre supérieure ou égale à 38°, syndrome grippal,…),
• amniotite : fièvre, utérus douloureux, liquide fétide à la rupture (un seul germe > 10^7 germes/ml ?), tachycardie fœtale.
– Clinique :
• détresse respiratoire inexpliquée : geignement ++, apnée secondaire ++, polypnée, avec/sans anomalies radiologiques (épanchement pleural, granité irrégulier en mottes, foyer),
• troubles hémodynamiques : pâleur, temps de recoloration > 3 sec, hypotension,
• hypothermie ou hyperthermie,
• troubles neurologiques : fontanelle bombante, hypotonie, hyporéactivité, convulsions,
• Apgar < 6 à 10 mn,
• Hépato et/ou splénomégalie,
• ictère précoce, prolongé ou avec reascension secondaire,
• éruption, purpura, ecchymoses,
• ballonnement abdominal, refus du biberon, rejets, diarrhée.
– Biologie :
• anémie (< 13 g), thrombopénie (< 150 000), leucopénie (< 5 000) plutôt qu'hyperleucocytose (> 30 000), neutropénie (< 2 000) ++, myélémie >10 %,
• C. réactive protéine > 20 mg/l, fibrinogène > 3,40 g/l et/ou orosomucoïde > 0,50 g/l avant la 48e heure de vie,
• hypoglycémie voire hyperglycémie, hypocalcémie, acidose métabolique, coagulopathie de consommation,
• 3 prélèvements périphériques positifs au même germe (intérêt de l'examen direct du prélèvement gastrique).

- *Infection certaine :* (1 seul signe justifie le traitement)

– teint gris, changement de teint, collapsus, sclérème,
– bactériologie : listéria.m à 1 prélèvement périphérique ou 1 germe retrouvé à 1 prélèvement central (ou assimilé) = ponction lombaire, hémoculture, trachée (et peut être ECBU, antigènes solubles).

Principes du traitement
– Précoce, après ponction lombaire (si l'état clinique le permet), et éventuellement ECBU.
– Biantibiothérapie parentale.
– Doses unitaires fixes, intervalles entre ces doses variables selon la filtration glomérulaire (24 h entre 28 et 31 semaines d'âge gestationnel, 16 à 18 h entre 32 et 34 semaines, 12 h entre 35 et 42 semaines, 8 h après 8 jours de vie). Les dosages sériques d'antibiotiques doivent être effectués (aminosides +++, prématurés +++).
– Choix de l'antibiothérapie :
• en l'absence d'orientation ou si état clinique préoccupant : triantibiothérapie associant ampicilline (33 à 50 mg/kg/injection) + cefotaxime (33 à 50 mg/kg par injection) + aminoside,

• si suspicion d'infection à bacille gram négatif : association cefotaxime ou ceftriaxone + aminoside.

– Traitement préventif des syndromes grippaux maternels (amoxicilline), des infections urinaires pendant la grossesse (avec contrôle de la stérilisation des urines). Le portage vaginal du streptocoque B n'est traité qu'en cas d'association à un facteur de risque (rupture prématurée des membranes, travail prématuré < 36 semaines, fièvre).

– Problèmes particuliers.

Le traitement par antibiotique de la mère avant la naissance modifie les résultats des prélèvements, peut favoriser le développement d'une infection à germes résistants, mais peut diminuer la gravité de l'infection néo-natale.

Les porteurs sains (colonisés avec 3 prélèvements périphériques positifs au même germe) : 2 risques sont à opposer, celui d'une infection tardive en l'absence de traitement (streptocoque B par exemple), celui du développement d'une infection à germe résistant en cas de traitement par excès, alors que seulement 1 % des nouveaux nés colonisés à streptocoque B sont infectés.

Formes cliniques selon le germe

– Infection aiguë très précoce avec détresse respiratoire (geignements +++) et/ou troubles hémodynamiques pour le streptocoque B.

– Latence initiale des infections à E. coli (antigène capsulaire K1 +++).

– Syndrome grippal maternel, accouchement fébrile dans les listérioses.

Infection materno-foetale. Conduite à tenir

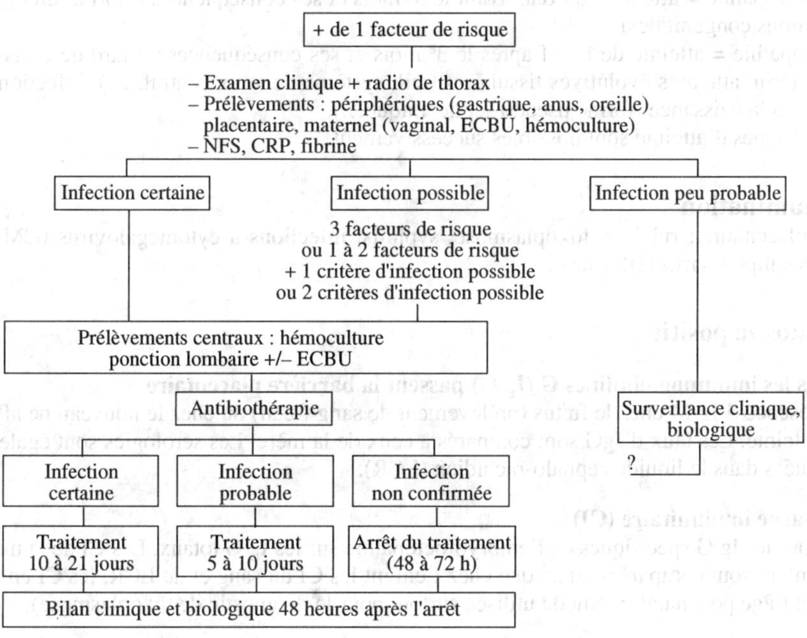

Infections secondaires

Mode de transmission

Déséquilibre de la flore intestinale induite par une antibiothérapie, ou contamination exogène (germe de l'environnement, hygiène insuffisante) = infection nosocomiale. La révélation tardive d'une contamination pernatale est moins fréquente et/ou moins probable.

Germes responsables
Entérobactéries, candida, staphylocoques, streptocoque B du sérotype III.

Tableau clinique (après le 3e jour)
– Septicémie se révélant souvent par des signes digestifs (entérobactéries, streptocoque B).
– Méningite dont le tableau peut être si discret ou trompeur (fièvre isolée, apnée, somnolence…) que la ponction lombaire est faite au moindre doute et systématiquement avant toute antibiothérapie (entérobactéries, streptocoque B du sérotype III).
– Infections localisées : ostéoarthrites (staphylocoque, streptocoque B), omphalites et pustuloses (staphylocoque) cellulites sous cutanées (streptocoque B), conjonctivites.

Principes du traitement
– Adapté à l'antibiogramme (et au germe suspecté initialement).
– Ablation des portes d'entrée si possible (cathéters).
– Préventif : hygiène (alimentation, prélèvements, cathéters, …), réduction des antibiothérapies systématiques, éviter les antibiotiques par voie entérale.

EMBRYOFŒTOPATHIES INFECTIEUSES

Définitions
– Embryopathie = atteinte de l'œuf avant le 3e mois et ses conséquences (mort *in utero*, malformations congénitales)
– Fœtopathie = atteinte de l'œuf après le 3e mois et ses conséquences : retard de croissance intra utérin, atteintes évolutives tissulaires (œil, système nerveux central, …), infection persistante à la naissance (forme pseudo septicémique…).
– Les 2 types d'atteinte sont possibles successivement.

Contamination
Transplacentaire : rubéole, toxoplasmose, syphilis, infections à cytomégalovirus (CMV), à herpes simplex virus (HSV).

Diagnostic positif

Seules les immunoglobulines G (Ig G) passent la barrière placentaire
La présence d'Ig M chez le fœtus (prélèvement de sang fœtal) ou chez le nouveau né affirme leur atteinte. Les taux d'IgG sont comparés à ceux de la mère. Les sérologies sont également effectuées dans le liquide céphalo-rachidien (LCR).

La charge immunitaire (CI)
Rapport des Ig G spécifiques de l'embryofoetopathie sur les Ig G totaux. Les CI de la mère et de l'enfant sont comparées, ainsi que chez l'enfant les CI du sang et du LCR, les CI en fonction de l'âge post natal (méthode utilisée surtout pour le diagnostic de toxoplasmose).

Selon le micro-organisme
Virémie et virurie (CMV, HSV), inoculation du placenta (toxoplasmose), isolement dans les lésions cutanéomuqueuses (syphilis, HSV), dosage de l'interferon dans le LCR (HSV), et de plus en plus PCR dans le liquide amniotique (toxoplasmose, CMV).

Autres examens complémentaires
Radiographies osseuses (syphilis, rubéole), fond d'œil (toxoplasmose, CMV), échographie transfontanellaire, électro-encéphalogramme (herpès), hémogramme.

Atteintes cliniques des embryofœtopathies infectieuses.

Atteintes cliniques	*CMV*	*Rubéole*	*HSV*	*Syphilis*	*Toxo-plasmose*
RCIU	+	+	–	–	+
SNC	++	+	++	+	+
Oculaires	+/–	++	++	+/–	+
Auditives	++	+	–	–	–
HSM	+	+	+	+	+
Ictère	+	+	+	+	+
Adénopathies	–	+	–	+	–
Hématologiques	+	+	+	+	+
Cutanées	+/–	+	++	++	–
Osseuses	–	++	–	++	–
Cardiaques	–	++	–	–	–
Asymptomatique	+/–	+/–	–	–	+++

HSM = hépatosplénomégalie
RCIU = retard de croissance intra-utérin
CMV = cytomégalovirus
SNC = système nerveux central
HSV = herpès simplex virus

Traitement

Rubéole
Traitement préventif (vaccination, sérologies, surveillance des grossesses).

Toxoplasmose
Traitement préventif : sérologie en début de grossesse et, si négative, une fois par mois pendant toute la grossesse ; cuisson des viandes et éviction des chats ; ou traitement curatif : spiramycine à la mère dès la séroconversion, voire pyriméthamine + adiazine pendant la grossesse (si confirmation de l'atteinte fœtale et poursuite de la grossesse), avec poursuite de ce traitement pendant 1 an chez le nouveau-né.

Syphilis
Pénicilline G intramusculaire (50.000 unités/jour pendant 10 jours, ou même dose totale mais avec début très progressif).

Cytomégalovirus
Pas de réel traitement.

Virus herpès simplex
Traitement préventif (césarienne ? polyvidone iodée), curatif par acyclovir (15 mg/kg/8 heures en injections intraveineuses lentes).

Séquelles

Choriorétinite (toxoplasmose), surdité (CMV)…

DIAGNOSTIC ET CONDUITE À TENIR

Diagnostic et conduite à tenir devant une détresse respiratoire

Score de Silverman : normal = 0, maximun de gravité = 10

	0	1	2
Balancement thoraco-abdominal à l'inspiration	Absent (respiration synchrone)	Thorax immobile	Gonflement abdomen, thorax rétracté (paradoxal)
Tirage	Absent	Intercostal discret	Intercostal marqué et sus et sous sternal
Entonnoir xyphoïdien	Absent	Modéré	Intense
Battement des ailes du nez	Absent	Modéré	Intense
Geignement expiratoire	Absent	Audible au stéthoscope	Perçu à l'oreille

Signes de gravité d'une détresse respiratoire néo-natale
- Cyanose malgré 100 % de fraction inspirée en oxygène (FIO2).
- Fréquence respiratoire > 80/mn ou < 20/mn (notée sur 1 mn).
- Silverman > 5.
- Épuisement : irrégularités respiratoires, pauses, diminution paradoxale des signes de lutte (Silverman).
- Troubles hémodynamiques ou de la conscience.
- Pression artérielle en O2 < 60 mmHg sous > 60 % de FIO2.
- Pression artérielle en CO2 > 60 mmHg.

Remarques
Danger de l'hypoxie mais aussi de l'hyperoxie (prématuré).

Diagnostic positif et conduite à tenir devant une détresse respiratoire néo-natale.

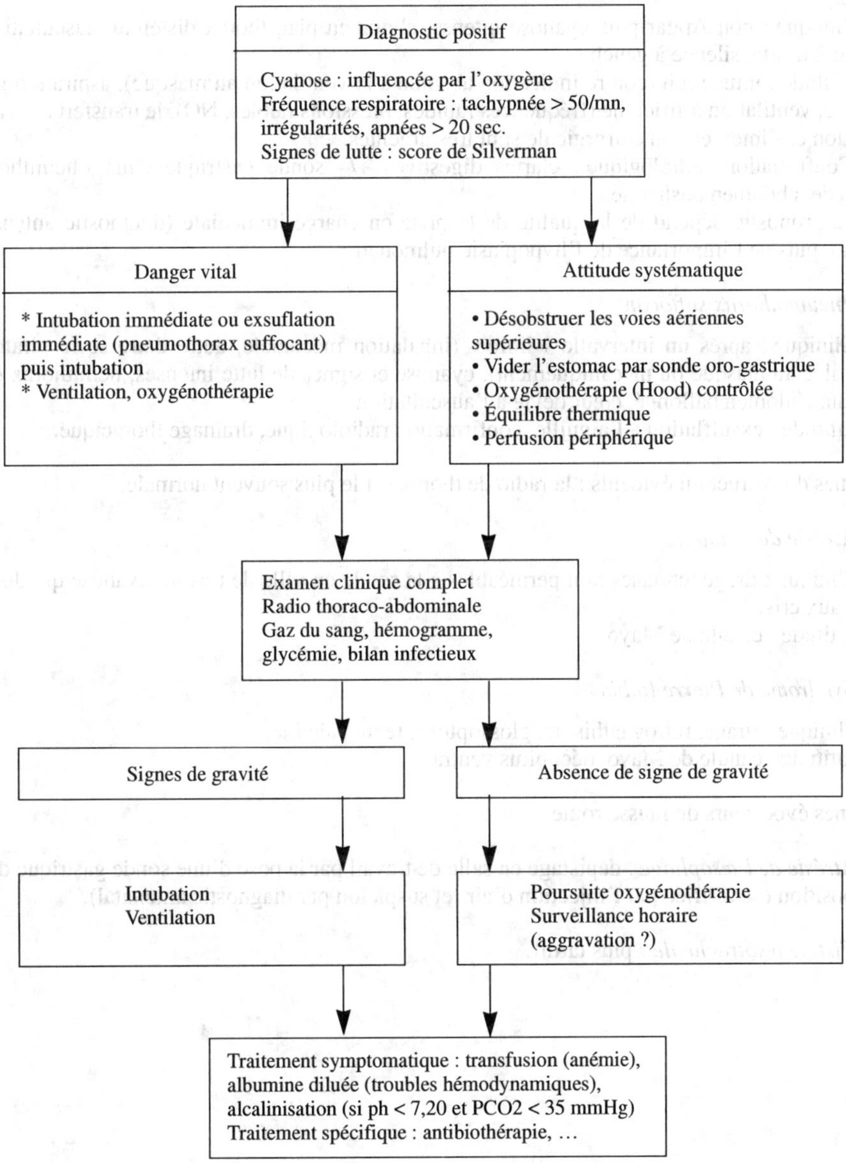

Diagnostic étiologique : situations particulières :

Il existe un danger vital immédiat : en pratique 2 étiologies :

• *Hernie diaphragmatique gauche*

– Clinique : bon Apgar puis cyanose intense, abdomen plat, thorax distendu, auscultation : cœur à droite, silence à gauche.
– Attitude : intubation (contre indication absolue à la ventilation au masque), aspiration gastrique, ventilation artificielle (fréquences rapides, pressions faibles, NO), le transfert en réanimation et l'intervention chirurgicale sont très urgentes.
– Confirmation radiologique : clartés digestives +/– sonde gastrique dans l'hémithorax gauche, abdomen déshabité.
– Le pronostic dépend de la qualité de la prise en charge immédiate (diagnostic antenatal +++), puis de l'importance de l'hypoplasie pulmonaire.

• *Pneumothorax suffocant*

– Clinique : après un intervalle « libre » (inhalation méconiale, autre détresse respiratoire ventilée au masque ou mécaniquement), cyanose et signes de lutte intenses, hémithorax distendu, abdomen ballonné, cœur dévié à l'auscultation.
– Attitude : exsufflation à l'aiguille, confirmation radiologique, drainage thoracique.

Signes d'obstruction évidents : la radio de thorax est le plus souvent normale.

• *Atrésie des choanes*

– Clinique : tirage, choanes non perméables à la sonde en salle de travail, cyanose qui disparaît aux cris.
– Attitude : canule de Mayo.

• *Syndrome de Pierre Robin*

– Clinique : tirage, retrognathisme, glossoptose, fente palatine.
– Attitude : canule de Mayo, décubitus ventral.

Signes évocateurs de fausse route :

• *Atrésie de l'œsophage* : dépistage en salle de travail par la pose d'une sonde gastrique dont la position est vérifiée par l'injection d'air (et suspicion par diagnostic antenatal).

• *Fistule œsotrachéale :* plus tardif.

Détresses respiratoires néo-natales,
confrontation radio-clinique -> Diagnostic étiologique

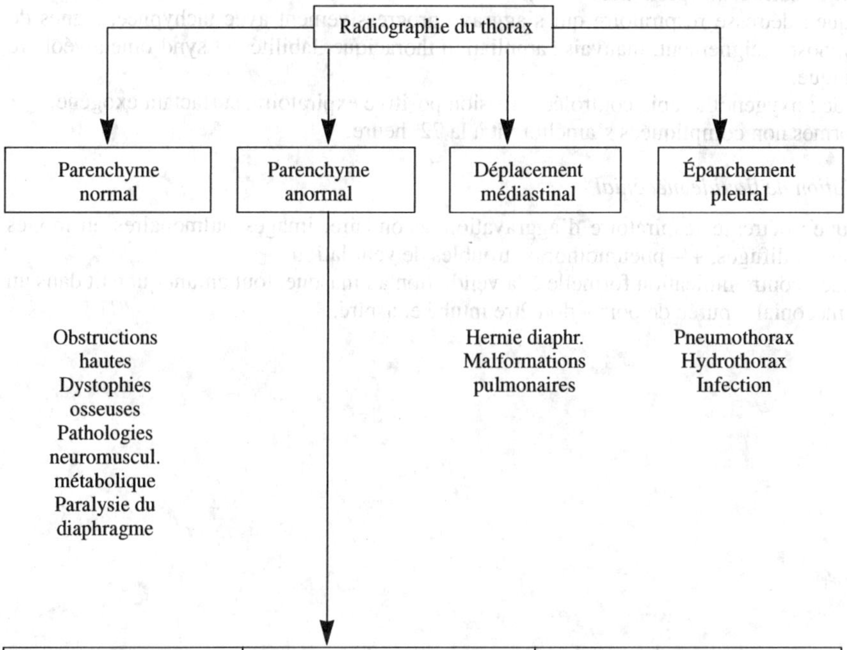

Syndrome	*Alvéolaire*	*Interstitiel*
Clinique	Signes de lutte, cyanose, labilité, polypnée	Tachypnée, hypoxie, hypocapnie
Étiologie	• granité fin régulier, petit volume poumons, bronchogramme aérien : maladie des membranes hyalines • granité irrégulier : – infection bactérienne – inhalation méconiale –détresse transitoire < 24e heure de vie – retour veineux pulmonaire anormal total bloqué – cardiopathies (obstacles gauches)	• détresse transitoire (retard de résorption, poumon « humide » de césarienne, inhalation de liquide clair) • pneumopathie virale ou à chlamydia • infection bactérienne

Cas particuliers

- *Maladie des membranes hyalines*

– Déficit en surfactant (prématuré +++).
– Clinique : détresse respiratoire qui s'aggrave progressivement avec tachypnée, signes de lutte, cyanose, geignement, mauvaise ampliation thoracique, labilité ; et syndrome alvéolaire radiologique.
– Attitude : oxygénothérapie contrôlée, pression positive expiratoire, surfactant exogène.
– Les formes non compliquées s'améliorent à la 72e heure.

- *Inhalation de liquide méconial*

– Clinique : détresse respiratoire d'aggravation secondaire, images pulmonaires en mottes irrégulières hilifuges, +/– pneumothorax, troubles de ventilation.
– Attitude : contre indication formelle à la ventilation au masque, tout enfant qui naît dans un liquide méconial « purée de pois » doit être intubé et aspiré.

Diagnostic et conduite à tenir devant une souffrance fœtale aiguë

Diagnostic positif

Pendant le travail et l'expulsion : émission de méconium (à l'amnioscopie ou à la rupture), anomalies du rythme cardiaque fœtal au monitoring (tachycardie, bradycardie < 100/mn plus de 3 mn, tracé peu fluctuant, ralentissements surtout si prolongés et décalés après la contraction utérine = ralentissements résiduels ou DIP 2), ph au scalp ou au cordon < 7,20.

Diagnostic étiologique

– La mère et le placenta : hypotension artérielle maternelle, poussée hypertensive, éclampsie, diabète, hypertonie utérine, hématome rétroplacentaire, placenta praevia, rupture utérine.
– Le cordon et la filière génitale : circulaire et surtout procidence du cordon, nœud sur le cordon, disproportion fœto-pelvienne, rétention tête dernière.
– Le fœtus : prématurité, postmaturité, hypotrophie, infection bactérienne.

Conduite à tenir

– Supprimer la cause, sinon extraire le fœtus (terme ?) selon les cas par voie basse (avec ou sans forceps), ou césarienne.
– Prise en charge des éventuelles complications de la souffrance du fœtus : état de mort apparente (tableau), inhalation méconiale (voir le chapitre détresse respiratoire), retour à la circulation fœtale (voir le chapitre hypoxie), souffrance neurologique (convulsions, troubles du tonus et/ou de l'excitabilité, hémorragies intra-crâniennes), cardiaque (insuffisance tricuspide ou incompétence gauche), rénale (rein de choc, oligurie, hématurie,..), digestive (entérocolite ulceronécrosante ou simple « entéropathie vasculaire »). Les plus grandes souffrances réalisent de grandes souffrances multiviscérales avec acidose métabolique majeure, coagulopathie de consommation : de véritables « bébés de choc ».
– Dans tous les cas l'alimentation est retardée (> 48 heures), une restriction hydrique peut diminuer le risque d'œdème cérébral. Le bilan complémentaire comprend : ph sanguin (+/– lactacidémie), recherche d'une protéinurie et hématurie, échographie transfontannellaire, électroencéphalogramme. En sus peuvent être prescrits : transaminases, hémostase, électrocardiogramme.

Diagnostic et conduite à tenir devant un état de mort apparente.

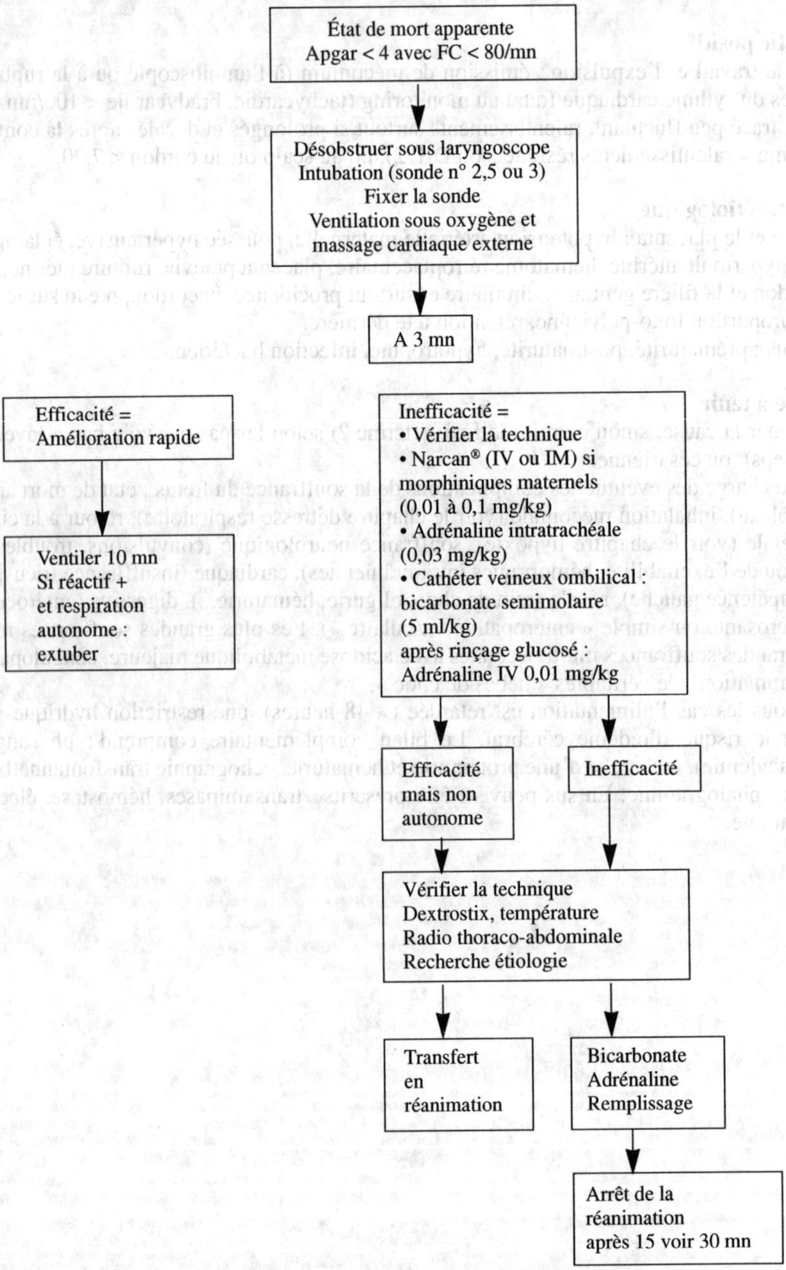

Diagnostic et conduite à tenir devant une convulsion néo-natale

Diagnostic positif : Difficile (y penser = E.E.G.)
Crises atypiques : toniques ou cloniques pures, souvent localisées, ou simplement : troubles vasomoteurs, apnées, accès de cyanose, mouvements anormaux (mâchonnement…). Un état de mal convulsif est possible.

Diagnostic étiologique
– Anoxo-ischémie cérébrale périnatale, avec ou sans hémorragie intracranienne.
– Trouble métabolique : hypocalcémie, hypoglycémie, hyponatremie, aminoacidopathies, convulsions pyridoxinodépendantes, syndrome de sevrage des drogues maternelles.
– Causes infectieuses : méningites bactériennes, atteinte virale (herpès…), ou parasitaire (toxoplasmose).
– Malformations cérébrales.
– Convulsions du 5e jour.

Conduite à tenir
– Arrêt digestif, pose d'une perfusion, contrôle du dextrostix, scope, oxymètre de pouls.
– Anticonvulsivants : diazepam intra rectal ou intraveineux (0,5 mg/kg à 1 mg/kg), si résiste phénobarbital 20 mg/kg en intraveineux lent en 20 mn (barbitémie 24 heures après = 15 à 20 mg/l), voire dilantin.
– Traitement plus spécifique : hypoglycémie et hypocalcémie (voir plus loin), vitamine B6 : 25 mg intraveineux (Bécilan®), antibiothérapie, restriction hydrique (antiœdème cérébral).
– Bilan à effectuer devant une convulsion néo-natale (à adapter aux circonstances obstétricales) : dextrostix puis glycémie, calcémie, ionogramme sanguin, ph et gaz du sang, bilan infectieux dont la ponction lombaire, électroencéphalogramme, radio de crâne, échographie transfontannellaire, scanner ou RMN, bilan métabolique.

Diagnostic et conduite à tenir devant une hypoglycémie

URGENCE MAJEURE

Diagnostic positif

• *Définition*

Glycémie < 0,30 g/l ou 1,6 mmol/l avant la 72e heure de vie ; glycémie < 0,40 g/l ou 2,2 mmol/l ensuite.

• *Le diagnostic est difficile*

Les hypoglycémies même sévères sont souvent asymptomatiques, les signes cliniques s'ils existent sont aspécifiques (hypothermie, apnée, pâleur, irrégularités respiratoires, trémulations, hyperexcitabilité, convulsions, coma, hypotonie). Il faut doser la glycémie au moindre doute et systématiquement dans certaines circonstances.

Diagnostic étiologique

• *Nouveau-né à risque*

Prématuré, hypotrophique, macrosome (mère diabétique +++), mère sous bêtabloquants, infection et toute situation de détresse.

• *Autres étiologies*

Hyperinsulinisme (Wiedemann-Beckwith, lésions pancréatiques…), anomalies héréditaires des métabolismes, insuffisances hormonales (surrénales +++).

Conduite à tenir

• *Traitement préventif (situations à risque)*

Alimentation précoce, surveillance des dextro toutes les 3 heures, et selon les cas : biberons, lait enrichi en sucre (dextrine maltose), gavage gastrique discontinu voire continu.

• *Traitement curatif*

Gavage gastrique continu avec du lait enrichi à 3 % de dextrine maltose si le nouveau-né est asymptomatique et que la glycémie est > 1,2 mmol/l, (éviter le glucosé à 10 %, lui préférer si besoin le glucosé à 5 % rapidement relayé par du lait).
S'il existe des symptômes ou si le dextro est « blanc » : 2 à 6 ml de glucosé à 10 % en injection intraveineuse lente, relayé par un apport continu. Selon les possibilités d'utilisation de la voie digestive : gavage gastrique continu apportant 5 à 10 g/kg/jour de glucose (avant J5 puis 10 à 15 g/kg/jour) ou perfusion périphérique de glucosé à 10 % apportant 0,25 à 0,5 g/kg/heure de glucose.
En cas d'échec, prélever une insulinémie, augmenter les apports en sucre en utilisant un cathéter central, puis hydrocortisone, diazoxyde, glucagon zinc, voire pancréatectomie.

Diagnostic et conduite à tenir devant une hypocalcémie

Diagnostic positif

• *Définition*

Calcémie < 2 mmol/l ou 80 mg/l

• *Diagnostic difficile*
Hyperexcitabilité, convulsions, spasme laryngé, tachycardie, insuffisance cardiaque aiguë, allongement du QT.

Diagnostic étiologique

• *Circonstances favorisantes*

Souffrance fœtale, anoxie, infection bactérienne, mère diabétique, mère carencée en calcium, prématurité, gémellité, hypotrophie (lait artificiel). Ce sont des hypocalcémies précoces (avant le 4e jour de vie). Dans ces circonstances la calcémie est systématiquement dosée à 48 heure de vie.

• *Causes*
Hypoparathyroïdie transitoire (secondaire à une hyperparathyroïdie maternelle, une carence maternelle en vitamine D, une hyperphosphorémie), hypoparathyroïdie chronique (syndrome de Di George, hypomagnésémie, hypoparathyroïdie primitive). Ce sont des hypocalcémies tardives.

Conduite à tenir

• *Traitement préventif*
Lait de mère, vitamine D systématique dès la naissance, vitamine D chez la mère durant le dernier trimestre.

• *Traitement curatif*

Si le nouveau-né est asymptomatique, et que la calcémie est supérieure à 1,7 mmol/l (70 mg/l) : lait de mère, apports calciques per os 50 à 75 mg/kg de Ca++, supplémentation en vitamine D : si l'hypocalcémie est précoce : 1200 à 2000 UI de vitamine D3/jour, si l'hypocalcémie est tardive : 5000 UI de vitamine D3 jusqu'à normalisation ou 1 alpha 5 gouttes 2 fois par jour pendant 2 jours.
Si le nouveau-né est symptomatique et/ou que la calcémie est inférieure à 1,70 mmol/l : apports calciques intraveineux de 1000 mg/m2 ou 50 à 75 mg/kg/jour de Ca++ sous forme de gluconate de calcium à 10 % (1 ml de gluconate de calcium à 10 % = 9,3 mg de Ca++) dilué à 10 % au moins (concentration maximale acceptable = 1 ml de gluconate de calcium à 10 % dans 10 ml de perfusion).
La supplémentation en vitamine D est faite comme dans les hypocalcémies tardives.
En cas de danger vital (convulsions, troubles du rythme ou de l'excitabilité cardiaque) : dose de charge 1 à 2 ml/Kg de gluconate de calcium à 10 % dilué dans 50 ml de glucosé perfusé en 10 mn sous surveillance du rythme cardiaque.

Diagnostic et conduite à tenir devant une cyanose permanente

Diagnostic positif

• *Coloration bleutée* cutanéo-muqueuse (langue, lèvres, ongles) due à la désaturation en oxygène du sang ;

• *La cyanose* est visible pour une saturation artérielle en oxygène (SAO2) < 80 %, elle est visible plus tard en cas d'anémie (si SAO2 < 60 % pour une hémoglobine à 10 g/100 ml), plus tôt en cas de polyglobulie (si SAO2 < 85 % pour une hémoglobine à 25 g/100 ml).

Diagnostic différentiel

Erythrocyanose (polyglobulie), hématome de la face (présentation de la face), methémoglobinémie (attention si pommade EMLA®).

Diagnostic étiologique

• *Origine respiratoire*

Les arguments en faveur sont l'association à des signes de lutte marqués, une tachypnée importante, des anomalies parenchymateuses au cliché thoracique, et l'absence de signe évocateur d'une cardiopathie. Il peut être nécessaire de s'aider de l'épreuve d'hyperoxie : sous 100 % d'oxygène, la PAO2 peut s'élever d'au moins 30 mmHg si la cyanose est d'origine respiratoire. Tous ces éléments sont pris en défaut en cas d'œdème pulmonaire cardiogénique, ou en cas de persistance de la circulation fœtale.
Se reporter au chapitre détresse respiratoire.

• *Origine cardiovasculaire*

En dehors de la discrétion des signes respiratoires, les arguments en faveur sont l'existence d'un souffle, d'une hépatomégalie, d'une prédominence de la cyanose à la moitié inférieure du corps (rôle du canal artériel), et l'existence d'anomalies de la silhouette cardiothymique et/ou de la vascularisation pulmonaire. Enfin la cyanose est réfractaire à l'oxygène (test d'hyperoxie).
Étiologies de ces cyanoses « cardiaques » :
– Transposition simple des gros vaisseaux : cyanose isolée, surcharge artérielle pulmonaire, débord droit.
– Obstacle sur le cœur droit avec shunt droit-gauche par une communication : hypovascularisation pulmonaire (atrésie ou sténose pulmonaire, ventricule unique avec sténose pulmonaire, anomalie tricuspide).
Dans la maladie d'Ebstein (anomalie tricuspidienne), une cardiomégalie s'associe à l'hypovascularisation pulmonaire.
– Insuffisance tricuspide due à une ischémie d'un pilier après souffrance fœtale.
– « Mélange » des sangs : retour veineux pulmonaire anormal total, oreillette et/ou ventricule unique, tronc artériel commun.

• *Origine « mixte »*

Persistance de la circulation fœtale : hypertension artérielle pulmonaire secondaire à une pathologie respiratoire grave, à une souffrance fœtale avec acidose métabolique, à une prise maternelle d'indométacine. Il persiste des shunts droit-gauche par le foramen ovale et le canal artériel.

Conduite à tenir
– Examen clinique complet, radiographie du thorax, gaz du sang artériels, +/–électrocardiogramme.
– Perfusion veineuse, équilibre thermique et glycémique.
– Ventilation artificielle si nécessaire.

Toute cyanose isolée généralisée néo-natale est jusqu'à preuve du contraire une transposition simple des gros vaisseaux (argument de fréquence). L'enfant peut se décompenser à tout moment et doit donc être transféré sans délai dans un centre spécialisé à même de pratiquer une atrioseptostomie de Rashkind.
La pratique d'une échocardiographie ne doit pas retarder ce transfert urgent.

Les prostaglandines en perfusion intraveineuse continue (Prostine VR® 0,1 à 0,01 microgramme/kg/mn), ne sont utilisée qu'en cas de situation déstabilisée, mais dans ce cas en réouvrant le canal artériel elles permettent une certaine oxygénation et donc la survie. Leur risque principal est la survenue d'apnées.

Diagnostic et conduite à tenir devant une insuffisance cardiaque du nouveau-né

Diagnostic positif

Y penser devant : tachypnée, tachycardie, hépatomégalie, teint gris, pâleur, allongement du temps de recoloration > 3 sec, diminution des pouls, oligoanurie (diurèse < 1 ml/kg/heure), mais aussi devant des vomissements, une mauvaise prise des biberons, une prise de poids excessive.

Conduite à tenir

– Radiographie du thorax, électrocardiogramme, ionogramme sanguin, glycémie, calcémie, gaz du sang.
– Perfusion périphérique, oxygénothérapie (ventilation artificielle si besoin).
– Traitement symptomatique : furosémide 1 à 2 mg/kg per os ou en intraveineuse lente à répéter si besoin toutes les 4 heures. (tendance actuelle à limiter l'utilisation des inotropes)
– Traitement étiologique

Diagnostic différentiel

L'infection maternofœtale avant tout.

Diagnostic étiologique

• *Obstructions sur la voie gauche*

– Coarctation de l'aorte avec insuffisance cardiaque vers 1 semaine de vie, abolition des pouls fémoraux, gradient de pression artérielle entre les membres supérieurs et inférieurs, souffle systolique dorsal. Les prostaglandines intraveineuses, en réouvrant le canal artériel, lèvent partiellement l'obstacle aortique et permettent souvent de surseoir à l'intervention chirurgicale (adaptation du ventricule gauche).
– Hypoplasie du ventricule gauche : collapsus après un intervalle libre de 24 heures en moyenne, abolition de tous les pouls, les prostaglandines permettent à l'enfant de survivre dans de bonnes conditions jusqu'à l'échocardiographie. L'évolution est presque toujours mortelle.
– ischémie myocardique gauche après souffrance fœtale, interruption de l'arche aortique, sténose aortique.

• *Shunts gauche-droit ou équivalents*

Hypervascularisation pulmonaire et cardiomégalie dans le canal atrioventriculaire, le tronc artériel commun, les fistules artérioveineuses (cérébrales, hépatiques), la persistance du canal artériel.

• *Troubles du rythme*

Une tachycardie > 220/mn n'est pas à priori sinusale.

• *Retour veineux pulmonaire anormal total bloqué*

Insuffisance cardiaque à petit cœur, image thoracique du poumon brouillard.

• *Cardiomyopathie du nouveau-né de mère diabétique*

Diagnostic et conduite à tenir devant une anémie néo-natale

Diagnostic positif

• *Clinique*

Pâleur cutanéomuqueuse, tachycardie, hépatosplénomégalie avec ou sans anasarque fœto-placentaire (si l'anémie est ancienne), collapsus si elle est récente.

• *Biologie*

Globules rouges < 4 000 000/mm^3, hématocrite < 45 %, hémoglobine < 15 g/100ml (nouveau-né à terme). A noter hématocrite en capillaire = hématocrite central + 5 à 10 %.

Diagnostic étiologique

Anémie avec ictère : hémolyse (voir le chapitre ictère).
Anémie sans ictère :

• *Hémorragies ante ou pernatales*

Transfusion fœto-fœtale (jumeau transfuseur-jumeau transfusé), transfusion fœto-maternelle (recherche d'hématies fœtales dans le sang maternel = test de Kleihauer), placenta praevia, hématome rétroplacentaire, clampage tardif du cordon, hémorragie du cordon, céphalhématome et bosse sérosanguine.

• *Hémorragies postnatales*

Hémorragie extériorisée ou non (surrénalienne, sous capsulaire du foie ou intracérébrale), prélèvements trop abondants.

• *Insuffisance médullaire*

Maladie de Blackfan-Diamond.

• *Fœtopathies et infections bactériennes (parvovirus B 19)*

Conduite à tenir

• *Bilan*

Hémoglobine, hématocrite, groupe sanguin, test de Coombs direct, vérification du groupe sanguin et de la recherche d'agglutinines chez la mère ; l'existence d'une réticulocytose élevée oriente vers une hémolyse ou une hémorragie. Radiographie du thorax. Bilan infectieux. Échographies (transfontanellaire, abdominale).

• *Traitement*

Transfusion si < 8 g/100 ml d'hémoglobine en l'absence de signe clinique et/ou de besoins accrus en oxygène ; dans ce dernier cas transfusion si < 13 g/ 100 ml (nouveau-né à terme). L'exsanguinotransfusion est préférable en cas d'hémolyse importante ou de troubles de l'hémostase.

• *Produit à transfuser*

Culot globulaire la plupart du temps sauf spoliation aiguë, tenir compte du groupe de l'enfant mais aussi de celui de sa mère (n'apporter d'antigène qu'en cas de certitude de l'absence des anticorps correspondant chez la mère, sinon transfuser en O).

• *Quantité*

10 à 20 ml/kg de culot globulaire ou mieux 3 ml/kg et par gramme d'hémoglobine à rajouter (6 ml/kg/g d'Hb si sang total).

Diagnostic et conduite à tenir devant un ictère du nouveau-né

Problème fréquent
30 à 50 % des nouveau-nés (production de bilirubine accrue et capacité de conjugaison moindre).

Gravité potentielle
Risque = ictère nucléaire :
– dû au passage de la bilirubine ni conjuguée ni liée à l'albumine (bilirubine non liée ou BNL) dans le système nerveux central ;
– le risque est surtout présent si : prématurité, hémolyse, déficit total en glycuroconjugaison ; mais il est augmenté si anoxie, acidose, jeûne, hypoalbuminémie et/ou médicaments fixés à l'albumine.

Définitions
– Bilirubine libre ou indirecte (BL) = BNL + Bilirubine libre liée à l'albumine
– Bilirubine totale (BT) = BL + Bilirubine conjuguée ou directe
– BIE = Bilirubine intra érythrocytaire (reflet de la BNL)
Exemples : danger si BNL > 1 micromol/l ; si BIE > 15 micromol/l ; si BT > 250 micromol/l (prématuré) ou si BT > 340 micromol/l (à terme).

Diagnostic étiologique

• *Démarche*

– anamnèse : parité, groupe et rhésus maternel, transfusions antérieures, recherches d'agglutinines, sérologies, notion d'ictère dans la fratrie, antécédents familiaux de splénomégalie ou de splénectomie ; mode d'allaitement, terme, date de début de l'ictère et son évolution ;
– examen clinique : intensité de l'ictère, coloration des urines et des selles, recherche de signes associés (hépato et/ou splénomégalie, syndrome hémorragique, pâleur, fièvre, bosse sérosanguine, anomalies neurologiques) ;
–biologie : groupe et rhésus de l'enfant, test de coombs direct, numération formule sanguine avec réticulocytose, BT, BL, BNL, albuminémie (systématiques), et selon les cas : ph et gaz du sang, bilan infectieux comprenant un examen cytobacteriologique des urines.

• *Ictères à bilirubine libre* (urines claires, selles colorées)

Ictère	Physiologique	Pathologique
Signes associés	Non	Oui
Date de début	Après la 24e heure	Précoce
Durée	< 10 jours	Prolongé
Intensité	< 250 micromol/l	Intense
	Les 4 critères ensembles	1 seul critère suffit

Étiologies des ictères à bilirubine libre

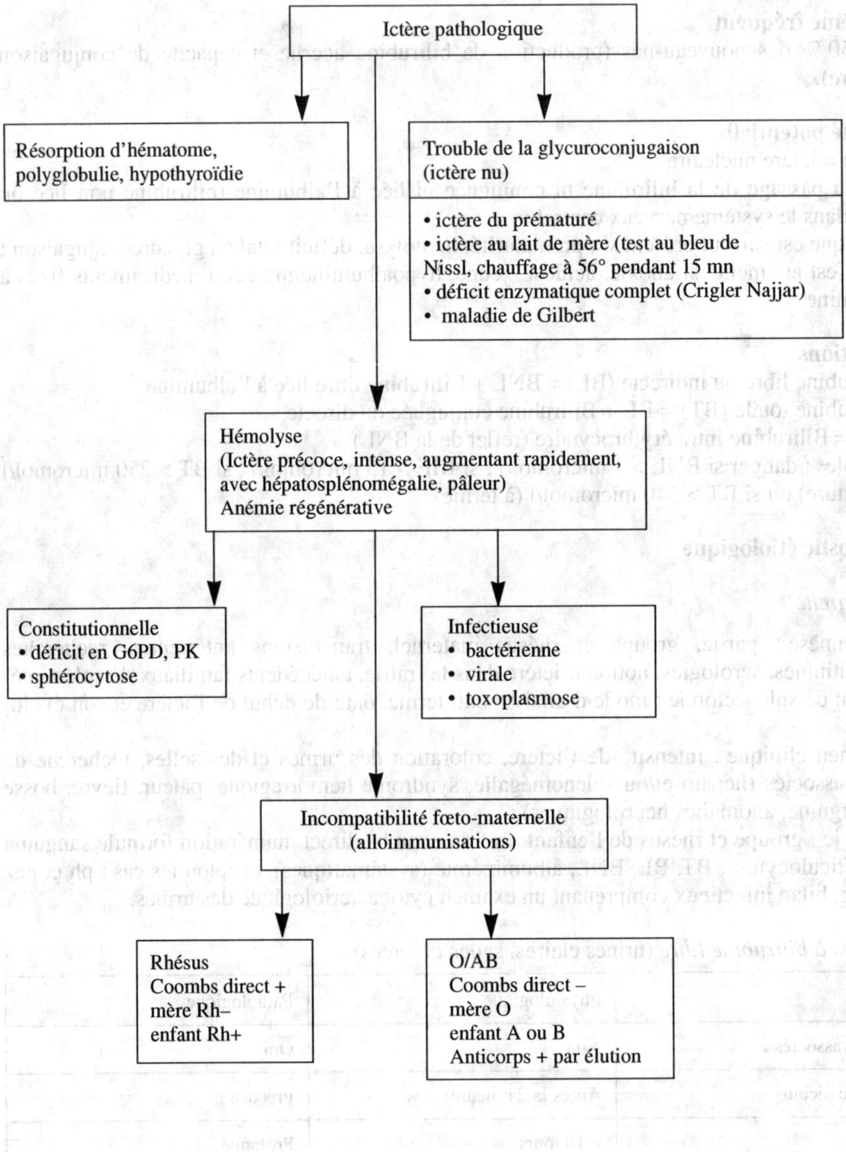

• *Ictères à bilirubine conjuguée (ou mixte)*

L'urgence est de diagnostiquer et d'opérer dans le premier mois de vie les atrésies des voies biliaires extrahépatiques.

Arguments cliniques	Intrahépatique	Extrahépatique
Décoloration des selles	Incomplète < 10 jours transitoire retardée	Complète > 10 jours successifs permanente précoce
Poids de naissance	< normale	normal
Hépatomégalie	+ : ferme	+++ : dure

En dehors de ces arguments cliniques : échographie abdominale, ponction biopsie hépatique, cholangiographie transcutanée peuvent aider, mais la laparotomie exploratrice est souvent le seul élément décisif.

Étiologie des ictères à bilirubine conjuguée (ou mixte)

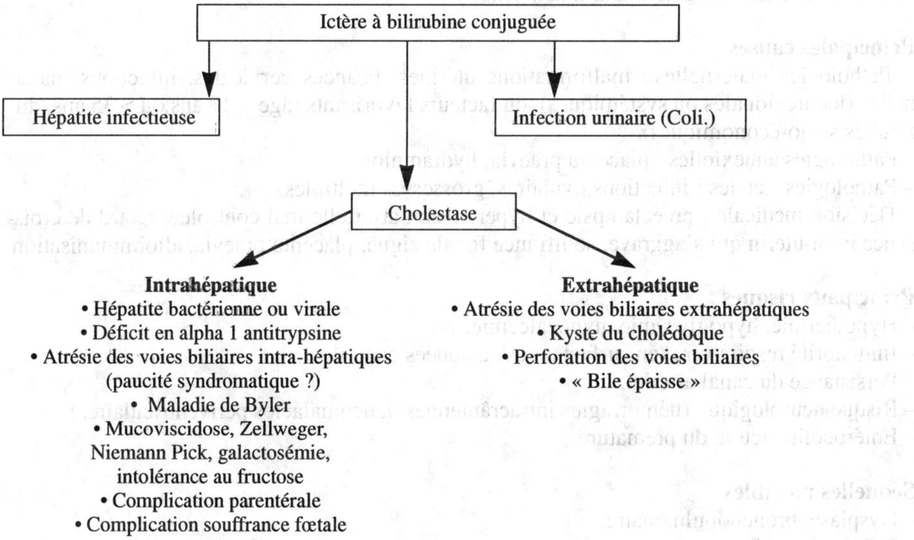

Traitement des ictères à bilirubine libre

• *Photothérapie*

– Déshabiller l'enfant, protéger les yeux, augmenter les apports hydriques de 10 %.
– Indications à moduler selon le terme, l'âge post natal, la vitesse d'aggravation : en pratique d'autant plus précoce qu'existe un risque d'ictère nucléaire, par exemple chez un nouveau-né à terme à 36 heures de vie photothérapie si BT > 170 micromol/l, ou encore si BT > 10 % du poids du corps.
– Photothérapie classique ou « haute énergie »
– 48 heures en continu, puis discontinu.

• *Perfusion d'albumine*

1 g/kg en perfusion veineuse de 3 heures (albumine diluée de moitié dans du glucosé à 5 %), décision surtout sur la BNL.

• *Exsanguinotransfusion*

2 à 3 masses sanguines, par exemple si bilirubine totale > 340 micromol/l et BNL > 1 micromol/l chez un nouveau-né à terme ou si BT > 15 % du poids du corps.

• *Inducteurs enzymatiques*

Clofibrate 50 à 100 mg/kg/j per os en 1 seule prise, ou phénobarbital (associé à la photothérapie et à la cholestyramine dans le Crigler Najjar).

Contrôle des potentiels évoqués auditifs à distance si l'ictère a été intense.

PRÉMATURITÉ

Définition
Naissance avant la 37e semaine d'aménorrhée

Principales causes
– Pathologies maternelles : malformations utérines, béances cervicales, infections maternelles (locorégionales ou systémiques), ou facteurs favorisants (âge < 18 ans ou > 35 ans, difficultés socio-économiques).
– Pathologies annexielles : placenta praevia, hydramnios.
– Pathologies fœtales : infections ovulaires, grossesses multiples.
– Décision médicale : prééclampsie et hypertension artérielle mal contrôlée, retard de croissance intra-utérin qui s'aggrave, souffrance fœtale aiguë, placenta praevia, alloimmunisation.

Principaux risques
– Hypothermie, hypoglycémie, hypocalcémie.
– Immaturité respiratoire (en surfactant et/ou apnées centrales).
– Persistance du canal artériel.
– Risque neurologique (hémorragies intracrâniennes, leucomalacies periventriculaires).
– Entérocolite, ictère du prématuré.

Séquelles possibles
– Dysplasie bronchopulmonaire.
– Infirmité motrice cérébrale.
– Cécité, surdité, troubles « neuro-développementaux »

3
CARDIOLOGIE

E. LACHASSINNE

RÉSULTATS NORMAUX CHEZ L'ENFANT

Clinique et radiologique

Valeurs en fonction de l'âge	*Naissance*	*6 mois*	*4 ans*	*10 ans*
Fréquence cardiaque	90-190/mn	85-175	70-140	65-125
Tension artérielle systolique	60-110 mmHg	60-120	80-120	90-125
Tension artérielle diastolique	30-60 mmHg	50-70	45-85	50-70
Rapport cardio-thoracique	< 0,60	< 0,55	< 0,50	

Particularités de l'examen clinique cardiologique
– Grande fréquence des souffles anorganiques.
– Dédoublement variable du 2e bruit quasi constant.
– Temps de recoloration des téguments < 3 secondes.
– Importance de la recherche d'une tachycardie, d'une tachypnée, d'une hépatomégalie dans l'appréciation de la fonction cardiaque.
– Utilisation d'un brassard adapté pour la prise de la pression artérielle (hauteur = 2/3 de la hauteur du bras).

Attention aux fausses cardiomégalies dues à l'image thymique

Électrocardiogramme
– Prédominance du cœur droit à la naissance : axe de QRS de 90 à 180°, rapport R/S > 1 dans les précordiales droites, onde T > 0 avant le 5e jour puis < 0 en V1, V2, V3.
– La prédominance gauche apparaît ensuite dans les 6 premiers mois, l'axe de QRS tourne vers la gauche (60° vers 1 an), l'onde T en V1 peut se positiver vers 8 ans.
– Espace QT corrigé = QT/racine de RR = < 0,40

Échocardiographie : fraction de raccourcissement = 35 %.

DIAGNOSTIC ET CONDUITE À TENIR

Diagnostic et conduite à tenir devant un arrêt cardio-respiratoire

Diagnostic positif
Inconscience, absence d'activité, de mouvement respiratoire, de battement cardiaque (pouls carotidien) = état de mort apparente.

Conduite à tenir

• *Liberté des voies aériennes*

Extension de la nuque, désobstruer les voies aériennes supérieures, manœuvre de Heimlich si corps étranger (compressions fortes, brutales sous sternales), intubation trachéale si inefficace (ne pas oublier de vider l'estomac).

• *Ventilation artificielle*

Bouche à bouche, (ou bouche à nez), et dès que possible ventilation au masque en oxygène pure (taille du masque et fréquence adaptées), ventilation artificielle sur tube ensuite.

• *Massage cardiaque externe contre un plan dur* (les doigts entrecroisés chez le nouveau-né) 80 à 120/mn, alterner une insufflation et 5 compressions thoraciques, vérifier l'efficacité.

• *Traitements médicamenteux*

– Adrénaline intraveineuse 10 microgrammes/kg toutes les 5 mn (jugulaire interne, sous-clavière, sinus veineux longitudinal, voir cathéter veineux ombilical chez le nouveau-né), ou intratrachéale 30 microgrammes/kg toutes les 15 mn.
– Bicarbonate de sodium par voie intraveineuse, uniquement si ventilation efficace (risque d'aggravation si $PCO_2 > 35$ mmHg), si arrêt circulatoire prolongé et en rinçant la tubulure (incompatibilité avec l'adrénaline) : 1 à 2 mmol/kg toutes les 15 mn.

• *Défibrillation* 2 à 4 joules/kg après adrénaline.

• *En cas d'inefficacité* vérifier l'absence d'erreur technique, rechercher la cause et la traiter, arrêt de la réanimation après 30 mn d'absence de récupération neurologique et de mydriase (sauf hypothermie, noyade ou intoxication).

• *En cas d'efficacité*

Transfert en réanimation pour prévention puis prise en charge des éventuelles séquelles de l'arrêt cardio-circulatoire (œdème cérébral,..), et traitement de la maladie sous jacente.

Diagnostic étiologique

• *Respiratoire*

Obstruction (corps étranger, épiglottite, fausse route, noyade,..), « centrales » (intoxications médicamenteuses, induction anesthésique, hyperstimulation vagale), pneumothorax, détresse respiratoire épuisée.

• *Cardiovasculaire*

Malformation cardiaque, trouble du rythme ou de la conduction, insuffisance cardiaque, infection myocardique ou péricardique (tamponnade), électrocution, hémorragies sévères.

• *Métabolique*

Anoxie, acidose, hypercapnie, dyskaliémie, hypocalcémie.

• *Neurologique* (convulsions, hématome intracrânien…).

• *Mort subite inopinée du nourrisson.*

Diagnostic et conduite à tenir devant une insuffisance cardiaque du nourrisson

Diagnostic positif

– Tachypnée, +/– dyspnée (au biberon), hépatomégalie, tachycardie, vomissements, prise de poids excessive, et éventuellement galop, œdèmes.
– Oligurie : diurèse < 1 ml/kg/heure (dépister un collapsus)
– Cardiomégalie

Diagnostic différentiel

• *Bronchiolites aiguës virales*

• *Collapsus d'origine extra-cardiaque*

– Hypovolémique (pas d'hépatomégalie ni de cardiomégalie), au traitement différent qui aggraverait un choc cardiogénique : remplissage vasculaire 20 ml/kg en 30 mn de plasmion, sang total (si hémorragie massive), plasma frais congelé ou surtout albumine diluée de moitié.
– Infectieux, anaphylactique.

Diagnostic étiologique

• *Cardiopathies congénitales*

– Shunts gauche-droit avec hypervascularisation artérielle pulmonaire (communication interventriculaire, canal artériel, canal atrioventriculaire…).
– Obstacles gauches : coarctation de l'aorte, sténose aortique (modification des pouls, souffle).
– Retour veineux pulmonaire anormal total

• *Myocardiopathies*

– Dilatées primitives ou acquises : anomalies de naissance de la coronaire gauche, maladie de Kawasaki, maladie métabolique, séquelles de myoardite.
– Myocardiopathies hypertrophiques (toujours rechercher un obstacle à l'éjection).

• *Cardiopathies acquise*

– Myocardite aiguë virale (coxsackie ++) : insuffisance cardiaque brutale, du nourrisson sans antécédent, après un épisode infectieux banal. S'associent cardiomégalie, troubles de la repolarisation dans les précordiales gauches (ECG), dilatation et hypokinésie à l'échocardiographie.
– Péricardite (syndrome infectieux sévère), endocardite, cœur pulmonaire chronique (mucoviscidose,.., obstruction chronique des voies aériennes supérieures).
– Troubles du rythme.
– Insuffisance cardiaque non cardiogénique : hypertension artérielle (glomérulopathies aiguës ++), hypocalcémies profondes et/ou prolongées.

Conduite à tenir

• *Bilan*

Radiographie du thorax, électrocardiogramme, échocardiographie-doppler, hémogramme, ph et gaz du sang, ionogramme sanguin, calcémie, bilan inflammatoire.

• *Traitement symptomatique*

– Oxygénothérapie +/– ventilation assistée (formes sévères)
– Voie d'abord veineuse fiable, restriction hydrique (50 ml/kg/j), apports caloriques, équilibre thermique, équilibre acido-basique, transfusion si nécessaire, parfois légère restriction sodée (lait maternisé).
– Diurétiques : furosémide 1 à 3 mg/kg par prise per os ou intraveineux (à répéter 2 à 3 fois/jour) ; en traitement d'entretien alterner spironolactone-furosémide.
– Vasodilatateurs (intérêt +++) :
dérivés nitrés IV, inhibiteurs de l'enzyme de conversion per os (captopril 1 à 3 mg/kg/j, après arrêt des diurétiques) en cas de shunt gauche-droit, dihydralazine.
– Tonicardiaques (éventuellement, et contre-indiqués en cas d'obstacle gauche) : digoxine per os (1ml=50 microgrammes), les posologies sont à modifier en cas d'insuffisance rénale (digoxinémie) ; voir dobutamine (formes sévères).

En microgrammes/kg	Attaque	Entretien en 2 x
Prématuré, dysmature	12	5 à 12
Poids < 3000g	15	8 à 15
3000 à 6000g	20	10 à 20
6 à 12 Kg	15	8 à 15
12 à 24 Kg	10	8 à 10
> 24 Kg	7	7

• *Traitement étiologique*

Chirurgical (curatif ou palliatif), médical (antiarythmiques, antihypertenseur, calcium, antibiothérapie…).

Diagnostic et conduite à tenir devant une cyanose d'origine cardiaque (en dehors du nouveau-né)

Diagnostic positif

• *Désaturation du sang artériel* (visible cliniquement si hémoglobine désaturée > 5 g/dl dans le sang capillaire) ; éliminer une methémoglobinémie.

• *Muqueuses* (lèvres et langue), ongles et plantes des pieds, +/– associée à un hippocratisme digital, à un accroupissement (« squatting »).

• *Diagnostic de l'origine cardiaque*

– Évocation sur : existence éventuelle d'un souffle cardiaque, association à une tachypnée mais pas à une dyspnée (sauf œdème pulmonaire), insensibilité à l'oxygène (test d'hyperoxie), pas d'anomalies parenchymateuse mais modifications de la silhouette cardiaque et de la vascularisation (radio de thorax), anomalies électrocardiographiques.
– Confirmation sur l'aspect échocardiographique avec doppler.

Diagnostic étiologique

• *Tétralogie de Fallot*

Sténose pulmonaire infundibulaire + communication interventriculaire (+ chevauchement aortique et hypertrophie ventriculaire droite).
– Clinique : cyanose qui s'aggrave à l'effort, aux cris, au froid ; hippocratisme digital (après 6 mois), accroupissement à l'effort ; souffle de sténose pulmonaire.
– Électrocardiogramme : axe droit, hypertrophie ventriculaire droite (onde R exclusive et onde T positive en V1)
– Radio de thorax : hypovascularisation pulmonaire, absence de cardiomégalie, pointe relevée, arc moyen concave, +/– bouton aortique à droite.

• *Les autres cardiopathies cyanogènes*

Ventricule droit à double issue, trilogie, Ebstein, tronc artériel commun, cœur univentriculaire.

Conduite à tenir dans la tétralogie de Fallot

• *Traitement médical*

– Prévention de l'endocardite d'Osler.
– Prévention des thromboses vasculaires : prévention des facteurs favorisants comme la polyglobulie hypochrome (traitement martial), la déshydratation, l'infection et l'acidose.
– Traitement d'un malaise anoxique (spasme infundibulaire) : accentuation de la cyanose, diminution ou disparition du souffle, toujours précédées d'une tachycardie : propanolol 1 mg dans 5 ml de glucosé à 5 % en intraveineuse lente jusqu'à réapparition du souffle. Tout malaise anoxique de Fallot est une indication opératoire formelle et urgente.

• *Traitement chirurgical*

Palliatif (anastomose systémico-pulmonaire), curatif (entre 1 et 2 ans si forme régulière).

4
MALADIES INFECTIEUSES

E. LACHASSINNE

COQUELUCHE

Diagnostic et conduite à tenir

Diagnostic positif

• *Clinique*

– Contage souvent retrouvé : parfois une simple toux.
– Incubation silencieuse 6 à 12 jours.
– Phase catarrhale (1re quinzaine) : toux spasmodique parfois déclenchée, émétisante, +/– cyanosante, à prédominance nocturne avec température à 38°.
– Phase des quintes (2e quinzaine) : quintes (succession de secousses expiratoires de toux) avec apnée puis reprise inspiratoire bruyante (chant du coq) ; une expectoration glaireuse termine la quinte.
– Phase de déclin des quintes (3e quinzaine) : réduction progressive de l'intensité, de la durée et du nombre des quintes.
– Guérison avec ou sans tic coqueluchoïde.
– Formes atypiques : toux tenace et prolongée.

• *Examens complémentaires*

– Radiographie de thorax : normale, ou syndrome bronchique avec ou sans atélectasies segmentaires.
– Hyperlymphocytose.
– Mise en évidence du cocco-bacille gram négatif de Bordet-Gengou (Bordetella pertussis) : immunofluorescence (résultat en quelques heures), ou culture des sécrétions pharyngées (recueil au cours d'une quinte, écouvillonage ou aspiration) : sensibilité 80 %.
– Sérologie (nécessite 2 prélèvements à 15 jours d'intervalle) : sensibilité de la sérologie classique 20 % chez le nourrisson, les nouvelles sérologies « anti-toxines » sont sensibles et spécifiques.

Critères de gravité de la coqueluche :
– Âge < 3 mois.
– Tachycardie > 180/mn non expliquée par la fièvre.
– Leucocytes > 50.000/mm^3.
– Hyperplaquettose (> 500 000/mm^3).
– Hyponatrémie.
– Troubles neurologiques.

– Plus de 20 quintes par 24 heures.
– Survenue de quintes asphyxiantes et/ou apnéisantes, survenue d'apnées syncopales (même en dehors des quintes).
– Survenue de complications : pneumocoqueluche alvéolaire (détresse respiratoire avec hypoxie et hyperlymphocytose majeure), surinfections respiratoires, encéphalopathie (hypoxie et toxine).

Diagnostic différentiel
– Mucoviscidose (quintes), corps étranger inhalé, bronchopneumopathie aiguë bactérienne ou plutôt virale (virus syncitial, adenovirus…), fistule œso-trachéale.

Conduite à tenir
Tout nourrisson de moins de 6 mois suspect de coqueluche doit être hospitalisé, à fortiori s'il présente des signes de gravité.
Déclaration non obligatoire depuis 1986, mais enquête familiale indispensable.
– Traitement symptomatique : monitoring cardiorespiratoire, isolement, sédatifs de la toux inutiles (souvent) et dangereux (parfois), nursing alimentaire éventuellement par gavage.
– Antibiothérapie : réduit la période contagieuse, ne modifie l'évolution de la maladie que si instituée à la phase catarrhale, ensuite pourrait aggraver les quintes (libération de toxines) : macrolide 50 mg/kg/jour pendant 14 jours.
– Gammaglobulines : dans les 24 h du contage ? peu utilisées car aggravent parfois

Prévention
Éviction 30 jours à compter début de la maladie (crèches…), isolement (contagiosité extrême) et surtout vaccination recommandée mais non obligatoire (3 injections à 2,3 et 4 mois puis rappel 1 an plus tard).
La vaccination est contre-indiquée en cas de maladie neurologique évolutive, ainsi que les rappels si la 1re injection a été responsable de complications importantes (sauf si vaccin acellulaire mieux toléré).
Les sujets contacts non vaccinés peuvent être traités par macrolide 7 jours.

PALUDISME À PLASMODIUM FALCIPARUM DE L'ENFANT

Diagnostic et conduite à tenir

• *Plasmodium falciparum :* le plus fréquent (jusqu'à 95 % des cas), le seul qui puisse tuer (accès pernicieux), plus grave encore chez les enfants non immuns, celui qui résiste de plus en plus à la chloroquine.

• *Sujets non immuns :* tout patient ne résidant pas en zone d'endémie ou y résidant depuis moins de 3 ans, et tout enfant de 3 mois à 4 ans en zone d'endémie.

• *Importance en France du paludisme d'importation.*

Diagnostic positif

• *Clinique*

– Accès de primo-invasion : 7 à 15 jours après la piqûre par l'anophèle, fièvre (39-40°) et troubles digestifs, parfois simple gastro-entérite fébrile du nourrisson, puis guérison en quelques jours sous traitement ou en 1 à 3 semaines spontanément. Cet accès peut passer inaperçu.

– Accès palustres :

• classiques toutes les 48 heures chez le grand enfant : phase des frissons, puis de chaleur avec température à 40-41°, puis phase des sueurs,

• mais plus souvent atypiques surtout chez le nourrisson : fièvre 39-40° irrégulière, malaise général, céphalées, troubles digestifs ou respiratoires,

• pâleur, subictère, hépatomégalie voire splénomégalie (tardive),

• en l'absence de traitement et si le sujet quitte la zone d'infestation, récidive possible des accès pendant 6 semaines à 2 mois (maximum 6 mois).

– Accès pernicieux :

• concerne l'enfant non immun, risque vital,

• peut faire suite à tout type d'accès, mais débute souvent brutalement,

• forme type : neuropaludisme : coma fébrile, convulsions en contexte fébrile suivi d'un coma post critique prolongé, et plus rarement hypertonie, signes focaux, syndrome méningé, troubles du comportement en contexte fébrile.

Toute manifestation neurologique ou psychique fébrile, associée à la notion d'un séjour datant de moins de 2 mois en endémie palustre, est un accès pernicieux jusqu'à preuve du contraire.

• *Biologique*

– Frottis (rapide), goutte épaisse (plus lent, mais peut dépister une parasitémie faible), ces prélèvements doivent être répétés.

– Sérologie sans intérêt

Signes de gravité

– signes neuropsychiques

– troubles hémodynamiques

– syndrome hémorragique

– infection grave associée
– vomissements
– détresse respiratoire
– température > 41° ou < 36°
– créatininémie > 265 umol/l
– hémoglobinémie < 5 g/100 ml ou hématocrite < 20 %
– bilirubinémie > 50 umol/l
– hypoglycémie (< 2,2 mmol/l)
– parasitémie > 5 % des hématies.

Prophylaxie du paludisme chez l'enfant

• *Protection individuelle*

Moustiquaires, insecticides, répulsifs ; toutes mesures plus efficace que la lutte globale contre l'anophèle.

• *Chimioprophylaxie*

Du jour du départ (sauf pour la méfloquine : 1 semaine avant) jusqu'à 2 mois après le retour : ne protège pas de l'impaludation, mais des signes cliniques.
– Zone de chloroquinosensibilité (zone 1) : chloroquine 1,5 mg/kg/jour sous forme de comprimés.
– Zone de résistance rare et/ou modérée (zone 2) : chloroquine 3 mg/kg/jour mais au-delà de 6 mois de séjour reprendre à 1,5 mg/kg (tendance croissante à y associer le proguanil) ; traitement présomptif des fièvres : quinine per os, méfloquine (sauf < 2 ans), ou halofantrine
– Zone de résistance fréquente (zone 3) :
• séjour < 1 mois : méfloquine 5 mg/kg/semaine ou si l'enfant a moins de 2 ans association chloroquine 3 mg/kg/j + proguanil 3 mg/kg/j ; et traitement présomptif des fièvres ;
• séjour entre 1 mois et 3 ans : chloroquine 3 mg/Kg puis 1,5 mg/kg/j et traitement présomptif des fièvres ;
• séjour > 3 ans : traitement présomptif des fièvres uniquement

Traitement de l'accès simple

• *Zone 1 et zone 2 sans prophylaxie correcte*

Chloroquine 10 mg/kg à J1, J2 puis 5 mg/kg à J3, J4 et J5 à relayer par un traitement prophylactique.

• *Zone 2 non immun sous prophylaxie et zone 3*

– quinine per os 10 mg/kg toutes les 8 heures pendant un minimum de 7 jours,
– ou méfloquine (sauf si < 2 ans ou < 15 kg) : 12 mg/kg à H0, 7 mg/kg à H6 puis 6 mg/kg à H12,
– ou halofantrine 8 mg/kg à H0, H6, H12 (à répéter au 7e jour),
– à relayer par une prophylaxie.

• *À noter*

Accès à P. vivax, ovale, malariae se traite comme en zone 1.

Traitement de l'accès pernicieux = intraveineux (idem si vomissements)

• *Traitement symptomatique :* antipyrétiques, anticonvulsivants, transfusions voire exsanguinotransfusion,..

• *Traitement curatif :* quinine intraveineuse 16 mg/kg (sauf traitement récent par la quinine) en perfusion de 4 heures diluée dans du glucosé isotonique, puis 8 mg/kg toutes les 8 heures. La voie parentérale est poursuivie au moins 3 jours, relayée par un traitement per os pour une durée totale d'au moins 7 jours.

• *Attention aux hypoglycémies* avant et sous traitement.

• *À relayer par une prophylaxie.*

FIÈVRE AIGUË DE L'ENFANT

Diagnostic et conduite à tenir

Diagnostic positif

• *Définition*

Fièvre si température > 37°5 le matin,et > 38° le soir (> 37°8 chez le nourrisson).

• *Température prise* après 20 mn de repos par voie rectale (si par voie axillaire rajouter 0,5°C).

• *Signes associés à la fièvre :* érythrose (vasodilatation), augmentation de la température cutanée, hypersudation.

Diagnostic différentiel
Thermopathomimie (fièvre simulée) dont il ne faut pas négliger la motivation.

Conduite à tenir devant une fièvre aiguë

• *Appréciation du retentissement et de la tolérance,* recherche de signes de gravité, motifs d'hospitalisation :
– signes de mauvaise tolérance : frissons, marbrures, anorexie, refus du jeu, irritabilité, troubles de la conscience,
– signes de gravité : température > 40°5, teint gris, troubles hémodynamiques, déshydratation (pertes insensibles augmentées de 80 ml/m2/jour par degré au dessus de 37°), purpura, signes neurologiques (en particulier méningés),
– motifs d'hospitalisation (en dehors de l'existence d'un signe de gravité ou d'une complication) : âge < 1 mois, déficit immunitaire (drépanocytose homozygote ++…), prolongation de la fièvre (> 5 jours = fièvre prolongée), incapacité des parents à prendre en charge le traitement,
– complications dues à la fièvre : convulsions, déshydratation, hyperthermie majeure.

• *Démarche systématique*

– la fièvre : date et circonstances de début, durée, sensibilité aux traitements, intensité, caractères (pics, en plateau, intermittente, récurrente, désarticulée), signes associés (signes ORL, troubles digestifs, brûlures mictionnelles, éruption…),
– l'enfant : contage ? séjour à l'étranger, ethnie, état des vaccinations, antécédents pathologiques (déficit immunitaire…),
– examen clinique complet (ORL…),
– bandelette réactive dans les urines (infection urinaire ?).

• *Traitement symptomatique* (indispensable si antécédents de convulsion fébrile, si > 38°5 chez le nourrisson et à tous les âges si mauvaise tolérance)
– déshabiller l'enfant dans une pièce normalement chauffée (18°), lui donner à boire, bain tiède (2° de moins que la température de l'enfant et non pas bain froid),
– médicaments antipyrétiques : acide acétylsalicylique 10 à 15 mg/kg toutes les 4 à 6 heures (toujours < 100 mg/kg/jour), ou paracétamol 10 à 15 mg/kg toutes les 4 à 6 heures (maximum 60 mg/kg/j),

– si bonne tolérance, pas de signes de gravité et en l'absence d'orientation étiologique poursuite de ce traitement symptomatique 48 heures.

• *Examens complémentaires*

– « de débrouillage » (indispensables après 48 heures de fièvre inexpliquée ou si < 3 mois) : hémogramme, CRP, examen cytobactériologique des urines voir radiographie de thorax ;
– spécifiques (orientation ou signes de gravité) : recherche d'un syndrome inflammatoire (CRP, fibrine, vitesse de sédimentation, +/– électrophorese des protides) et selon les cas : hémocultures, goutte épaisse, ponction lombaire (orientation ou < 1 mois), coprocultures, transaminases, sérodiagnostics, antigènes solubles ; radiographie de sinus, de cavum ; échographies abdominale, cardiaque ; scintigraphie osseuse ; myélogramme, catécholamines urinaires… sans oublier l'intradermoreaction à la tuberculine.

• *Traitement étiologique* mais aussi parfois (rarement), en cas de mauvaise tolérance, antibiothérapie aveugle après les prélèvements bactériologiques.

Étiologies des fièvres de l'enfant

Les causes exogènes et infectieuses localisées sont responsables de fièvres aiguës (< 5 jours chez le nourrisson), les autres étiologies donnent plutôt des fièvres prolongées (à différencier des fièvres récidivantes).

• *Exogènes : « la main de l'homme »*

Coup de chaleur, fièvre « des antibiotiques », hyperthermie maligne per anesthésique ou des neuroleptiques, déshydratations hypernatrémiques par erreur de régime.

• *Endogènes*

– Infectieuses
• Infections ORL ou respiratoires (virales > bactériennes), urinaires, digestives, méningées…
• Infections générales : bactériennes (septicémie à germe « banal », tuberculose, salmonellose, brucellose,..), virales (Epstein-Barr, hépatite B, fièvre « éruptive »…), parasitaire (paludisme…).
– Inflammatoires
Collagénoses et vascularites (maladie de Kawasaki,..), arthrite chronique juvénile, maladie de Crohn, rectocolite hémorragique, maladie périodique…
– Tumorales
Leucose aiguë, lymphomes, phéochromocytome…
– Neurologiques (centrales)
Encéphalopathies chroniques, atteintes aiguës de l'hypothalamus.
– Métaboliques
Déshydratations hypernatrémiques du diabète insipide.
– Dysautonomie
– Niveau élevé de thermorégulation (diagnostic d'élimination).

Hyperthermie majeure

– Nourrisson (< 2 ans), fièvre « banale » mal prise en charge les jours précédents, mais parfois inaugurale.
– Température supérieure ou égale à 41°.
– Collapsus secondaire.
– Atteinte multiviscérale : coma, état de mal convulsif, hyperkaliémie par insuffisance rénale aiguë et myolyse, cytolyse et insuffisance hépatique, coagulopathie de consommation.
– Traitement symptomatique en réanimation.

– Mortalité : 75 %.
– Traitement préventif : traitement efficace des fièvres et de leurs causes.

Coup de chaleur du nourrisson
– Fièvre élevée et déshydratation sévère dues à une température ambiante trop élevée (nourrisson dans la voiture l'été…).
– Clinique et traitement idem hyperthermie majeure.

FIÈVRES ÉRUPTIVES

Diagnostic et conduite à tenir

Rougeole (paramyxovirus)

• *Diagnostic*

– incubation 10 jours,
– fièvre 39° à 40°, catarrhe oculo-rhino-trachéo-bronchique et signe de Koplick (points blancs pendant 48 heures sur la muqueuse jugale),
– puis 14 jours après le contage, éruption évoluant de la tête (derrière les oreilles) vers les membres inférieurs, maculo-papuleuse rosée, confluente mais avec intervalle de peau saine,
– disparition de la fièvre 2 à 3 jours après le début de l'éruption,
– sérologie inutile,
– complications : otites, laryngites striduleuses, pneumopathies de la rougeole ou de surinfection, convulsions, encéphalites aiguës et subaiguës, purpura thrombopénique, rougeole maligne (immunodéprimés).

• *Conduite à tenir*

– contagiosité : 5 jours après le contage - 5 jours après le début de l'éruption,
– éviction scolaire, antipyrétiques, désinfection rhino-pharyngée, antibiothérapie si surinfection,
– prévention : gammaglobulines non spécifiques dans les 5 jours après le contage : 0,3 ml/kg intramusculaire. Le vaccin peut être fait, après 9 mois, dans les 3 jours qui suivent le contage. Sinon la vaccination est à systématiser vers 12 à 18 mois, rappel vers 11-12 ans.

Rubéole (togavirus)

• *Diagnostic*

– incubation 7 à 21 jours,
– nombreuses formes asymptomatiques,
– éruption fébrile en une seule poussée, morbilliforme (J1), puis scarlatiniforme (J2), puis évanescent (à partir de J3),
– adénopathies occipitales,
– confirmation sérologique trés importante car le diagnostic clinique est difficile (gravité chez la femme enceinte),
– complications rares : thrombopénie, encéphalite, arthralgies, mais gravité extrême de l'embryo-foetopathie rubéolique.

• *Conduite à tenir*

– contagiosité 7 jours après le contage - 7 à 15 jours après le début de l'éruption,
– antipyrétiques,
– vaccination systématique vers 15 - 18 mois, sérologies systématiques en prépuberté chez la fille ou avant une grossesse, et vaccination si sérologie négative (au besoin sous contraception).

Exanthème subit ou roséole (herpès virus 6)

• *Diagnostic*

– incubation 10 jours en moyenne,
– atteint le nourrisson : fièvre élevée pendant 3 jours puis défervescence et éruption maculo-papuleuse généralisée fugace,
– parfois irritabilité, bombement de la fontanelle voire convulsion hyperpyrétique simple.
– diagnostic clinique (mais à noter neutropénie importante),

• *Conduite à tenir :* antipyrétiques.

Mégalérythème épidémique (parvovirus B 19)

• *Diagnostic*
– incubation : 10 jours en moyenne,
– atteint l'enfant de 5 à 12 ans, rash maculopapuleux des joues puis érythème réticulé des membres pendant 5 à 20 jours, avec fièvre très modérée,
– complications : crises érythroblastopéniques si survient chez un enfant présentant une hémolyse chronique constitutionnelle, atteintes fœtales si survient pendant la grossesse (anasarque).

Varicelle (herpès virus 3)

• *Diagnostic*

– incubation 14 jours,
– 2 ou 3 poussées (éléments d'âges différents) : vésicules sur peau saine n'épargnant pas le cuir chevelu, dessication en 24-48 heures, chute de la croûte en 7 à 10 jours,
– fièvre très modérée, prurit intense,
– complications (immunodéprimés ++) : varicelles hémorragiques, surinfectées, complications encéphalitiques et pulmonaires.
En dehors de l'immunodépression : ataxie cérébelleuse, thrombopénie, syndrome de Reye (explique la contre indication de l'aspirine au cours de la varicelle).

• *Conduite à tenir*
– contagiosité 2 jours avant l'éruption- 10 jours après,
– isolement, éviction scolaire, bains antiseptiques, antiseptiques locaux, antihistaminiques, couper les ongles,
– formes graves : aciclovir intraveineux 10 à 20 mg/kg toutes les 8 heures pendant 10 jours, et traitement symptomatique (réanimation ?),
– gammaglobulines polyvalentes.

Scarlatine (streptocoque bêta hémolytique du groupe A)

• *Diagnostic*

– incubation 2 à 5 jours,
– fièvre élevée, angine émétisante, puis exanthème en une seule poussée : placards confluents (sans intervalle de peau saine), accentués aux plis de flexion,
– énanthème : angine erythèmateuse et glossite en V,
– desquamation à J 7,
– complications : glomérulonéphrite aiguë post streptococcique, atteinte articulaire,

– hyperleucocytose, positivité éventuelle du prélèvement de gorge et des sérologies streptococciques,

• *Conduite à tenir*

– oracilline 50 000 à 100 000 unités/Kg/jour pendant 10 jours,
– recherche systématique d'une protéinurie 15 jours après,
– éviction scolaire, traitement des sujets contacts.

INFECTION PAR LE VIRUS DE L'IMMUNODÉFICIENCE HUMAINE (VIH)

Diagnostic et prise en charge

Généralités

– 2 rétrovirus : le VIH 1 et le VIH 2,
– 2 principaux modes de transmission chez l'enfant : transmission materno-fœtale (> 80 %), et transfusion sanguine (hémophiles…),
– 1 difficulté au diagnostic précoce d'infection par transmission materno-fœtale : les anticorps maternels transmis à travers le placenta (Ig G) persistent chez l'enfant plusieurs mois,
– 20 % des nouveau-nés de mère séropositive sont réellement infectés (mais tous sont séropositifs à la naissance), bénéfice certain du traitement par AZT pendant la grossesse, l'accouchement et les 6 premières semaines de vie (transmission maternofœtale passant de 20 à 8-10 %),
– 2 profils évolutifs de l'infection à VIH après transmission materno-fœtale : 1 forme rapidement sévère (20 % des cas) et une forme lentement évolutive,
– discuter une interruption « thérapeutique » en cas de découverte en début de grossesse (la grossesse aggrave les mères ayant moins de 200 T4).

Signes cliniques et classification C.D.C. 1987 de l'infection à VIH des enfants de moins de 13 ans (transmission materno-fœtale)

Stade P 0	= enfant séropositif, infection indéterminée
Stade P 1	= enfant infecté mais asymptomatique
Stade P 2	= enfant infecté et symptomatique * P 2 A = signes non spécifiques (hépatosplénomégalie, adénopathies surtout axillaires, retard staturopondéral, diarrhée traînante, fièvre > 2 mois) * P 2 B = encéphalopathie spécifique (microcéphalie acquise, signes pyramidaux, dyspraxie bucco-faciale,..) * P 2 C = pneumopathie interstitielle lymphoïde (LIP) * P 2 D = infections secondaires : groupe 1 (infections opportunistes), groupe 2 (infections bactériennes récurrentes) et groupe 3 (candidose buccale > 2 mois malgré traitement, > 2 stomatites herpétiques, zona) * P 2 E = néoplasies secondaires * P 2 F = divers (dermatose eczématiforme séborrhéique, myocardiopathie, thrombopénie,..)

Classification clinique et immunologique 1995 : voir tableau

Explorations virologiques

– Sérologies : suivi du titre des anticorps Ig G en ELISA, et surtout du profil en Western blot (disparition des anticorps maternels en 6 à 14 mois, apparition d'anticorps de l'enfant).
– Antigènemie p 24 : contemporaine de la phase de virémie et d'une réplication active (très peu sensible).
– Production in vitro d'anticorps spécifiques par les lymphocytes B
– Cultures lymphocytaires et recherche du génome proviral par PCR qui dépistent 30 à 50 % des enfants infectés avant 3 mois et 100 % à 6 mois.

Critères diagnostiques de l'infection à VIH

• *Enfants de moins de 18 mois*
– culture, PCR ADN ou antigènemie positive,
– ou sérologie positive + déficit immunitaire + symptômes classe P 2,
– ou définition du SIDA selon critères adultes.

• *Enfants entre 18 mois et 13 ans*
– culture, PCR ADN et/ou antigènemie positive,
– ou sérologie positive (2 tests : ELISA et Western blot ou RIPA),
– ou définition du SIDA selon les critères adultes.

Classification pédiatrique. Infection par le virus de l'immunodéficience humaine (V.I.H.) (B.E.H. n° 11/65)

Catégories immunologiques	Catégories cliniques			
	N asymptomatiques	A symptômes mineurs	B symptômes modérés	C symptômes sévères
1. sans preuve d'immunodépression	N1	A1	B1	C1
2. Immunodépression modérée	N2	A2	B2	C2
3. Immunodépression sévère	N3	A3	B3	C3
Les enfants, nés de mère séropositive dont le statut sérologique n'est pas confirmé, sont classés en utilisant cette grille, le code de classification étant précédé de la lettre E (ex. : EN2)				

Pneumomie interstitielle lymphoïde dans symptômes modérés
Syndrôme cachectique et encéphalopathie dans symptômes sévères

Catégories immunologiques selon le nombre et le pourcentage de lymphocytes CD4+ stratifié sur l'âge (B.E.H. n° 11/95)

Catégories immunologiques	Âge de l'enfant					
	< 12 mois		1-5 ans		6-12 ans	
		%		%		%
1. sans preuve d'immunodépression	≥ 1 500	(≥ 25)	≥ 1 000	(≥ 25)	≥ 500	(≥ 25)
2. Immunodépression modérée	750-1 499	(15-24)	500-999	(15-24)	200-499	(15-24)
3. Immunodépression sévère	< 750	(< 15)	< 500	(< 15)	< 200	(< 15)

Proposition de prise en charge après la naissance

• *Bilan clinique et virologique à la naissance,* à 1 mois, à 3 mois puis tous les 3 mois jusqu'à 18 mois ; rapprocher les consultations en cas d'infection prouvée et/ou de signes pathologiques.

• *Bilan immunologique* à 1, 3, 9, 18 mois puis tous les 6 mois (et bilan selon la clinique)

• « *Charge virale* » c'est à dire PCR ARN plasmatique 2 à 4 fois par an.

Traitement

• *Prophylaxie des infections opportunistes :* Bactrim®, +/– perfusions d'immunoglobulines, vaccins sauf BCG (contre-indiqué)

• *Bithérapie antirétrovirale* si enfants symptomatiques ou immunodéprimés : azydothymidine + DDI ou DDC voir 3 TC.

RHUMATISME ARTICULAIRE AIGU

Diagnostic et traitement

Définition
Complication retardée (1 à 7 semaines), devenue rare, non purulente (« réactionnelle »), d'une infection pharyngée à streptocoque du groupe A.

Diagnostic clinique

• *Âge :* 5 à 15 ans (très rare avant 3 ans).

• *Atteintes articulaires (75 % des 1res crises)*
– polyarthrite aiguë fébrile mobile, fugace, capricieuse, guérissant sans séquelles (genoux, chevilles, coudes et poignets ++),
– monoarthrite aiguë (15 % des cas), polyarthralgies fébriles (plus fréquent actuellement, surtout chez le nourrisson, avec risque important de cardite).

• *Signes généraux :* fièvre (intense, mais aussi fébricule), asthénie, sueurs, pâleur, tachycardie (en dehors de la fièvre), allongement de PR.

• *Cardite rhumatismale :* risque majeur surtout dans les 2 à 3 premières semaines de la maladie et si avant 6 ans : endocardite (insuffisance mitrale ou aortique), péricardite, myocardite, voire pancardite et au maximum rhumatisme cardiaque malin (pancardite + altération majeure de l'état général + fièvre modérée). Plus tard peuvent apparaître des souffles de rétrécissement valvulaire.

• *Autres signes cliniques :* cutanés (érythème marginé, nodules sous cutanés de Meynet), chorée de Sydenham (très tardive).

Examens complémentaires

• *Syndrome inflammatoire net :* VS > 40 à la 1re heure, hyperleucocytose, augmentation du fibrinogène, des alpha 2 globulines et de la C. réactive protéine.

• *Électrocardiogramme,* radiographie de thorax et échocardiographie répétés : cardite ?

Critères de Jones

• *Majeurs :* cardite, polyarthrite aiguë, chorée, manifestations cutanées.

• *Mineurs :* fièvre, arthralgies, antécédents de RAA, allongement de PR, syndrome inflammatoire biologique.

• *Diagnostic de RAA* si 2 critères majeurs, ou 1 majeur + 2 mineurs, mais dans tous les cas associés à la preuve d'une infection streptococcique récente (prélèvement de gorge, scarlatine, anticorps).

• *Difficultés :* critères parfois absents ou surtout décalés dans le temps, même pour des formes sévères, intérêt d'un traitement précoce et donc d'une interprétation pas trop rigide (par exemple traiter même si seulement 3 critères mineurs).

Risque de rechute dans les 2 ans avec à chaque fois un risque cardiaque

Traitement

• *Curatif :* pénicilline V 1 à 2 millions d'unités/jour pendant 10 jours (ou péni G intra musculaire) + prédnisone 2 mg/kg/jour jusqu'à normalisation de la VS (1 à 2 semaines) puis diminution par paliers de 5 jours (6 semaines de traitement sans cardite, 12 semaines si cardite). L'aspirine à dose anti-inflammatoire peut être utilisée à la place de la corticothérapie.

• *Symptomatique :* repos, adjuvants de la corticothérapie, traitement d'une insuffisance cardiaque.

• *Préventif :* antibiothérapie des angines.

• *Prophylactique :* benzathine pénicilline G 1,2 million toutes les 3 semaines en intra musculaire ou pénicilline V 200.000 à 500.000 unités/jour per os du 11e jour du traitement jusqu'à la puberté (sans cardite) et à vie si cardite.

• *Prévention de l'Osler*

MÉNINGITES PURULENTES

Diagnostic et conduite à tenir

Diagnostic positif : Urgence +++

• *Clinique*

– Syndrôme méningé typique du grand enfant de début souvent brutal avec altération de l'état général et fièvre élevée : céphalées, troubles de la conscience, vomissements, photophobie, attitude en chien de fusil et nuque raide (Kernig et Brudzinski).
– Y penser chez le nourrisson fébrile : devant parfois un simple trouble du comportement (somnolence, hyporéactivité ou irritabilité) et/ou de la conscience, des vomissements, une convulsion, une tension de la fontanelle, une hypotonie globale (bien plus souvent qu'une hypertonie), des troubles vasomoteurs, tout ceci en contexte fébrile : ponction lombaire au moindre doute.
– Il est toujours nécessaire de rechercher une porte d'entrée (ORL ?), et des signes de mauvaise tolérance (trouble hémodynamique, coma,..) ou évocateurs de complications.

• *Biologie*

– Examen du liquide céphalo rachidien (LCR) :
• aspect trouble (eau de riz),
• hypercellularité à prédominance de polynucléaires neutrophiles +/– altérés (sauf si décapitée ou si au tout début),
• hyperprotéinorachie (> 0,40 g/l), hypoglycorachie (< 40 % de la glycémie),
• présence de germes à l'examen direct,
• positivité des cultures (24 à 48 heures) avec éventuel contage des germes, mais surtout après l'identification du germe : antibiogramme,
• antigènes solubles dans le LCR (et dans le sang et les urines) : très sensibles pour l'haemophilus, le pneumocoque, les méningocoque A et C, l'escherichia coli K1 (grand intérêt dans les méningites décapitées),
• pour certains : études des isoenzymes des LDH (5 bandes à l'électrophorèse dans les méningites bactériennes).
– Hémogramme, hémoculture, CRP, fibrinogène, ionogramme sanguin et urinaire, radio de thorax.

Diagnostic étiologique

• *Avant 5 ans :* pneumocoque (diplocoque gram positif), haemophilus influenzae surtout si non vacciné (bacille gram négatif), méningocoque (diplocoque gram négatif intracellulaire), listeria (bacille gram positif)

• *Après 5 ans :* méningocoque, pneumocoque

Diagnostic différentiel

• *Méningisme :* raideur de nuque sans méningite (surtout pneumonie franche lobaire aiguë, angine…).

• *Méningite à liquide clair*

– Méningite aiguë virale : état général conservé, signes d'accompagnement (rhinite, conjonctivite, parotidite, éruption), hypercellularité à prédominance de lymphocytes (sauf au tout début), biochimie du LCR normale, négativité de la bactériologie.
– Méningite tuberculeuse :
Toujours y penser devant une symptomatologie frustre (trouble de la conscience et signes de localisations tardifs, contage, absence de BCG, ponction lombaire systématique chez le nourrisson avant traitement d'une tuberculose), elle est possible chez le sujet vacciné par le BCG. LCR : hyperprotéinorachie, hypoglycorachie, culture sur Lowenstein.

• *Méningite puriforme aseptique :* bactérienne décapitée, foyer infectieux au contact des méninges, germe fragile (méningocoque)

Conduite à tenir

• *Traitement antibiotique urgent* (dès le diagnostic, avant le résultat des cultures)
– Perfusion veineuse et restriction hydrique 60 ml/Kg/j si sécrétion inappropriée d'ADH, antipyrétiques, +/– anticonvulsivants +/– dexamethazone 0,15 mg/kg/6 h pendant 2 à 4 jours (si haemophilus).
– Antibiotiques :
• céphalosporine 3e génération :
ceftriaxone (100 mg/kg/j) ou céfotaxime (200 mg/kg/j en 4 x IV)
mais si cocci gram + à l'examen direct ou pas de germe visible : utiliser plutôt céfotaxime 300 mg/kg/j chez un enfant vacciné contre l'haemophilus, devant le risque de pneumocoque résistant ou de sensibilité diminuée à la pénicilline.
• si pneumocoque association possible avec vancomycine (60 mg/kg/j en 4 x)
• Durée du traitement : 5 à 7 jours (méningocoque) 7 à 10 jours (haemophilus), 10 à 14 jours (pneumocoque).
– Ponction lombaire de contrôle 24 à 36 heures après le début du traitement

• *Dépistage des complications*
– Surveillance : conscience, température, mouvements anormaux, fréquence cardiaque et respiratoire, tension artérielle, diurèse, périmètre crânien (nourrisson), purpura, arthralgie, poids.
– Complications aiguës : choc septique, œdème cérébral avec ou sans sécrétion inappropriée d'hormone antidiurétique, convulsions voire état de mal convulsif, hématome sous dural, thrombophlébite, ventriculite,.. et arthrites et péricardite.
– Complications à distance : hydrocéphalie, surdité neurosensorielle à dépister (audiogramme ou potentiels évoqués auditifs selon l'âge), séquelles neuro-psychiques.

• *Éviction et déclaration obligatoire.*

• *Prophylaxie à l'entourage*

– recommandée : rifampicine 20 mg/Kg/j en 1 prise pendant 4 jours (haemophilus) ou en 2 prises pendant 2 jours pour le méningocoque,
– surtout consultation au moindre doute.

• *Prévention :* vaccinations contre l'haemophilus +++, le pneumocoque (peu actif avant 2 ans), les méningocoques A et C (le méningocoque B est le plus fréquent en France)

PURPURA FULMINANS

Diagnostic et et conduite à tenir

Définition
– Purpura extensif + choc septique
– Meningococcémie sévère le plus souvent (septicémie > méningite)

Diagnostic positif
– Tableau infectieux brutal d'emblée sévère
– Purpura ecchymotique ou nécrotique extensif par poussées
– État de choc : troubles de l'hémodynamique centrale et périphérique.

Conduite à tenir :

• *Bilan précis de l'enfant :* fréquence cardiaque et respiratoire, tension artérielle, jugulaires, taille du foie, temps de recoloration, diurèse, coloration, température, dextrostix, poids, cercler au stylo les points de purpura, taille du cœur sur la radio de thorax.

• *2 voies d'abord vasculaire* pour remplissage (20 ml/Kg en 30 mn Plasmion® ou Elohes®), corticothérapie, puis seulement 15 mn après, antibiothérapie : Cefotaxime 50 mg/kg ou thiamphénicol (puis cefotaxime 50 mg/kg/ 6 heures).

• *Surveillance des éléments* du bilan initial (diurèse ++), antipyrétiques, oxygénothérapie, catécholamines indispensables, transfert dans un service de réanimation.

Critères de gravité
– âge < 1 an
– absence de syndrome méningé et/ou éléments < 10/mm^3
– choc ou tension artérielle systolique < 70 mmHg
– pétéchies extensives < 12 heures après l'admission
– leucocytose sanguine < 15 000 /mm^3
– plaquettes < 100 000 /mm^3
– kaliémie > 5 mmol/l

OREILLONS

Diagnostic et conduite à tenir

Diagnostic
– paramyxovirus,
– incubation 18 à 21 jours,
– parotidite ourlienne : 38°, malaise général et otalgies puis tuméfaction parotidienne bilatérale douloureuse, avec comblement du sillon rétromandibulaire (aspect piriforme), et inflammation de l'orifice du canal de Stenon. Régression en 10 jours,
– autres atteintes du virus ourlien : méningite lymphocytaire bénigne, pancréatite et orchite (la semaine suivant le début de la parotidite, rare même après la puberté),
– hyperamylasemie, sérologies souvent inutiles,
– immunité solide.

Conduite à tenir
– contagiosité : de J–3 à J+3 de la parotidite,
– éviction scolaire,
– antalgiques, et si orchite : repos, « immobilisation » des bourses +/– anti-inflammatoires,
– vaccination combinée avec rougeole et rubéole entre 1 et 2 ans, rappel vers 11-12 ans.

PARASITOSES INTESTINALES COSMOPOLITES DE L'ENFANT

Diagnostic et traitement

Dans tous les cas les mesures préventives sont indispensables : règles simples d'hygiène (lutte contre le « péril fécal »), et réglementation stricte des circuits de consommation de viande (vétérinaires++).

Oxyurose
– prurit anal +/– vulvaire, +/– insomnie et irritabilité
– scotch test
– povanyl® (5 mg/kg) ou combantrin® (10 mg/kg) ou fluvermal® (100 mg) : 1 prise unique à répéter 3 semaines après, + traitement familial.

Ascaridiase
– asymptomatique ou syndrome de Löffler et éosinophilie (étape larvaire pulmonaire), ou signes digestifs (stade adulte),
– sérologie (stade larvaire), examen parasitologique des selles (positif 2 mois après l'infestation),
– combantrin® (10 mg/kg en 1 prise) ou fluvermal® (100 mg/ jour en 1 prise par jour pendant 3 jours).

Trichocéphalose
– asymptomatique ou signes digestifs (anémie si infestation massive),
– examen parasitologique des selles,
– fluvermal® 100 à 200 mg/ jour en 1 prise par jour pendant 3 jours.

Trichinose
– fièvre et signes digestifs (invasion), fièvre élevée + myalgies + œdèmes des paupières (dissémination),
– hyperéosinophilie, élévation des enzymes musculaires, sérologie,
– mintezol® (25 à 50 mg/kg/jour pendant 5 jours) ou fluvermal® (300 à 600 mg/jour pendant 10 jours).

Taeniasis
– asymptomatique ou signes digestifs et anorexie +/– amaigrissement, signes généraux (prurit, asthénie, œdèmes),
– éosinophilie, scotch test, examen parasitologique des selles (émission spontanée d'anneaux),
– tredemine® 0,5 à 2 g (à jeun, comprimés à mastiquer, 3 heures de jeûne ensuite).

Lambliase (giardiase)
– latence ou signes digestifs : diarrhée aiguë voire diarrhée chronique (malabsorption, intérêt de la biopsie du grêle.
– examen parasitologique des selles
– flagyl® (20 mg/kg/jour en 2 prises/jour pendant 5 jours) ou fasigyne® (50 mg/kg en 1 prise)

L'ENFANT VOYAGEUR

Conduite à tenir

Vaccinations
– Vaccinations obligatoires en France à jour (diphtérie, tétanos, poliomyélite), BCG contrôlé et si possible vaccination contre la rougeole.
– Typhoïde (Typhim Vi® 1 seule injection) et méningocoque A+C (1 seule injection, rappel 3 ans plus tard) : ces 2 vaccins sont surtout efficaces après l'âge de 2 ans. Le vaccin antiméningocoque A+C est particulièrement recommandé pour les séjours en zone sahélienne, en Arabie Saoudite et en Amérique du sud.
– Hépatite B : 2 ou 3 injections à 1 mois d'intervalle si séjour prolongé surtout en zone rurale.
– Rage (2 injections à 1 mois d'intervalle) : nécessaire en cas de séjour long en Afrique, Asie et Amérique du sud.
– Fièvre jaune (Afrique et Amérique tropicale) : 1 seule injection protège 10 ans (bonne tolérance), exigée à partir de 1 an.
– Choléra : peu efficace, +/– mal tolérée.
– Vaccinations possibles le même jour : fièvre jaune et DTPolio, rougeole, méningocoque et hépatite B ; Typhim Vi et méningocoque, tétanos, poliomyélite ; BCG et DTPolio.

Prophylaxie du paludisme : voir le chapitre paludisme.

Mesures d'hygiène
– Se laver les mains, peler les fruits, ne boire que de l'eau minérale ou bouillie ou désinfectée (1 cp/l d'hydroclonazone), laver les crudités avec le même type d'eau, cuisson suffisante des aliments.
– Encourager l'allaitement maternel, sinon grande prudence dans la préparation des biberons.
– Hygiène cutanée : prévention et traitement du « sudamina », des infections cutanées staphylococciques.
– Éviter les baignades en zone d'endémie bilharzienne.
– Protection contre les piqûres de moustiques et d'insectes ou arthropodes (moustiquaires, climatisation ; repellents), repassage du linge sur les 2 faces (œufs de mouches).
– Éviter les chaleurs excessives et en prévenir les complications : coup de chaleur, déshydratation, érythème solaire.

Médicaments à emporter
– Solutés hydroélectrolytiques, régime antidiarrhéique bien expliqué
– Antipyrétiques, +/–antibiotiques, +/– antiseptiques intestinaux, antiseptiques cutanés, collyre antibiotique, pansements, anticonvulsivants.
– Tout ceci sera bien sur adapté au niveau de médicalisation des parents.

MÉNINGO-ENCÉPHALITE HERPÉTIQUE DU NOURRISSON

Diagnostic et conduite à tenir

Diagnostic positif

• *Urgence diagnostique* +++

• *Clinique*

– Début brutal en contexte fébrile : troubles du comportement, convulsions localisées, déficit moteur, coma fébrile, syndrome méningé ; ces éléments seuls ou en association mais souvent accompagnés de signes généraux (troubles digestifs, syndrome pseudo-grippal).
– Lésions cutanées vésiculeuses absentes dans 80 % des cas.
– Évolution spontanée : décès ou séquelles.

• *Examens complémentaires*

– Électro-encéphalogramme asymétrique, +/– ralenti, +/– périodique, +/– foyer d'ondes lentes surtout en temporal.
– Ponction lombaire : méningite lymphocytaire avec hyperprotéinorachie modérée et glycorachie normale ; élévation de l'interféron dans le LCR (comparaison avec le sang) témoin d'une réplication virale non spécifique ; parfois une sécrétion intrathécale d'anticorps est démontrable.
– Examen tomodensitométrique du crâne : normal ou hypodensités temporales (encéphalite nécrosante).

Diagnostic étiologique

Primo-infection à herpès simplex de type 1 dans les 2/3 des cas.

Conduite à tenir

• *Urgence thérapeutique* +++ (au moindre doute, avant confirmation du diagnostic).

• *Aciclovir 20 mg/kg ou 500 mg/m²* par injection intraveineuse et ceci 3 fois par jour pendant 15 jours.

• *Traitement symptomatique :* convulsions, fièvre, œdème cérébral.

5

DERMATOLOGIE

E. LACHASSINNE

DERMATITE SÉBORRHÉIQUE DU NOURRISSON (MALADIE DE LEINER-MOUSSOUS)

Diagnostic et conduite à tenir

Diagnostic positif

– Érythrodermie desquamative (lésions erythémateuses et squames), bipolaire (cuir chevelu et siège), avant l'âge de 3 mois.
– Cuir chevelu : squames et croûtes grasses très adhérentes, en casque.
– Siège : érythème desquamatif fessier en culotte, atteignant les plis inguinaux, la partie inférieure de l'abdomen, à bordure nette, polycyclique.
– Extension possible aux aisselles, au visage et au tronc (petites lésions erythémato-squameuses bien limitées) ; au maximum érythrodermie généralisée.
– Diagnostic de la surinfection à candida : petite collerette en périphérie, association à un muguet, à une anite.

Conduite à tenir

– Érythème du siège : bains antiseptiques (chlorhexidine,..), puis éventuelle application d'antiseptique (colorants ou mieux hexomédine® aqueuse, diaseptyl®), et/ou d'antifongique en gel (imidazolé).
– Cuir chevelu : Kélual® mieux que vaseline salicylée à 1 % en application (attention à l'intoxication salicylée si l'application est répétée), ou Ketoderm® gel moussant 1 seule application sur le cuir chevelu.

ÉRYTHÈMES FESSIERS DU NOURRISSON

Diagnostic et conduite à tenir

Diagnostic
Deux composantes isolées ou plus souvent en association :
– irritation (dermite en W) : due aux selles irritantes, aux couches, aux produits de lavage ou de toilette ; l'érythème prédomine aux convexités,
– infection (dermite en Y) : infections à staphylocoque et à candida (collerette) favorisées par la macération ; l'érythème prédomine aux plis.

Conduite à tenir
– Irritation : changer souvent l'enfant, bien sécher, au besoin laisser les fesses à l'air, utiliser des couches en coton, supprimer les produits de lavage et de toilette (revenir au savon de « Marseille »), pâte à l'eau.
– Infection : bain antiseptique 1 fois par jour (savon antiseptique ou permanganate de potassium en le diluant parfaitement 1g/10 litres), toilette à chaque change puis antiseptique local (hexomédine ou colorant).
En cas de surinfection à candida : traiter le foyer digestif (traitement du muguet buccal), antimycosique local (imidazolé), pas de carotte dans l'éventuel régime antidiarrhéique (milieu de culture parfait pour le candida).

ECZÉMA ATOPIQUE (DERMATITE ATOPIQUE) DE L'ENFANT

Diagnostic et conduite à tenir

Diagnostic positif

– Début vers 3 mois (discussion avec dermatite séborrhéique si avant 3 mois).
– Nourrisson : lésions érythémato-suintantes des convexités, en placards (joues, épaules), respectant les zones périorificielles (périorbitaires, périnarinaires, periorales).
– Après 2 ans : lichenifications flexurales avec lésions de grattage (plis des coudes, des genoux, retroauriculaires), sécheresse de la peau.
– Prurit constant.
– Chronicité : évolution par poussées.
– Terrain atopique personnel ou familial : rhinite saisonnière, syndrome dermo-respiratoire, éventuellement augmentation des Ig E.
– Si surinfections très fréquentes doser les plaquettes et les gammaglobulines (syndrome de Wiskott Aldrich).

Conduite à tenir

• *Informer les parents :* le traitement ne guérit pas mais maintient un niveau lésionnel faible ; une corticothérapie locale bien conduite n'est pas dangereuse ; la surinfection bactérienne est quasi constante (au maximum impétiginisation) ; la surinfection herpétique serait dramatique (pustulose de Kaposi Juliusberg).

• *4 cibles*

– la surinfection : bains à 33-35° antiseptiques 1 à 2 fois par jour puis application d'antiseptiques locaux, parfois antibiotiques locaux (rarement par voie orale),
– la xérose : aérosol d'eau minérale, crème hydratante après le bain (cérat® crème, neutrogena®, cold cream®...),
– le prurit : anti histaminiques, bains pas trop chauds
– l'inflammation : dermocorticoïdes avec des règles strictes de prescription :
• jamais sur le siège (occlusion par les couches)
• le moins souvent possible sur le visage
• le niveau d'action le plus bas possible (le plus faible : hydrocortisone à 0,5 ou 1 %), le plus tôt possible (d'emblée sur le visage, en relais sinon).
• prescription pour une semaine puis arrêt progressif.
• grande efficacité donc danger de l'automédication.

• *Interdire tout contact avec un herpès.*

ACNÉ DE L'ADOLESCENT, (ACNÉ POLYMORPHE JUVÉNILE)

Diagnostic et conduite à tenir

Diagnostic positif et facteurs étiologiques

• *Inflammation du follicule pilosébacé,* secondaire à l'association de 3 facteurs étiologiques :
– trouble de la kératinisation avec obstruction du canal pilo-sébacé et formation de microcomédons ou microkystes (points noirs),
– hyperséborrhée (peau grasse) par situation d'hyperandrogénie locale,
– colonisation bactérienne par le propionibacterium acnés de ces microkystes puis libération locale d'acides gras libres : lésions inflammatoires (papules et pustules).

Conduite à tenir

• *Acnés modérées*

– Microkystique et comédonienne, papules et pustules superficielles : vitamine A acide (acide rétinoïque) en 1 application le soir (légère inflammation habituelle, efflorescence pustuleuse pendant 3 à 6 semaines, amélioration à partir de 8 semaines). Exemple : Effederm®, Aberel®.
– Inflammatoire, macrokystique et papulopustuleuse profonde : peroxyde de benzoyle en 1 application le soir (irritation en début de traitement), éventuellement en alternance avec la vitamine A acide. Exemple : Cutacnyl®, Panoxyl®.
– Crème hydratante dans la journée.

• *Acnés sévères*

Association au traitement classique d'un antibiotique : per os pendant 6 semaines à 6 mois : macrolides ou cyclines (> 8 ans), et local pendant 1 à 3 ans (préparations associant érythromycine et vitamine A acide ou peroxyde de benzoyle).

• *Acné prémenstruelle résistant au traitement classique :* discuter le traitement « hormonal » local ou à la rigueur général (œstroprogestatifs).

• *Acnés très sévères très inflammatoires du visage et du thorax :* l'isotrétinoïne ou acide 13 cis rétinoïque n'est pas utilisé par les pédiatres (risque de soudure des cartilages de croissance en plus des nombreux effets secondaires classiques). Penser au risque tératogène en cas d'utilisation chez les adolescentes (contraception).

• *Soutien psychologique,* éviter exposition solaire (faux bénéfice) et tout traumatisme local sur les papules ou comédons.

IMPÉTIGO. PYODERMITE CONTAGIEUSE ET AUTO-INOCULABLE

Diagnostic et conduite à tenir

Diagnostic

– Bulles sur base érythémateuse qui deviennent pustules puis se rompent et sont remplacées par des croûtes jaunâtres. Les lésions sont regroupées (zone initiale) avec des éléments à distance (auto-inoculation).
– Situées dans les régions péri-orificielles et découvertes.
– Germes responsables = staphylocoque doré et streptocoque A.

Conduite à tenir

– Éviction scolaire et hygiène (lavage des mains et ongles courts).
– Soins locaux : antiseptiques (éosine, milian, Héxomédine®, Diaseptil®) mieux que antibiothérapie locale (Fucidine®).
– Antibiothérapie per os : Bristopen®, Stahylomycine® voire Josacine®.

6
STOMATOLOGIE

E. LACHASSINNE

ÉRUPTIONS DENTAIRES NORMALES

– Denture lactéale (temporaire) : à peu prés un groupe de dents tous les 6 mois.
Âge moyen d'apparition :
Incisives 6 mois (jusqu'à 1 an)
Canines 16 à 24 mois
1res molaires 10 à 18 mois
2e molaires 20 à 30 mois
20 dents acquises à 2 ans et demi
– 2e dentition (permanentes) : d'abord la 1re molaire = dent de 6 ans, puis un groupe de dents par an.
Âge moyen d'apparition :
Incisives 7 - 8 ans
Canines 10 ans
1re molaire 6 ans, 2e molaire 12 ans
1re prémolaire 9 ans, 2e prémolaire à 11 ans
28 dents acquises à 12 ans
32 dents acquises entre 17 et 25 ans (3e molaires)

PROPHYLAXIE DE LA CARIE DENTAIRE

– Brossage régulier des dents dès 2 ans (jeu), surtout le soir, éviter les sucreries ensuite (syndrome du biberon d'eau sucrée du soir).
– Fluor : supplémentation systématique des femmes enceintes à partir du 5e mois, et durant toute l'enfance (comprimés 1/4 mg par jour jusqu'à 2 ans puis augmentation progressive 1 mg par jour à partir de 6 ans) ; utilisation de dentifrices fluorés.

Toute carie doit être traitée, y compris celle atteignant la denture lactéale.

7

OPHTALMOLOGIE

E. LACHASSINNE

UN ŒIL ROUGE

Diagnostic et conduite à tenir

Diagnostic
Éliminer un corps étranger ou un traumatisme, une hémorragie sous conjonctivale.

• *Œil rouge larmoyant*

– Conjonctivites :
• rougeur diffuse, gène avec sensation de grain de sable, œil indolore, acuité visuelle normale,
• bilatérale mais asymétrique, +/– adénopathie prétragienne,
• sécrétions abondantes purulentes (conjonctivites bactériennes), sécrétions claires et photophobie (conjonctivites virales folliculaires).
– Ce qui n'est pas une conjonctivite :
• hypermétropie non corrigée,
• blépharites : inflammation chronique du bord libre, récidivantes, d'origine allergique,
• orgelets, chalazions,
• dacryocystites.
– À part le trachome (chlamydia trachomatis).

• *Œil rouge douloureux*

– Kératite :
• photophobie, douleur, rougeur maximale autour du limbe,
• kérato-conjonctivite bactérienne ou virale (adénovirus, herpétique),
• diagnostic des ulcérations cornéennes par l'examen à la lampe à fente avec test à la fluoresceine.
– Irridocyclite (symptôme d'une maladie plus générale) : rougeur, douleur, photophobie et myosis.

• *Œil rouge, douloureux et dur*

Glaucome aigu (céphalées, photophobie, nausées, baisse acuité visuelle, pupille aréflectique) : urgence ++.

• *Cellulite orbitaire*

Diagnostic étiologique d'une conjonctivite

• *Bactériennes*

Staphylocoque doré, haemophilus influenzae, streptocoque, pneumocoque.

• *Virales*

Attention à l'herpès qui contre-indique l'utilisation de collyres corticoïdes.

• *Situations particulières*

– Nouveau-né : chlamydia trachomatis ou staphylocoque, plutôt que conjonctivite gonococcique (prophylaxie par collyre à la naissance).
– Toute conjonctivite récidivante doit faire vérifier la perméabilité du canal lacrymal.
– Conjonctivite printanière de l'enfant, « bosselée », allergique.

Conduite à tenir
– Conjonctivite bactérienne très probable : prélèvement bactériologique puis gel ophtalmique ou collyre antibiotique (Néomycine®, Rifamycine®), 6 à 8 instillations/ jour puis 4 par jour pendant 15 jours si amélioration.
– Diagnostic incertain, ou origine virale probable, ou kératite possible, ou traumatisme oculaire, ou résistance au traitement : consultation spécialisée avec test à la fluorescéine (recherche d'une ulcération cornéenne)

STRABISME

Diagnostic et traitement

Diagnostic positif

• *Définition*

– Strabisme = déviation axiale oculaire et anomalie de la vision binoculaire.
– Strabisme convergent ou ésotropie, divergent ou exotropie.
– Strabisme permanent ou hétérotropie, intermittent ou hétérophorie.

• *Tout strabisme constant*, même dès la naissance est pathologique et constitue donc une urgence.

• *Tout strabisme constaté après l'âge de 6 mois est pathologique,* un diagnostic précoce (avant 2 ans) limite le risque d'amblyopie secondaire.

• *Diagnostic positif*

– test du reflet cornéen : déviation d'un reflet lumineux qui n'est pas centré dans la pupille (différence avec l'épicanthus).
– test de l'écran : déviation de l'œil controlatéral quand un œil est masqué.

Toujours apprécier l'acuité visuelle, l'amblyopie est le risque majeur.

Diagnostic étiologique
– Caractère héréditaire 20 à 50 % des cas.
– Étiologie rarement mis en évidence : maladie oculaire perturbant la vision, facteurs anatomiques (osseux, musculo-ligamentaires ou d'innervation).
– L'apparition d'un strabisme chez un enfant justifie un fond d'œil à la recherche d'un rétinoblastome.

Traitement
Précocité = pronostic (la consultation ophtalmologique est donc urgente).
– Détermination d'un vice de réfraction et prescription éventuelle de lunettes.
– Traitement de l'amblyopie : obliger à se servir du mauvais œil.
– Rééducation orthoptique.
– Traitement chirurgical parfois.

QUAND CONSULTER L'OPHTALMOLOGISTE

Antécédents
– Familiaux : cataracte, rétinopathie, myopie sévère, amblyopie, strabisme, toute atteinte ophtalmologique héréditaire.
– Personnel : prématurité, réanimation néo-natale, embryofœtopathies (rubéole, toxoplasmose), malformations neurologiques, maladies chroniques neurologiques, rhumatismales, drépanocytose,..

Signes cliniques ou circonstances
– Signes évocateurs de cécité : manque d'intérêt et de communication, nystagmus ample, lent et irrégulier, signe de l'éventail (agitation des mains devant les yeux), signe de Franceschetti (ou digito-occulaire : l'enfant s'appuie sur les yeux avec les doigts).
– Strabisme après l'âge de 6 mois (plus tôt si constant).
– Œil rouge si le diagnostic de conjonctivite n'est pas évident et/ou s'il y a résistance au traitement.
– Tout œil douloureux
– Exophtalmie, malformations oculaires..
– Tout traumatisme oculaire
– Photophobie (en dehors des pathologies méningées)
– Reflet pupillaire anormal (rétinoblastome ?)

Systématiquement
Évaluation de l'acuité visuelle possible avec des échelles de dessins dés 3 ans, après 6 ans en médecine scolaire.

8

OTO-RHINO-LARYNGOLOGIE

E. LACHASSINNE

Diagnostic et conduite à tenir devant un stridor et une dyspnée laryngée

Diagnostic positif

– Stridor = bruit anormal rythmé par la respiration, inspiratoire si laryngé (par opposition aux 2 temps si trachéal).
– Dyspnée laryngée = dyspnée inspiratoire, avec allongement du temps inspiratoire et tirage sus sternal, sus claviculaire et intercostal, s'accompagne souvent d'un stridor.

Diagnostic étiologique

• *Laryngospasme :* hypocalcémie.

• *Stridor congénital*

Laryngomalacie (cause la plus fréquente, stridor dès la naissance), angiome sous glottique (association fréquente avec une angiomatose cervico-faciale, évolution par poussées), kyste du vestibule laryngé (aggravation rapide), abcès rétro-pharyngien (dyspnée, voussure pharyngée postérieure, fièvre), paralysie laryngée, compression extrinsèque.

• *Dyspnée laryngée après l'âge de 6 mois*

– Sans fièvre :
• corps étranger laryngé : recherche du syndrome de pénétration c'est-à-dire d'un brusque accès de suffocation, chez un enfant en pleine santé, au cours du jeu (petits objets), ou du repas (cacahuètes). Mais cet épisode peut manquer ou être passé inaperçu.,
• œdème laryngé (piqûre d'insecte ou allergie),
• même causes qu'avant 6 mois.

– Avec fièvre (voir tableau comparatif) :
• épiglottite : fièvre élevée, altération de l'état général, dyspnée intense qui débute brutalement et qui s'aggrave, avec hypersialorrhée, adénopathies cervicales volumineuses, voix étouffée, toux claire chez un enfant assis qui refuse de s'allonger (danger vital à l'allonger, à l'examiner avec un abaisse langue, ou à faire des radio de larynx) ; pathologie en régression depuis la vaccination anti-haemophilus,
• laryngite sous glottique : rhino-pharyngite puis dyspnée nocturne, toux rauque, fièvre modérée, chez un nourrisson entre 6 mois et 3 ans.

Les radiographies de larynx, inutiles dans les formes typiques, montrent un rétrécissement sous glottique symétrique.
Penser à la rougeole ++, et à la diphtérie,
• laryngite striduleuse spasmodique au cours d'une rhino-pharyngite banale, l'enfant est eupnéique entre les accès de toux et de dyspnée nocturnes. Penser à la rougeole.

Laryngites infectieuses : tableau comparatif

Étiologie	*Supra-glottique (épiglottite)*	*Glottique ou striduleuse*	*Sous-glottique*	*Laryngo-trachéite bactérienne*
Âge	1 à 6 ans	3 mois à 3 ans	3 mois à 3 ans	3 mois à 12 ans
Début	Rapide	Brutal	Progressif	Progressif
Dysphagie *Hypersialorrhée* *Position assise*	+ + +	– – –	– – –	– – –
Fièvre *Teint gris*	39-40° +	0 –	38-38°5 –	39-40° +
Voix	étouffée	Normale	Normale ou rauque	

Conduite à tenir

• *Laryngospasme*

Traitement de l'hypocalcémie (dose de charge intraveineuse 0,5 ml/kg de gluconate de calcium à 10 % très lentement sous scope, puis traitement d'entretien).

• *Tout stridor ou dyspnée laryngée* survenant avant l'âge de 6 mois doit bénéficier d'une laryngoscopie.
Cet examen pourra éventuellement être précédé de cliché du larynx de face et de profil en inspiration et expiration : recherche d'une asymétrie (angiome), d'une voussure anormale d'un repli ary-épiglottique (kyste), d'un épaississement anormal des parties molles prévertébrales.

• *Dyspnée laryngée suivant un syndrome de pénétration*

Manœuvre de Heimlich si menaçante (compression épigastrique violente), sinon endoscopie urgente.

• *Épiglottite*

Ne pas allonger, transfert très urgent en milieu spécialisé par ambulance de réanimation (intubation nécessaire mais très difficile, en position assise, possibilité de trachéotomie), antibiothérapie anti-haemophilus influenzae (céfotaxime ++), secondairement recherche d'une méningite et d'un foyer pulmonaire, prophylaxie systématique chez l'entourage (rifampicine 20 mg/kg/j en 1 prise par jour pendant 4 jours).

• *Laryngite sous glottique*

Corticothérapie intramusculaire (0,5 mg/kg de soludécadron®) ou aérosol (adrénaline + soludécadron + sérum physiologique) et humidification.

L'amélioration doit se faire dans la 1/2 heure, dans ce cas relais par voie orale (traitement 4 jours), sinon répéter 1 fois l'injection.
Toute dyspnée laryngée qui ne s'améliore pas nettement après injection de corticoïde doit être hospitalisée en urgence (épiglottite ou laryngite grave).

Diagnostic et traitement des rhino-pharyngites

Diagnostic positif

– Rhinite : rhinorrhée claire (muqueuse), obstruction nasale (dyspnéisante chez le petit nourrisson), +/– éternuements, jetage postérieur.
– Pharyngite : gêne à la déglutition, pharynx très rouge.
– Fièvre 39°-40°.
– Signes associés : otite congestive, adénopathies cervicales, toux, conjonctivites, vomissements (glaires ?), diarrhée.

Diagnostic étiologique

– Viral avant tout et surtout avant 3 ans.
– Bactérien rarement, mais penser à la surinfection : rhinorrhée purulente, réascension thermique (pneumocoque, haemophilus influenzae, streptocoque, staphylocoque).

Conduite à tenir

• *Traitement :*

– lavage des fosses nasales au sérum physiologique (mouchage chez le plus grand) : essentiel +++.
– Antipyrétique : aspirine +++, paracétamol.
– Antibiothérapie non systématique (viral) : surinfections (réascension thermique après 48 heures), écoulement purulent qui persiste et terrain à risque (idem otites).

• *Dépistage et traitement des complications*

– Infections de voisinage : otites, laryngites, sinusites, trachéo-bronchites.
– Torticolis naso-pharyngien (syndrome de Grisel).

Diagnostic et traitement des otites moyennes aiguës

Diagnostic positif

– Otoscopie devant otalgies (grand enfant) ou devant toute fièvre, diarrhée, vomissements, stagnation pondérale (nourrisson).

– Otite congestive (tympan rouge, reliefs conservés), suppurée (tympan bombé, disparition des reliefs et du triangle lumineux, parfois perforation spontanée), catarrhale (épanchement non purulent), phlycténulaire (bulle).

Diagnostic étiologique

– Otite congestive : virale.

– Otite suppurée :

Bactérienne : pneumocoque (résistance ou sensibilité diminuée à la pénicilline en augmentation surtout avant 30 mois : 30 % ; et 40 % de résistance aux macrolides), Haemophilus influenzae, moraxella catarrhalis (attention aux bêta lactamases : 1/3 des haemophilus).

Chez le nourrisson < 3 mois s'y ajoute pseudomonas aeruginosa, staphylocoque aureus et entérobactéries, ce qui à cet âge rend indispensable la paracentèse pour prélèvement et antibiogramme.

Conduite à tenir

• *Traitement :*

– Otite congestive : idem rhino-pharyngite.

– Otite suppurée :

• indications de la paracentèse : otites hypéralgiques, fièvre persistante après 48 heures d'antibiothérapie bien conduite, otites compliquées ou survenant sur un terrain particulier (enfant < 3 mois, antibiothérapie préalable, immunodépression). Un prélèvement bactériologique doit toujours être fait au moment de la paracentèse (avec antibiogramme),

• antalgiques, antipyrétiques,

• antibiothérapie : 10 jours, toujours, adapté à l'antibiogramme s'il a été fait, mais le plus souvent à l'aveugle :

→ orientation pneumocoque (otite très fébrile et hyperalgique) : association amoxicilline + acide clavulanique ou céfuroxime-axetil, céfpodoxime voire association sulfafurazole + érythromycine ;

→ orientation haemophilus (otite/conjonctivite) : céfpodoxime, céfixime, amoxicilline + acide clavulanique, ou céfuroxime-axetil ;

→ en l'absence d'orientation : amoxicilline + acide clavulanique, céfpodoxime, céfuroxime-axetil, sulfafurazole + érythromycine ou céfaclor ;

→ antibiothérapie parentérale avant 3 mois ;

• l'état du tympan doit toujours être vérifié en cours de traitement et à distance (dépistage des otites séreuses).

Diagnostic et traitement des angines

Diagnostic : inflammation prédominant aux amygdales
– angines érythémateuses (bactériennes et virales), érythémato-pultacées (streptocoque du groupe A), ulcéro-nécrotiques (hémopathies), herpangine (virale), à fausses membranes (mononucléose infectieuse, diphtérie) ;
– streptocoque A (20 à 40 % des angines à l'âge scolaire) : fièvre élevée, début brutal, dysphagie, adénopathies sous angulomaxillaires.

Conduite à tenir

• *Traitement :* (sans prélèvement de gorge si érythémateuse ou érythémato-pultacée).
Pénicilline V per os 100.000 U/kg/jour en 3 à 4 prises ou macrolides pendant 10 jours.

• *Dépistage d'une glomérulonéphrite aiguë post streptococcique* (recherche systématique d'une protéinurie à distance), d'une atteinte rhumatismale.

Diagnostic et traitement des ethmoïdites

Diagnostic positif
– œdème de la paupière supérieure, tuméfaction inflammatoire de l'angle interne de l'œil et de la racine du nez,
– fièvre 39°- 40°,
– radios d'éthmoïde : opacité des cellules éthmoïdales homolatérales (difficile, le diagnostic reste clinique).

Diagnostic différentiel
– dacryocystite : pus à la pression du sac lacrymal,
– ostéomyélite du maxillaire supérieur : tuméfaction gingivale et palatine homolatérale,
– conjonctivite, staphylococcie de la face.

Diagnostic étiologique
– Haemophilus influenzae (50 %), et staphylocoque, pneumocoque, streptocoque.

Conduite à tenir

• *Traitement*

– antibiothérapie per os rarement suffisante,
– antibiothérapie parentérale après prélèvements (localement, hémoculture, +/– ponction lombaire, recherche d'antigènes solubles de l'haemophilus),
– céphalosporine 3e génération + aminoside ou fosfomycine pendant 1 semaine (+/– métronidazole) puis relais per os (amoxicilline-acide clavulanique).

• *Dépistage et traitement des complications (scanner +++)*

– cellulite orbitaire voire abcès sous-périosté : ptosis, diplopie, paralysie oculomotrice, mydriase, anesthésie cornéenne : intervention urgente,
– thrombophlébite intracrânienne, septicémie, méningite.

DÉPISTAGE DES SURDITÉS DE L'ENFANT

– Systématique : nouveau-né à la maternité, à 9 et 24 mois (carnet de santé), en dernière année de maternelle.

– Populations à risque :
• antécédents familiaux de surdité « héréditaire »,
• infections maternelles pendant la grossesse : rubéole, cytomégalovirus, toxoplasmose,
• prématurés, réanimation néo-natale, souffrance fœtale, infections, hyperbilirubinémie, syndromes polymalformatifs avec ou sans aplasie de l'oreille,
• pathologies neurologiques chroniques, méningites bactériennes, traitements ototoxiques (aminosides…), traumatismes du rocher,
• otites séreuses +++.

– Signes d'appel :
• mauvaise (ou absence de) réaction d'orientation aux bruits, retard et pauvreté du « gazouillis » (avant 6 mois), retard d'acquisition du langage, suspicion d'autisme, troubles du caractère (angoisse, agressivité), difficultés scolaires.

– Technique de dépistage :
• nouveau-né : stimulations sonores par appareil portatif, réaction = réflexe de Moro, fermeture des paupières ou mouvements de la tête ; appel du prénom.,
• nourrisson : jouets sonores calibrés,
• tests de reconnaissance d'image, test avec casque donc à oreilles séparées,
• impédancemétrie et audiogramme (otite séreuse), et potentiels évoqués auditifs,
• oto-émissions provoquées possibles dès la période néo-natale.

9

NÉPHROLOGIE

E. LACHASSINNE

INFECTION URINAIRE

Diagnostic et conduite à tenir

Diagnostic positif

– *À évoquer :* si signes typiques de pyélonéphrite ou de cystite mais aussi si : fièvre inexpliquée, stagnation pondérale, vomissements, diarrhée même sans fièvre (chez le nourrisson), si positivité des bandelettes réactives pour leucocytes, nitrites, protéines, hématies (très rares faux négatifs, cet examen doit être systématique chez le nourrisson).
– *Examen cytobactériologique des urines :* leucocyturie supérieure ou égale à 10^4/ml et bactériurie à 1 seul germe supérieure ou égale à 10^5/ml (intérêt de l'examen direct).
– *Difficultés :* recueillir stérilement les urines (milieu de jet après désinfection, ou chez le nourrisson poches à urines laissées au maximum 1/2 heure et plus rarement : cathétérisme ou ponction sus-pubienne).
– *Les germes :* Escherichia coli 80 % des cas puis Proteus, strepto D, Klebsielles, parfois staphylocoque (post opératoire).

Diagnostic d'atteinte haute

– Pyélonéphrite : fièvre > 38,5°, frissons, douleurs abdominales ou lombaires, gros rein douloureux, polynucléose et syndrome inflammatoire (CRP > 20 mg/l, VS > 30 mm à la 1re heure).
– Infection urinaire basse ou cystite : brûlures mictionnelles, dysurie, pollakiurie, énurésie secondaire et absence de signes généraux et de syndrome inflammatoire.

Conduite à tenir

• *Traitement : (après certitude à l'ECBU sauf mauvaise tolérance) à adapter à une éventuelle insuffisance rénale*

– Pyélonéphrite aiguë
• Antibiothérapie parentérale initiale (3-5 premiers jours en bithérapie) : céphalosporine de 3e génération (céfotaxime surtout, ceftriaxone) + aminoside.
• Adaptation ensuite à l'antibiogramme, à l'âge.
Âge < 18 mois : poursuite de la biantibiothérapie avec une céphalosporine de 3e génération 10 jours en tout (IV puis IM ?) et un aminoside 5 à 7 jours en tout.

Âge > 18 mois : il est parfois proposé une monothérapie d'emblée à cet âge, sinon monothérapie après stérilisation des urines (selon antibiogramme). Utilisation possible du cotrimoxazole ou de l'association amoxicilline + acide clavulanique per os voire d'une céphalosporine de 3e génération orale.
• Poursuite de la biantibiothérapie si état infectieux sévère initial, si abcès, si nouveau-né, si uropathie, si pyélonéphrite post opératoire (urologie), si infection à staphylocoque ou à pseudomonas.
• Prophylaxie systématique jusqu'au bilan urologique, et s'il existe une anomalie : poursuite jusqu'à ce que le problème soit résolu.

– Infections urinaires basses symptomatiques
• Monothérapie orale 7 à 10 jours (selon antibiogramme) : nitrofurantoïne 3-5 mg/kg/j, ac. nalidixique 30-60 mg/kg/j (sauf nourrisson), amoxicilline (50-80 mg/kg/J) ou Augmentin® 50 mg/kg/j ; sinon cotrimoxazole (6 mg/kg/J de TMP et 30 mg/kg/j de SMZ mais risque de « Lyell »).
• Pas de prophylaxie systématique, mais à débuter si récidive.
• Abstention thérapeutique dans les bactériuries asymptomatiques de la fille.

– Traitement prophylactique
• Facteurs locaux chez la petite fille (vulvite, mauvaise hygiène, constipation, immaturité vésicale, oxyures).
• Mictions régulières, boissons abondantes.
• Traitement médical en 1 à 2 prises par jour : nitrofurantoïne 0,5 à 2 mg/kg/j, acide nalidixique 20 mg/kg/j (sauf nourrisson), à adapter à une insuffisance rénale.

• *Examens complémentaires*

– ECBU à 48 heures de traitement et 48 heures après l'arrêt de ce traitement (vérification de la stérilité des urines). Sous traitement prophylactique, ECBU en cas de fièvre inexpliquée.

– Hémogramme, hémoculture, bilan inflammatoire, fonction rénale (urée, créatininémie, +/– pouvoir de concentration des urines).

– Cliché d'abdomen sans préparation (lithiase ?), échographie rénale en urgence.

– La cystographie après ECBU stérile (rapidement ou à distance) est systématique sauf 1er épisode d'infection urinaire basse chez une fille de moins de 4 ans sans antécédent et si échographie normale.
Urographie intraveineuse s'il existe une anomalie à l'un de ces examens.

– Éventuellement examen tomodensitométrique avec injection, scintigraphie rénale au DMSA. (atteintes hautes).
La principale anomalie urologique est le reflux vésico-uretéral.

GLOMÉRULONÉPHRITE À DÉBUT AIGU POST INFECTIEUSE

Diagnostic et conduite à tenir

Diagnostic positif

• *Clinique*

– Début brutal 1 à 3 semaines (intervalle libre) après une infection le plus souvent streptococcique (angine, sinusite, scarlatine, pyodermite), en général après 2 ans.
– Syndrome néphritique aigu :
• Hématurie macroscopique.
• Rétention hydro-sodée : œdèmes prédominant à la face (puis déclives, symétriques, blancs, mous, indolores), hypertension artérielle (1 fois/2 mais parfois au 1er plan), oligo voire anurie, prise de poids brutale.
• Formes mineures : asymptomatiques, l'hématurie est découverte à la recherche systématique 15 jours après une angine.
• Formes majeures : hypertension artérielle maligne, défaillance cardiaque avec œdème pulmonaire, convulsions.
– Pas de signes extra rénaux.

• *Examens complémentaires*

– Protéinurie constante, non sélective, modérée mais parfois véritable syndrome néphrotique.
– Hématurie avec cylindres hématiques.
– Insuffisance rénale transitoire, urines concentrées, natriurèse basse.
– Examens à visée étiologique :
• complément hémolytique total (CH50) et surtout C3 (+/– C4) abaissés (précoce mais transitoire) ;
• prélèvement de gorge peu contributif (à distance de l'infection aiguë), sérologies (antistreptolysines, anti-streptokinase, anti-hyaluronidase, antidésoxyribonucléase B, streptozyme) - +/– IgG, IgM, IgA, IgE, complexes immuns circulants, facteurs antinucléaires (négatifs).

Diagnostic étiologique

– Strepto bêta hémolytique du groupe A (avant tout), mais aussi autres streptocoques, staphylocoque, pneumocoque, salmonelle, virus Varicelle-Zona, Ebstein Barr Virus, rougeole, cytomégalovirus, coxsackie, mycoplasme.
– Parfois aucune infection retrouvée.

Diagnostic différentiel : (biopsie ++)

– Maladie de Berger : hématuries récidivantes proches d'épisode infectieux, complément normal, IgA élevés.
– Syndrome d'Alport : hématuries récidivantes avec atteinte auditive (à dépister, dominant mais avec plus grande sévérité chez les garçons).

Conduite à tenir

• *Existe-t-il une menace vitale immédiate*

– Conséquences de l'insuffisance rénale aiguë (acidose, hyperkaliémie, surcharge hydrosodée).
– Conséquences de l'inflation hydrosodée (œdème des séreuses, défaillance cardiaque, œdème cérébral et état de mal convulsif, hypertension artérielle).

• *Traitement symptomatique*

Repos en phase aiguë
– Régime désodé strict (+/– restriction des apports hydriques).
– Furosémide 1-2 mg/kg/j toutes les 2-3 heures (maximum 10 mg/kg/j en l'absence d'insuffisance rénale, sinon 5 mg/kg).
– Hypertension artérielle : Adalate® 1/4 mg/kg jusqu'à 1 mg/kg.
– Dialyse péritonéale si inefficacité.

• *Traitement spécifique*

– Oracilline® ou un macrolide 15 jours.
– Traitement de la porte d'entrée ORL, stomato ou dermatologique.

• *Surveillance de l'évolution*
– Surveillance poids, état cardio-vasculaire, diurèse, tension artérielle et biologie : fonction rénale quotidienne pendant les 1ers jours puis 1/semaine jusqu'à normalisation, hématurie-protéinurie 2/semaine puis 1/mois pendant 1 an, complément sérique à recontrôler vers le 2e mois.
– Formes spontanément curables = les plus fréquentes : régression de l'hypertension artérielle et de l'oligurie en quelques jours, normalisation de la filtration glomérulaire en 15 jours-3 semaines, du taux de C3 avant 10 semaines, disparition de l'hématurie macroscopique en 1 mois, de la protéinurie avant 3 mois, de l'hématurie microscopique en 6 mois à 1 an.

• *Indications de la ponction biopsie rénale (PBR) :* anurie > 2-3 jours, ou oligurie > 4-5 jours, insuffisance rénale > 10-15 jours, syndrome néphrotique > 2 semaines ou protéinurie > 1,5 voire 1 g/j pendant plus d'un mois, pas de normalisation du C3 à 3 mois, persistance de l'hématurie micro > 12-18 mois, et si récidives hématuriques (Contre-indications : rein unique, anomalies de la crase, HTA non contrôlée).

– Résultats de la PBR :
• Formes d'évolution curable : prolifération endocapillaire diffuse, dépôts coniques épithéliaux extra membraneux, fixation d'anti C3 en immunofluorescence.
• Formes d'évolution moins rapidement favorable : prolifération endo et extracapillaire, le pronostic dépend du pourcentage de croissants parmi les glomérules (croissants focaux ou croissants diffus soit >80 % des glomérules).
• Ou plus sévères : glomérulonéphrite Membrano-proliférative (1/3 : début aigu).

NÉPHROSE DE L'ENFANT

Diagnostic et traitement

Définition

– Syndrome néphrotique : protéinurie > 50 mg/kg/j, protidémie < 55-60 g/l, albuminémie < 25-30 g/l.
– Néphrose lipoïdique : syndrome néphrotique pur, idiopathique de l'enfant, avec dans 90 % des cas à la ponction biopsie rénale des glomérules optiquement normaux (avec lésions glomérulaires minimes en microscopie électronique à type de fusion des pédicelles).

Diagnostic positif

• *Clinique*

Œdèmes généralisés le plus souvent chez un garçon entre 1 et 8 ans, prise de poids excessive, oligurie

• *Biologie*

– Biochimie : protéinurie ++ sélective (index < 0,15), hypoalbuminémie, natriurèse effondrée, hypogammaglobulinémie, hyperalpha 2 globulinémie, hypocalcémie (vraie ou secondaire à l'hypoprotidémie), hypercholestérolémie.
– Hémostase : hypercoagulabilité (thrombocytose, hyperfibrinémie, élévation des facteurs V et VIII, baisse de l'antithrombine III).
– Bilan étiologique : facteurs anti-nucléaires, complément, sérologies Hbs et streptococcique.

• *Syndrome néphrotique pur* et donc pas de ponction biopsie rénale d'emblée (PBR) : ni hématurie (sauf microscopique transitoire), ni hypertension artérielle, ni insuffisance rénale (sauf fonctionnelle transitoire), ni signes extra-rénaux.

Conduite à tenir

• *Traitement symptomatique*
– Restriction sodée (+/– hydrique si oligurie et hyponatrémie).
– Diurétiques (parfois), prudemment car risque de majoration brutale de l'hypovolémie (furosémide, spironolactone…).
– Perfusions d'albumine (1 g/kg) rarement nécessaires (si hypovolémie) et éventuellement suivies d'une injection de furosémide.

• *Corticothérapie*

– Prédnisone 2 mg/kg/j en 2 prises pendant 1 mois (maximum < 60 mg/j).
– Régime désodé strict, vitamine D et supplémentation calcique.

• *Surveillance de l'évolution*

– Néphroses corticosensibles (CS) 90 % des cas :
• Sensibilité initiale aux corticoïdes : rémission avant la 4e semaine qui permet le passage à 2 mg/kg 1 jour/2 en 1 prise matinale pendant 2 mois puis diminution par paliers de 0,5 mg/kg toutes les 2 semaines (traitement total sans rechute = 4 mois et demi). Parfois : nécessité à la

fin du 1er mois de 3 « bolus » intraveineux de methyl prédnisolone de chacun 1 g/1,73 m^2 à 48 heures d'intervalle.

• Évolution ultérieure :

→ guérison sans rechute (25 % des CS),

→ guérison après rechutes espacées (même traitement que la 1re poussée),

→ guérison après cortico-dépendance (obtention d'une dose seuil de prédnisone, risque des effets secondaires d'où discussion lévamisole ou immunosuppresseurs),

→ l'évolution est favorable à long terme : guérison = absence de rechute après 2 ans d'arrêt de traitement.

– Néphroses cortico-résistantes : PBR indispensable, 50 % d'évolution vers l'insuffisance rénale terminale.

– Complications : infections, hypovolémie, œdème des séreuses (pleurale,...), complications thrombo-emboliques pulmonaires, cérébrales (favorisées par l'hypercoagulabilité, l'hypovolémie et le repos au lit), prévenues par les antivitamines K.

– Indications de la PBR : syndrome néphrotique impur, secondaire avec signes extra-rénaux, chez l'enfant de moins de 1 an ou chez l'adolescent, syndromes néphrotiques cortico-résistants.

SYNDROME HÉMOLYTIQUE ET URÉMIQUE

Diagnostic et traitement (SHU)

Diagnostic positif

• *Prodromes environ 5 jours :* diarrhée sanglante fébrile, caractère épidémique, nourrisson : « diarrhée sanglante qui prend du poids »

• *Triade*

– anémie hémolytique : pâleur intense, brutale avec anémie sévère régénérative, avec schizocytose et polynucléose ;

– thrombopénie brève : purpura, ecchymoses mais rarement syndrome hémorragique, < 100 000 plaquettes /mm^3 ;

– insuffisance rénale aiguë organique (dont le SHU est la cause la plus fréquente chez le nourrisson) : oligo-anurie < 8 jours, avec protéinurie et hématurie. Les crises convulsives sont fréquentes, l'hypertension artérielle un peu moins.

• *Ponction biopsie rénale (intérêt diagnostic et pronostic)*

Lésions rénales de micro-angiopathie thrombotique glomérulaire (mais parfois artérielle, ou nécrose corticale).

• *Formes atypiques,* plus rares mais plus graves : enfant > 3 ans, absence de diarrhée initiale, anurie > 8 jours, formes à diurèse conservée, lésions rénales à prédominance artérielle, très rares SHU secondaires (sur glomérulopathie pré-existante, post radiothérapie, chimiothérapie…).

• *SHU familiaux :* formes graves si SHU espacés de > 1 an, et absence de contexte épidémique.

Diagnostic étiologique
Bactérien, viral ? rôle d'une toxine shigelle-like ou verotoxine.

Conduite à tenir

• *Traitement symptomatique*

– de l'insuffisance rénale : dialyse péritonéale, résines…
– de l'hypertension artérielle
– de l'anémie : transfusions de culots globulaires.

• *Traitement spécifique :* plasma frais congelé, immunoglobulines intraveineuses (protocoles de recherche).

• *Surveillance à long terme :* séquelles peu fréquentes chez le nourrisson dans les formes typiques, mais tous les cas confondus : hypertension artérielle, insuffisance rénale chronique ou protéinurie dans 40 % des cas.

PROTÉINURIE

Diagnostic et conduite à tenir

Diagnostic positif : dépistage +++

• *Protéinurie pathologique* = > 100 mg / 24 heures
Les bandelettes réactives urinaires sont très sensibles (dépistage), mais non spécifiques.

• *Protéinurie orthostatique :* découverte fortuite chez un adolescent longiligne, isolée, glomérulaire, non sélective, dans tous les échantillons debout, dans aucun échantillon couché ; bénigne, la négliger.

Conduite à tenir

• *Interrogatoire :* antécédents familiaux de néphropathie, de surdité, dysurie, polyurie, brûlures mictionnelles, notion d'échographie anténatales ? prise de toxiques (solvants, peinture), lithiase, colique néphrétique.

• *Examen clinique :* recherche d'une hématurie macroscopique, d'œdèmes, hypertension artérielle, fièvre, gros reins, étude de l'audition, taille, poids, recherche de malformations associées.

• *Premiers examens complémentaires*
– Protéinurie / 24 heures avec éventuel recueil fractionné, examen cyto-bactériologique des urines, compte d'Addis, ionogramme sanguin et urinaire, urée sanguine et urinaire, créatininémie, clairance de la créatinine, protidémie et électrophorèse des protéines.
– Puis osmolarité urinaire à jeun ou mieux épreuve de concentration des urines, recherche d'une glycosurie, d'une hypercalciurie, ph sanguin et urinaire, hémogramme, ASLO, fraction C3 du complément…
– Échographie rénale +/– urographie intraveineuse.
– Index de sélectivité : une protéinurie est sélective si elle est essentiellement composée de petites molécules.

Diagnostic étiologique

• *Protéinurie associée*
– À des signes extra-rénaux (quelques exemples) :
• Fièvre, douleurs lombaires, frissons, …: pyélonéphrite
• Œdèmes, hypertension artérielle, hématurie macroscopique, oligo-anurie, … : glomérulonéphrite à début aigu post-infectieuse.
• Œdèmes massifs, isolés avec syndrome néphrotique et oligurie : néphrose lipoïdique.
• Diarrhée sanglante, pâleur, oligo-anurie, anémie hémolytique avec schizocytose, thrombopénie et insuffisance rénale : syndrome hémolytique et urémique.
• Éruption pétéchiale et ecchymotique déclive, arthralgies, douleurs abdominales : néphropathie du purpura rhumatoïde.
• Néphropathies des maladies de « système » lupus, panartérite noueuse, de l'amylose.

– À une hématurie : atteinte glomérulaire +++
• Glomérulonéphrite à début aigu post-infectieux, autres glomérulonéphrites, syndrome hémolytique et urémique, thrombose des veines rénales.
• Hématurie macroscopique intermittente : Alport, Berger

– À une leucocyturie franche : néphropathie interstitielle, pyélonéphrite.

– À des désordres hydro-électrolytiques : tubulopathies toxiques, métaboliques dans le cadre d'un syndrome de De Toni-Debré-Fanconi, post-anoxique ou post-collapsus.

• *Protéinurie isolée (cliniquement et biologiquement)*
– Permanente > 1 an = indication de PBR surtout si protéinurie « glomérulaire » (très hétérogène mais pronostic moins bon que si protéinurie « tubulaire »).
– Intermittente : orthostatique (protéinurie < 1g/24 h, seulement le jour, disparaît spontanément, vaccins autorisés, surveillance simple), d'effort.

HÉMATURIE

Diagnostic et conduite à tenir

Diagnostic positif

– Hématurie pathologique si > 5 hématies/mm^3 (> 5 000/ml) ou si > 5 000/mn au compte d'Addis.
– L'hématurie est macroscopique si > 500 000 /mn

Diagnostic différentiel

– Menstruations.
– Devant des urines rouges : hémoglobinurie, myoglobinurie, colorants (betterave, confiseries, médicaments).

Conduite à tenir

• *Interrogatoire :* couleur (rouge, porto, brune, caillot ?), hématurie initiale (urétrale), terminale (vésicale), ou totale, caractère permanent ou périodique, traumatisme ?, fièvre, douleurs (coliques néphrétiques ?), antécédents de maladie rénale, de lithiase, séjour en endémie bilharzienne, notion de surdité familiale.

• *Examen clinique :* recherche une prise de poids, des œdèmes, une hypertension artérielle, une éruption, des ou un gros rein,..

• *Premiers examens*

– Examen cyto-bactériologique des urines, protéinurie de 24 heures (difficile à interpréter si hématurie majeure), urée, créatinine, ionogramme sanguin et protidémie, si possible examen des hématies au microscope en contraste de phase (origine néphrologique ou urologique de l'hématurie).
– Éventuellement : complément sérique +/– Ig A.
– Toujours : cliché d'abdomen sans préparation et échographie rénale et pelvienne, urographie intraveineuse ensuite.
– Urétro-cystoscopie en période hémorragique si une cause urologique est suspectée.
– Ponction biopsie rénale si étiologie non évidente (si néphrologique).

Diagnostic étiologique

• *Causes urologiques*

– Tumeurs rénales ou vésicales rares ou donnant rarement une hématurie, anomalies vasculaires exceptionnelles.
– Lithiase rénale +++.
– Traumatisme +++.
– Uropathies malformatives (donnent rarement une hématurie).

• *Causes générales :* trouble de l'hémostase, hypertension artérielle sévère, drépanocytose.

• *Causes néphrologiques*

– Infectieuse : pyélonéphrite aiguë, bilharziose, cystite hémorragique (virale ?).

– Glomérulopathies :
• glomérulonéphrite à début aigu post-infectieux,
• autres glomérulonéphrites (ponction biopsie rénale),
• néphropathie du purpura rhumatoïde,
• syndrome hémolytique et urémique,
• lupus érythémateux.
– Néphropathie interstitielle immuno-allergique médicamenteuse.
– Lithiase par hypercalciurie, hyperoxalurie.
– Thrombose des veines rénales (hématurie, gros rein, hypertension artérielle après une déshydratation ou un collapsus).
– Cas des hématuries récidivantes :
• syndrome d'Alport : hématurie avec surdité à rechercher par un audiogramme, autosomique dominant, notion d'insuffisance rénale plus sévère chez les garçons (PBR),
• maladie de Berger : hématurie récidivante après infections ORL, élévation des Ig A sériques mais aucun symptômes entre les poussées, glomérulonéphrite à dépôts mésangiaux d'Ig A.
– Cystite hémorragique au cyclophosphamide.

INSUFFISANCE RÉNALE AIGUË DE L'ENFANT

Diagnostic et conduite à tenir

Diagnostic positif : signes cliniques et biologiques

• *Rétention hydrique par oligo-anurie* avec diurèse < 0,5 ml/kg/heure (mais parfois diurèse conservée)
– prise de poids, œdèmes, hypoprotidémie, hyponatrémie.

• *Rétention sodée* (hypertension artérielle, œdème aigu du poumon).

• *Accumulation de déchets azotés* (élévation de l'urée et de la créatinine sanguine).

Rappel : estimation Clairance de la créatinine (Formule de Schwartz) en ml/mm/1,73 m^2 =

$$\frac{\text{Taille en cm} \times K}{\text{créatinémie en } \mu\text{mol/l}}$$

avec K = 40 (nouveau-né à terme), 48 chez l'enfant de plus de 2 ans.

• *Autres désordres métaboliques :* hyperkaliémie (pronostic vital si > 6 mmol/l, faire un électrocardiogramme), acidose métabolique, hypocalcémie, hyperphosphorémie.

Diagnostic différentiel : globe vésical

Conduite à tenir :

• *Apprécier le retentissement (la gravité)*

Importance de l'hyperhydratation (hypertension artérielle, troubles neurologiques, index cardio-thoracique), de l'acidose métabolique qui peut faire sous estimer l'hypokaliémie.

• *Rechercher l'étiologie*

– Insuffisance rénale fonctionnelle (IRF) ou organique (IRO) ? :

	IRF	*IRO*
Natriurèse (mmol/l)	< 20	> 50
Natriurèse/Kaliurèse	< 1	> 1
U/P Urée	> 10	< 10
U/P Créatinine	> 15	< 15
Osmolarité urinaire	> 600 mosm/l	< 300 mosm/l
U/P osmolarité	> 2	< 1,2

Urée relativement plus élevée que la créatininémie dans l'IRF.

– **Autres examens :** hémogramme avec recherche de schizocytes, transaminases, électrophorèse des protides, complément sérique, clichés d'abdomen sans préparation, échographie rénale, ECBU, recherche d'une protéinurie et d'une hématurie.

– **Étiologies des IRF :** collapsus, hypovolémie, défaillance cardiaque, chocs infectieux, hyperthermie majeure.

– **Étiologies des IRO :**
• Obstacle sur les voies excrétrices (compression ou lithiase : bilatérale ou sur rein unique).
• Néphropathies tubulo-interstitielles « toxiques » : hémoglobinurie, myoglobinurie, hyperuricémie (chimiothérapies), médicaments, métaux et solvants.
• Causes « néphrologiques » :
Syndrome hémolytique et urémique (80 % des IRO avant 2 ans)
Nécrose corticale
Thrombose des veines rénales
Glomérulonéphrites à début aigu post-infectieux
Glomérulonéphrites prolifératives, syndrome de Goodpasture
Syndrome néphrotique
Hypertension artérielle maligne
IRO sur insuffisance rénale chronique préexistante

– **Premières mesures thérapeutiques :**
• IRF : remplissage vasculaire surtout
• IRO : lever un obstacle si nécessaire et sinon :
restriction hydrique (apports = 1 à 2 ml/kg/j soit les pertes insensibles + la diurèse de la veille), sans sel.
Hyperkaliémie : résine échangeuse d'ions (Calcium sorbistérit 1 à 2 g/kg/j per os et/ou en lavement, ne pas utiliser le kayexalate qui apporte du NaCl), gluconate de calcium
Hyperhydratation : furosémide et restriction hydrique et hypertension artérielle : nifédipine.
Épuration extra-rénale si signes neurologiques, hypertension artérielle, œdèmes pulmonaires, acidoses et hyperkaliémie résistants aux traitements « conservateurs » : dialyse péritonéale plus souvent que hémodialyse.
Dans tous les cas interrompre ou adapter l'administration de tout autre médicament.

PRINCIPALES ÉTIOLOGIES DES INSUFFISANCES RÉNALES CHRONIQUES DE L'ENFANT

Néphropathies glomérulaires
– néphrose cortico-résistante
– syndrome hémolytique et urémique
– glomérulonéphrite membrano-proliférative
– syndrome néphrotique congénital
– purpura rhumatoïde et maladie de Berger

Néphropathies héréditaires
– néphronophtise
– cystinose
– polykystose rénale
– syndrome d'Alport
– oxalose

Hypoplasies rénales isolées

Uropathies malformatives : reflux vésico-urétéral bilatéral, valves de l'urètre postérieur, aplasie des muscles de la paroi abdominale, vessie neurologique…

RÉTENTION AIGUË D'URINE DE L'ENFANT

Diagnostic et conduite à tenir

Diagnostic
– absence d'émission d'urine + globe vésical + douleurs avec intense envie d'uriner,
– différencier le refus (car mictions douloureuses) de l'impossibilité d'uriner.

Conduite à tenir

• *Refus d'uriner car urétrite ou cystite :* demander à l'enfant d'uriner dans un bain (suffisant dans la majorité des cas), et sinon discuter cathétérisme suspubien ou sondage urétral.

• *Impossibilité d'uriner*

– Soulager l'enfant (le mode d'évacuation de la vessie dépend de l'étiologie).
– Examen clinique complet mais qui comprend : palpation de l'abdomen et des fosses lombaires, examen de la verge, examen de la sensibilité périnéale, toucher rectal, recherche d'un dysraphisme.
– Examens complémentaires initiaux : examen cyto-bactériologique des urines, clichés d'abdomen sans préparation prenant la verge, échographie pelvienne et rénale, mais aussi si l'âge le permet échographie médullaire.
– Diagnostic étiologique :
• Secondaire à un traumatisme pelvien, un cathétérisme urétral.
• Causes urologiques : congénitales (valves urètre postérieur, « maladie du col vésical »…), ou acquises (lithiase plus fréquente que tumeurs ou prostatites).

• Compression pelvienne de voisinage (tumorale++).
• Causes neurologiques congénitales (dysraphies spinales) ou acquises : compressions médullaires ou myélopathies aiguës, parfois « simple » méningite virale.

HYPERTENSION ARTÉRIELLE (HTA) DE L'ENFANT

Diagnostic et conduite à tenir

Diagnostic positif

• *Prise de la pression artérielle*

Brassard adapté (2/3 de la longueur du bras, un brassard trop étroit surestime la TA), après 10 mn de repos (en dehors des cris chez le nourrisson). Intérêt des méthodes doppler et oscillométriques. La mesure est répétée à 3 reprises espacées (pour éliminer une HTA labile).

• *Définition (table de TA en fonction de la taille)*

– HTA limite : pression artérielle entre le 97e percentile et 10 mmHg au dessus du 97e.
– HTA confirmée : entre 10 et 30 mmHg au dessus du 97e percentile.
– HTA immédiatement menaçante : > 30 mmHg au dessus du 97e percentile.
– Évolution du 97e percentile (systolique/diastolique) :

• Nouveau-né	:	95 mmHg/60 mmHg
• 6 semaines	:	110/75
• 6 mois à 3 ans	:	100/73
• taille 100 cm	:	115/70
• taille 120 cm	:	120/75
• taille 140 cm	:	128/75
• taille 160 cm	:	135/80

(différence minime fille/garçon)

• *Circonstances motivant la prise de la pression artérielle*

– systématique : doit faire partie de l'examen clinique pédiatrique, sinon surveillance d'une néphropathie connue.
– symptômes : céphalées, vertiges, bourdonnements d'oreille, troubles visuels, mais aussi souvent révélatrices les complications (convulsion, paralysie faciale, insuffisance cardiaque).

Conduite à tenir

• *Bilan étiologique minimal (même si HTA limite)*

– Examen clinique complet (pouls fémoraux, TA aux 4 membres, auscultation, examen cutané, recherche d'un gros rein, d'une masse abdominale…).
– Fonction rénale, recherche protéinurie et hématurie, échographie rénale, radio de thorax, électrocardiogramme, échographie cardiaque.

• *Bilan si HTA confirmée ou menaçante*

– Bilan étiologique : urographie intraveineuse, dosage des catécholamines urinaires, de l'aldostérone et de l'activité rénine plasmatique puis artériographie rénale (ou angio numérisée).
– Bilan du retentissement : examen ophtalmologique, échographie cardiaque, fonction rénale, courbe de croissance.

• *Traitement*

– Étiologique : rarement possible (chirurgical ?)
– Symptomatique :
• Si HTA immédiatement menaçante : hospitalisation nifédipine (Adalate®) 1/4 mg/kg en 1 prise sublinguale ou intra-rectale (augmenter 15 mn après à 1/2 mg/kg si inefficacité, puis 1 mg/kg), associer furosémide ou épuration extra-rénale si surcharge hydrique.
Les thérapeutiques intraveineuses sont maintenant rarement nécessaires.
• Si HTA confirmée : restriction sodée + bêtabloquants Sectral® 5 à 10 mg/kg/j (1 prise) ou régime moins strict + inhibiteurs de l'enzyme de conversion : Rénitec® après une dose initiale de 0,5 mg augmenter si nécessaire jusqu'à 0,3 mg/kg/j (1 prise)
• Si HTA limite : surveillance, « hygiène » de vie (poids, alimentation, activité physique).

Principales étiologies de l'HTA de l'enfant

• *Coarctation de l'aorte*

• *Causes néphro-urologiques*

– Insuffisance rénale aiguë (SHU ; GNA à début aigu post infectieux…)
– Néphropathies chroniques, hypoplasies rénales globales ou segmentaires, polykystose, néphroblastome.
– Causes réno-vasculaires :
• thrombose des veines rénales,
• lésion unique de l'artère rénale (thrombose, sténose, anévrysme, dysplasie), ou au cours d'une maladie plus générale neurofibromatose…),
• compression extrinsèque (tumeur, hématome).
– Causes urologiques : uropathies obstructives

• *Causes endocriniennes*

Phéochromocytome et apparentées, hypercorticismes, hyperaldostéronismes

• *Causes plus rares :* neurologiques, métaboliques (hypercalcémie), toxiques (réglisse mais aussi plomb), et médicamenteuses.

• *HTA essentielle :* diagnostic d'élimination, ne représente que 10 % des étiologies en pédiatrie.

10
ENDOCRINOLOGIE

M. NATHANSON, S. SAUVION

INSUFFISANCE SURRÉNALE DE L'ENFANT

Diagnostic et conduite à tenir

Rare = Toute situation où la production des hormones corticosurrénales ne répond plus aux besoins de l'enfant.
On distingue les insuffisances primitives (ou surrénalienne), les insuffisances corticotropes par déficit en ACTH.

Diagnostic positif

Clinique

• *Insuffisance surrénale primitive. 2 tableaux*

IS lente : progressive sur plusieurs années, signes retrouvés à l'interrogatoire, diagnostic fait en 2 et 10 ans.
– Troubles digestifs : anorexie, nausées, vomissements, stagnation ou perte de poids, douleurs abdominales pseudo-chirurgicales.
– Asthénie constante, variable, augmentée par les efforts, les stress, la fin de journée.
– Hyper-pigmentation : excellent signe, prédomine aux zones découvertes ou déjà pigmentées (mamelons, bourses) au plis de flexion (mains, coudes). Elle augmente au cours des épisodes de décompensation, diminue sous traitement et constitue un élément clinique de surveillance de l'évolution.
– Hypoglycémie rarement révélatrices.
– Hypotension rare, goût accru pour le sel.
Ces signes peuvent rester longtemps isolés.

IS aiguë : révélatrice dans 1/3 des cas environ ou accident évolutif d'IS traitée (stress, chirurgie, traumatisme, affection médicale surajoutée).
– Nouveau-né et nourrisson : syndrome de perte de sel (voire HCS).
– Enfant : signes digestifs (anorexie, vomissements, diarrhée, douleurs abdominales, perte de poids). Puis collapsus cardio-vasculaire.

• *Insuffisance corticotrope*

– Souvent asymptomatique
– Hypoglycémie parfois révélatrice du déficit en ACTH (en fait pan-hypopituitarisme connu)
– IS aiguë parfois révélatrice
– Souvent recherche systématique dans le cadre d'une maladie responsable d'un déficit en ACTH.

Les explorations biologiques

• *IS aiguë*

– Perte de sel = hyponatrémie à natriurèse élevée (supérieure à 30 mEq/l)
– Dosages de cortisol plasmatique (à 8 heures) de l'ACTH, de l'activité rénine plasmatique (ARP), de l'aldostérone suffisent au diagnostic, ne doivent pas retarder la mise en route du traitement.
– Cortisol bas et ACTH élevé : déficit primitif en glucocorticoïdes. L'élévation de l'ARP avec syndrome de perte de sel et aldostérone basse attestent du déficit minéralocorticoïde.

• *IS lente*

– Cortisol de base à 8 h (et en hypoglycémie), retrouvé bas à plusieurs reprises avec une ACTH élevée, suffisent au diagnostic.

Schéma diagnostic

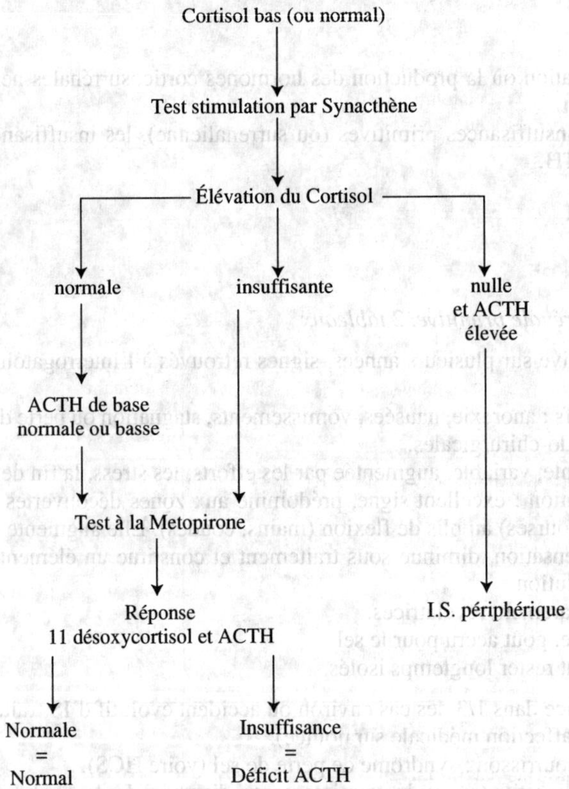

Diagnostic étiologique

Insuffisances surrénales périphériques (les principales)

Étiologie	*Principales caractéristiques*	*Associations*
Rétraction corticale	après 2 ans touche les 2 sexes	autres affections auto-immunes
Hypoplasies surrénales	– Récessive liée au sexe Début néo-natal possible (garçon) – Autosomique récessive (deux sexes)	Déficit en LH Achalasie cardiale Alacrymie
Tuberculose (rare)	Calcifications surrénales	Autres localisations
Hémorragies surrénales	Néo-natale (souffrance) Calcification possible Purpura fulminans Méningites à méningocoque	
Insensibilité à ACTH	Déficit glucocorticoïde isolé	
Maladie du peroxysme Adreno-leucodys-trophie	Déficit glucocorticoïde isolé Élévation des acides gras à chaînes longues Récessif au sexe	Les signes neurologiques peuvent précéder les signes endocriniens
Hyperplasie congénitale surrénales	Autosomiques récessif	Anomalies des organes génitaux externes
Maladie de Walmar (xanthomatose)	Anomalie des lipides	
Causes iatrogènes OP'DDP métopirone Aminogluthetimide		

Insuffisance surrénales centrales
Anencéphalie
Panhypopituitarisme
Corticothérapie

Traitement :

• *IS aiguë*

– Traitement du collapsus et de la déshydratation.

– Traitement hormonal IV : hemisuccinate d'Hydrocortisone (IVD 2 à 4 mg/kg toutes les 6 heures, Acétate de désoxycorticostérone (Syncortil®) 1 à 5 mg en IM, 1 fois/jour.

• *Traitement substitutif au long cours*

– Hydrocortisone (comprimés à 10 mg) : 12 à 15 mg/m² en période de croissance, 20 à 25 mg/m² après la fin de la croissance
9 alpha fluorocortisone en cas de perte de sel (comprimés à 50 µg) 30 à 100 µg.
– Supplémentation en sel (2 g/jour) de 0 à 2 ans.

• *Carte d'insuffisant surrénalien :* doubler l'hydrocortisone en cas de fièvre, stress, traumatisme, etc.

• *Voie injectable* si absorption orale impossible ou en cas d'intervention chirurgicale (Hydrocortisone Roussel (HSHC) en IM 10 à 20 mg toutes les 8 heures, Syncortil 1 à 5 mg en IM/jour).
Surveillance clinique (poids, taille, croissance, pigmentation) et biologique.

HYPERPLASIE CONGÉNITALE DES SURRÉNALES (HCS)

Diagnostic et conduite à tenir

Déficit récessif autosomique, sur la synthèse corticosurrénalienne. Le plus fréquent est celui en 21 hydroxylase (85 à 95 % des cas). C'est la cause la plus fréquente des ambiguïtés sexuelles.
Le déficit enzymatique réduit la sécrétion de cortisol et d'aldostérone, élève les sécrétions d'ACTH d'où l'hyperplasie des surrénales, et entraîne l'accumulation d'androgènes.

Diagnostic clinique
Révélation précoce : 2 situations

• *Le pseudohermaphrodisme féminin (PHF)*

– Anomalie des organes génitaux externes (classification de Prader) avec pigmentation accentuée chez un nouveau-né, et aucune gonade palpable.
– Le frottis buccal est positif, le caryotype sera 46 XX. Le dosage en urgence de la 17 hydroxyprogestérone (17 OHP), montre un taux très élevé.
– Le diagnostic confirmé, le nouveau-né sera déclaré fille, le traitement substitutif entrepris, le programme chirurgical fixé avec une équipe spécialisée.

• *Syndrome de perte de sel*

– Si PHF : perte de sel à dépister et à traiter avant le 10ᵉ jour de vie, sinon elle survient à partir du 10ᵉ-15ᵉ jour de vie (30 à 50 % des cas).
– Clinique : absence de prise de poids, anorexie, vomissements, déshydratation avec hyponatrémie, hyperkaliémie, acidose métabolique et natriurèse conservée (> 30 mEq/l confirmant la perte de sel), parfois collapsus brutal.

– Tout syndrome de perte de sel doit faire rechercher un HCS par déficit en 21 hydroxylase avec taux élevé de 17 OHP. Le traitement est entrepris dès les prélèvements faits, sans en attendre les résultats.

• *Parfois hypoglycémies, hyperpigmentation.*

Les formes à révélation tardive
– Accélération staturale isolée ou associée à une virilisation anormale et précoce chez la fille (hirsutisme, hypertrophie clitoridienne).
– Puberté précoce périphérique chez le garçon (pilosité pubienne sans augmentation du volume testiculaire).
– Accélération staturale + avance de la maturation osseuse (androgènes surrénaliens) : risque de petite taille définitive.

Les explorations hormonales

• *Formes précoces :* le dosage en urgence de la 17 OHP suffit au diagnostic (taux élevé).

• *Dans tous les cas :* les dosages de testostérone, de la delta 4 androsténedione, DHA-SDHA confirment l'hypersécrétion des androgènes.
L'ACTH est élevé (témoin du déficit glucocorticoïde), le cortisol est normal ou bas. L'activité rénine plasmatique (ARP) est élevée en cas de déficit minéralo-corticoïde.

• *Le pregnanetriol urinaire* (chez le grand enfant) des 24 heures est un bon marqueur diagnostique et évolutif.

Le traitement

• *L'ambiguïté génitale :* prise en charge précoce médico-légale (déclaration de sexe) et chirurgicale en milieu spécialisé.

• *Perte de sel :* traitement du collapsus (macromolécules), réhydratation (150 mg/kg/jour de soluté apportant 10 à 15 mEq/j de NaCl)

• *Traitement hormonal (sans attendre les résultats)*

– Syncortil® (Acétate de désoxycorticostérone) 1 à 2 mg en IM chez le nouveau-né.
– Hémosuccinate d'Hydrocortisone IV : 2 à 4 mg/kg toutes les 6 h.
– Relais per os dès que possible.

• *Le traitement hormonal au long cours (voire IS)*

• *Prévenir les décompensations*

– Carte d'insuffisant surrénalien.
– Précautions en cas de fièvre, stress, traumatisme : doubler l'hydrocortisone.
– Si voie orale compromise (diarrhée, vomissements, etc) : Hydrocortisone (HSHC) Roussel : 10 à 20 mg/8 h en IM, syncortil® 1 à 5 mg/jour en IM.
– En cas d'intervention chirurgicale, voie IM de J0 à J4, IV le jour de l'intervention.

• *Critères d'équilibre*

– Poids, taille, croissance, progression de l'âge osseux, dosage 17 OHP, delta 4 androsténedione, ARP, pregnanetriol urinaire, +/– ACTH.
– Bien traité : évolution staturale satisfaisante, puberté normale, fertilité normale.

PUBERTÉ PRÉCOCE (PP)

Conduite à tenir

La puberté est précoce si les caractères sexuels secondaires apparaissent avant 8 ans chez la fille et 10 ans chez le garçon.
Pubertés précoces centrales (activation de l'axe hypothalamo-hypophyso-gonadique.) : sont plus fréquentes, souvent chez la fille.
Trois problèmes : faire le diagnostic de l'origine centrale, rechercher une étiologie tumorale, décider d'un traitement freinateur.

Origine centrale de la PP

• *Chez le garçon :* augmentation bilatérale et symétrique du volume testiculaire : > 30 mm x 20 mm, élévation du taux plasmatique de testostérone.

• *Chez la fille :* développement des seins et pilosité pubienne, le taux plasmatique d'œstradiol s'élève (> 25 pg/ml), frottis vaginal œstrogenisé (apparition de cellules intermédiaires et superficielles), utérus de taille pubère à l'échographie pelvienne

• *Accélération staturale* (> 5 cm par an) peut précéder les autres signes et avance de l'âge osseux > un an

• *Diagnostic confirmé* par test au LH RH de type pubertaire = pic de L H > au pic de FSH.

Recherche d'une étiologie tumorale
Radio du crâne, FO, champ visuel, surtout IRM cérébrale.
Chez la fille : 80 % des PP centrales sont idiopathiques, 20 % organiques.
Chez le garçon 50 % sont tumorales. Les 3 causes organiques les plus fréquentes : gliomes des voies optiques, l'harmatome hypothalamique, l'hydrocéphalie.

Le traitement
Le risque est la petite taille définitive par accélération de la maturation osseuse.
Il repose sur l'utilisation de l'analogue du LHRH (décapeptyl) une injection IM tous les 28 jours. Il entraîne un blocage efficace et réversible de l'activité gonadique.
La durée dépend de l'âge de début de la PP, de l'âge osseux et du pronostic de taille définitive.

Pubertés précoces périphériques
Soit dans le sens du sexe de l'enfant (iso-sexuelles) ou dans le sens opposé (hétérosexuelles).

• *PP iso-sexuelles*

Chez la fille : sécrétion prématurée d'œstrogène avec test au LHRH plat : rechercher une tumeur de l'ovaire, un kyste folliculaire.
Chez le garçon : volume testiculaire normal, testostérone élevée, test au LHRH pré-pubertaire, penser surtout au déficit en 21 hydroxylase à révélation tardive.

• *PP hétérosexuelles*

Exceptionnelle sécrétion d'œstrogènes par une tumeur surrénalienne chez le garçon.
Penser à l'hyperplasie des surrénales chez la fille virilisée.

RETARDS PUBERTAIRES (RP)

Diagnostic positif

• *Définition :* absence de signe de développement pubertaire après l'âge de 13 ans chez la fille, de 14 ans chez le garçon.
Plus fréquent chez le garçon (RP simple) ; chez la fille, le RP est souvent secondaire à une anomalie gonadique.

• *Motif de consultation :* retard statural avec changement de couloir, absence des caractères sexuels secondaires, aménorrhée primaire

• *Examen* (syndrome dysmorphique si fille ?), maladie chronique, chimiothérapie et/ou radiothérapie, intervention sur hernie ou ectopie.

• *Âge osseux souvent retardé.*

• *Testostérone ou œstradiol plasmatique prépubères.*

Diagnostic étiologique

Insuffisances gonadiques primitives (hypogonadisme hypergonadotrope) LH et FSH élevées.

• *Chez la fille (insuffisances ovariennes primitives = 50 % des RP.)*

– Surtout syndrome de Turner : dysmorphie inconstante, retard statural, dysgénésie gonadique et anomalie du caryotype (absence ou anomalie d'un X : 45 X0). Devant RP chez une fille demander un frottis buccal et un caryotype.
– Plus rarement : dysgénésies gonadiques pures, lésions ovariennes acquises (chimiothérapie, radiothérapie).

• *Chez le garçon*

– Anorchidie complète : rare (1/200 000 garçons).
– Atrophie testiculaire bilatérale acquise rare : torsion, traumatisme, causes iatrogènes, (chimiothérapie, radiothérapie, chirurgie itérative sur cryptorchidie).
– Syndromes rares : Willi Prader, Noonan, Klinefelter (46 XXY avec involution testiculaire précoce mais progressive).

• *Traitement substitutif* (testostérone ou œstrogènes et œstroprogestatifs chez la fille) avec pour but le développement des caractères sexuels secondaires et le pic de croissance pubertaire, puis une vie sexuelle normale (mais fertilité compromise)

Les hypogonadismes hypogonadotropes (déficit en gonadotrophines hypophysaires). Test au LH-RH plat.

• *Organiques*

– congénitaux :
• anosmie : syndrome de De Morsier Kallmann,
• insuffisance hypophysaire dite idiopathique.
– acquis : tumeur de la région hypothalamo-hypophysaire (surtout craniopharyngiome), chirurgie ou irradiation hypothalamo-hypophysaire.

• *Fonctionnels :* maladie chronique (Crohn, gluten non traité), hypothyroïdie, Cushing, anorexie mentale.

Les retards simples de la puberté (diagnostic d'élimination)
– Fréquent chez le garçon : antécédents familiaux de puberté tardive, retard de maturation osseuse, explorations endocriniennes normales. Il existe souvent un début de développement pubertaire.
– Ne nécessite aucun traitement sauf retentissement psychologique important. Chez le garçon (proposer l'Heptylate de testostérone à faible dose 50 mg en IM /15 jours pendant 6 mois).

HYPOTHYROÏDIES

L'aspect clinique varie selon la durée et l'intensité du déficit.

Diagnostic positif
Formes à révélation précoce : myxœdème congénital

• *1ers signes*

– postmaturité, poids de naissance supérieur à 4 000 g, fontanelle postérieure perméable, ictère néo-natal prolongé (au-delà de 21 jours),
– nouveau-né trop calme, buvant mal, vomissements, retard élimination méconium, hernie ombilicale, constipation,
– hypothermie, œdèmes périphériques

• *Puis tableau complet de myxœdème si pas de traitement*
– faciès rond, grossier, peau infiltrée, épaisse, cireuse ; nez écrasé, cerne gris-bleuté péri-buccal, macroglossie, yeux saillants, globuleux,
– abdomen flasque, distendu, hernie ombilicale, marbrures généralisées, hypothermie, constipation opiniâtre, anorexie contrastant avec prise de poids,
– retard de développement : hypotonie, somnolence, mauvaise succion, respiration bruyante, pleurs rares, trop calme, hypotherme.

• *Formes à révélation post-natale : plus fréquentes (2/3 des cas), 1er mois-1re année.*

– retard psychomoteur au 1er plan : nourrisson trop calme, dort beaucoup, peu actif, appétit médiocre mais prise de poids satisfaisante, constipation, hypothermie, cri et voix rauques,
– modifications morphologiques progressives
faciès rond, peau infiltrée, cireuse, pâle, macroglossie, cyanose péri-buccale aux cris, hypertrophie des muscles, membres courts, abdomen flasque, hernie ombilicale,
– retard statural précoce avec poids normal.

• *Forme tardive après 2 ans. Pas de retard mental*

– entre 5 et 10 ans ou période pubertaire : retard statural d'apparition secondaire isolé ou associé à une obésité,
– modification caractère (plus calme, perte de l'activité normale), infléchissement des résultats scolaires,
– frilosité, constipation (plus rare),
– puberté retardée ou incomplète,

• *Forme diagnostiquée par le dépistage (voir dépistage néo-natal)*

Confirmation du diagnostic

• *Dosages hormonaux :* hypothyroïdie périphérique avec TSH élevée, T3 libre et T4 libre abaissées.

• *Examens à visée étiologique*
test au TRH : peu utile
échographie thyroïdienne : glande en place, volume, aspect
scintigraphie thyroïdienne à l'iode 123 (test au perchlorate pour troubles de l'hormonosynthèse)
dosages des anticorps antithyroïdiens, antimicrosomes, iodémie, iodurie des 24 heures.

• *Anomalies osseuses : caractéristiques*

– retard de la maturation osseuse majeur
– points d'ossification absents ou plus petits pour l'âge
– dysgénésie épiphysaire : noyaux fragmentés, hétérogènes
– densification exagérée du squelette (crâne)

Diagnostic étiologique

• *Congénitale (1/4 000 naissances)*

→ *anomalie de développement avec glande non en place*
– cause la plus fréquente, trois filles pour un garçon
– athyréose ou ectopie (surtout linguale) 7 ectopies/1 athyréose

→ *hypothyroïdie avec glande en place : il existe un goitre*
– trouble de l'hormonogénèse : 7 variétés, familiale récessif autosomique
– sinon goitre endémique, crétinisme goitreux, prise d'antithyroïdiens de synthèse, d'iodure par la mère

• *Acquises*

→ *Thyroïdites auto-immunes* : thyroïdite d'Hashimoto (anticorps antimicrosomes, anti-thyroïdiens)
→ *post-chirurgicales, iatrogène* (anti-thyroïdiens de synthèse), carence en iode, radiothérapie, cystinose, insuffisance rénale.

Traitement

Nouveau-né : urgence car pronostic intellectuel en jeu

• *Produits :* L thyroxine gouttes, 1 goutte = 5 microgrammes
Levothyrox : comprimés à 25, 50, 100 microgrammes, 1 prise/jour

• *Posologie :*

Nouveau-né 5-8 microgrammes/kg/jour jusqu'à 3 mois puis décroissance à 7, 6, 5 microgrammes/kg/jour (1re année)
nourrisson et grand enfant : 3 à 5 microgrammes/kg/jour soit 100 ug/m^2/jour

• *Surveillance :* croissance en poids, taille, développement psychomoteur, âge osseux 2 fois/an, TSH, T3, T4. La TSH se normalise entre 4 à 6 semaines, doit rester normale basse.

DÉPISTAGE DE L'HYPOTHYROÏDIE CONGÉNITALE 1/4 000 NAISSANCES

Stratégie :
– systématique depuis 1979
– entre le 3e et le 6e jour de vie, dosage de la TSH sur papier buvard couplé au dépistage de la phénylcétonurie (test de Guthrie)
– résultats
TSH < 20 microU/ml : normal
TSH > 30 < 50 microU/ml : 2e prélèvement de contrôle
TSH > 50 microU/ml : convocation de l'enfant

Conduite à tenir

Recherche de signes cliniques
– Souvent : postmaturité, retard à l'élimination du méconium, ictère néo-natal prolongé, fontanelle postérieure perméable
– Si hypothyroïdie profonde : hypotonie, hernie ombilicale, macroglossie, marbrures, constipation, nouveau-né trop sage, buvant mal

En urgence
– Confirmer l'hypothyroïdie périphérique : TSH, T3, T4 libres ; radiographie du genou de face (point fémoral inférieur et tibial supérieur absents ou petits), échographie thyroïdienne (glande en place ou non, volume, aspect) scintigraphie à l'iode 123 avant le traitement si on ne le retarde pas ; anticorps antithyroïdien, antimicrosomes, iodémie.
– Traitement : urgent, avant les résultats de tous les examens, nouveau-né Lthyroxine en gouttes (1 goutte = 5 microgrammes) 7-8 microgrammes/kg/jour pendant 3 mois puis décroissance jusqu'à 5 microgrammes/kg/jour pendant la première année ; la TSH doit être normalisée en 4 à 6 semaines, et le rester.
– Ce traitement débuté vers J21 permet l'amélioration du pronostic mental.

Les hyper TSHémies
Ce dépistage a permis d'identifier des hyperTSHémies transitoires avec hypothyroïdies dues le plus souvent à une intoxication à l'iode (antiseptiques iodés chez la mère ou le nouveau-né).
Conduite à tenir identique, traitement parfois nécessaire quelques semaines.

GOITRE DE L'ENFANT ET DE L'ADOLESCENT

Conduite à tenir

Le reconnaître
– Soit visible, reconnu par l'enfant ou sa famille, soit palpé à un examen systématique.
– Mensurations (hauteur, largeur), homogène, diffus, nodulaire, souple, élastique, ferme, irrégulier, dur, sensible, douloureux, inflammatoire.

– Survenue récente, dans un contexte aigu.
– Rechercher adénopathies satellites.

Rechercher
– Hypothyroïdie : retard statural, frilosité, constipation, apathie, baisse des résultats scolaires.
– Hyperthyroïdie : tachycardie, amaigrissement, HTA, diarrhée, instabilité, accélération de la croissance.
– Basedow : exophtalmie, modification regard.

Demander
– Dosages TSH, T3 et T4
– Anticorps antimicrosomes, antithyroïdiens, antirécepteurs TSH
– Iodémie, iodurie des 24 heures
– Échographie thyroïdienne, scintigraphie à l'iode 123
– Âge osseux.

Enquête étiologique

• *Goitres diffus*

→ *Maladie de Basedow :*
– goitre élastique, vasculaire
– hyperthyroïdie clinique et biologique
– signes propres à la maladie de Basedow (exophtalmie…)
– goitre homogène (échographie, scintigraphie)

→ *Troubles de l'hormonosynthèse :*
– hypothyroïdie clinique inconstante
– hypothyroïdie franche ou compensée (intérêt du test au TRH : montée ample et prolongé de la TSH)
– maladie familiale, récessive autosomique
– intérêt de la scintigraphie thyroïdienne et du test au perchlorate (7 anomalies possibles sur la biosynthèse des hormones)

→ *Thyroïdite auto-immune (de Hashimoto)*
– goitre ferme, parfois irrégulier
– anticorps antimicrosomes antithyroïdiens
– autres maladies auto-immunes (diabète, insuffisance surrénale)
– échographie : aspect inhomogène
– hypo ou euthyroïdie,
– la moitié des cas d'hypothyroïdie acquise

→ *Goitre alimentaire*
– carence en iode : hypothyroïdie. (supplémentation)
– toxiques alimentaires (bloquent la synthèse) :
– intoxication à iode (iatrogène, amiodarone, bétadine…)

→ *Goitre péripubertaire*
– très fréquents, fille (95 %), diffus, homogène, modéré
– euthyroïdie clinique, biologique
– souvent disparition spontanée

• *Goitres nodulaires*

→ *Nodule unique : par vraiment un goitre*
– adénome toxique : exceptionnel, hyperthyroïdie clinique biologique, nodule hyperfixiant

– nodule hypofixiant : euthyroïdie le plus souvent bénin, mais l'urgence est d'éliminer le cancer

→ *Multinodulaires (rares chez l'enfant)*

Traitement, surveillance
– adapter à l'étiologie, traiter l'hypo ou hyperthyroïdie
– chirurgie : indication dans goitres multinodulaires
– surveillance essentielle : clinique (aspect du goitre), dysthyroïdie

GRANDES TAILLES

Diagnostic et conduite à tenir

Diagnostic
Grande taille : taille supérieure à + 2 DS
Gigantisme : taille supérieure à + 4 DS
Qui consulte : surtout filles en période pubertaire (grande taille mal vécue)

Conduite à tenir

• *Que faire et/ou rechercher ?*

– courbe de taille : grande taille ancienne (vitesse normale), grande taille récente (accélération)
– grandes tailles familiales ?
– signes d'hyperthyroïdie, de puberté précoce, ou pseudo-puberté précoce, virilisation chez la fille, hypertension intracrânienne, une dysmorphie
– âge osseux : dosages biologiques (hormonaux, autres) selon l'orientation étiologique

• *A quoi faut-il penser*

→ *Grandes tailles constitutionnelles ou familiales*
– les plus fréquentes, grandes tailles familiales, taille de naissance grande, de 0 à 5 ans, la courbe s'écarte de la normale ; après 5 ans, vitesse normale > + 2 DS
– examen clinique normal, puberté souvent avancée
– âge osseux en rapport avec âge chronologique
– pas d'examens biologiques
– non pathologique mais mal tolérée
– évaluer le pronostic de la taille définitive (courbe)
Si < 180 cm : ne rien faire
Si > 180 cm : traitement ? stéroïdes sexuels, somatostatine ? Indications à discuter en milieu spécialisé

→ *Grandes tailles pathologiques*

Causes endocriniennes
• Hyperplasie congénitale des surrénales par déficit en 21 hydroxylase
élévation de la 17 hydroxyprogestérone de base et après Synacthène ; traitement = hydrocortisone 10 à 15 mg/m^2/jour (sinon petite taille finale).

• Puberté précoce centrale : grande taille transitoire mais si non traitée, petite taille finale
• Hyperthyroïdie
• Hypersécrétion hormone de croissance : exceptionnelle, après 10 ans, accélération croissance, âge osseux normal, signes d'acromégalie tardifs, puberté retardée, signes d'hypertension intracrânienne, taux élevé de GH de base non freinée par l'hyperglycémie, SM.C très élevée : adénome éosinophile (IRM indispensable, traitement chirurgical).

Syndrome comportant une grande taille

• *Syndrome de Marfan :* autosomique dominant (quelques cas sporadiques), atteinte du collagène, dysmorphie (crâne dolicocéphale, globes oculaires enfoncés, visage triangulaire, prognathisme, palais ogival, aspect longiligne, gracileté, arachnodactylie), hyperlaxité ligamentaire, hypotonie, scoliose, luxations, développement mental normal, taille finale souvent > à + 2 DS ; gravité : œil (ectopie, luxation cristallin), système cardio-vasculaire (dilatation aorte ascendante, dissection aortique chez l'adulte jeune), insuffisance aortique, prolapsus valve mitrale)

• *Gigantisme cérébral* (syndrome de Sotos) sporadique, 65 % de garçons, taille et poids de naissance excessifs, accélération dans premières années, jusqu'à + 4 DS, + 5 DS, avance de l'âge osseux, taille définitive excessive, dysmorphie : cyphose/scoliose, retard mental souvent profond.

HYPERTHYROÏDIES

Diagnostic et conduite à tenir

Diagnostic de l'hyperthyroïdie
Clinique : aucun signe n'est constant, facile si séméiologie riche.

• *Éléments majeurs*

– troubles du caractère, du comportement (fréquents, précoces), hyperémotivité (pleurs faciles, anxiété, dépression, instabilité psychomotrice), accélération de la croissance staturale (aspect longiligne, gracile, poids souvent insuffisant pour la taille), avance de l'âge osseux inconstant, retard pubertaire.
– 4 grands signes : goitre (diffus > nodulaire), tachycardie (permanente, diminue au repos, s'accroît aux émotions, aux efforts, dépasse 100/mn, régulière, sinusale à ECG), éréthisme cardio-vasculaire, exophtalmie, tremblement fin et menu, exagéré par les émotions.

• *Éléments mineurs :* thermophobie, sudation, bouffées vasomotrices, polyuro-polydipsie, amaigrissement, fatigabilité anormale, diminution de la force musculaire

Biologie
– T3 T4 totales ou libres élevées
– test TRH plat : TSH ne s'élevant pas
– échographie, scintigraphie (fixation importante avec chute rapide)

Diagnostic étiologique

• *Exogènes :* rares, y penser évite les investigations
– thyrotoxicose factice : prise orale de thyroxine, T4 élevée, T3 normale, aveu de la prise
– prise d'iode : goitre préexistant, aveu de la prise d'iode, iodémie, iodurie des 24 h augmentées, absence de fixation à la scintigraphie thyroïdienne

• *Endogènes :* clinique, TSH de base et test au TRH permettent de distinguer les causes primaires et centrales.
→ *Hyperthyroïdies primaires* (TSH basse, TRH plat) : 2 groupes à la scintigraphie
– nodules hyperfixiants ou nodules chauds : adénome thyroïdien toxique uninodulaire (rare), cancer thyroïdien (exceptionnel), diagnostic sur l'examen histologique après exérèse.
– goitre diffus hyperfixiant
• Maladie de Basedow (la plus fréquente) : signes oculaires particuliers (exophtalmie vraie, infiltration palpébrale), goitre homogène, anticorps stimulant la thyroïde, éliminer toutes les autres causes d'hyperthyroïdie primaire
• Thyroïdite lymphocytaire chronique : goitre ferme, autres maladies auto-immunes (diabète insulino-dépendant, Addison…), scintigraphie, échographie inhomogène, test perchlorate positif, anticorps antimicrosomes, antithyroglobuline positifs à un taux élevé, l'hyperthyroïdie est souvent transitoire (et inconstante).

→ *Hyperthyroïdies d'origine centrale* (TSH et T3 T4 élevées) :
Adénomes hypophysaires à TSH (rarissime) : hyperthyroïdie avec goitre sans signe oculaire + syndrome de tumeur hypophysaire (compression chiasma, selle turcique ballonnisée), élévation de la TSH, non stimulée par TRH, non freinée par T3, tumeur hypophysaire en neuroradiologie (IRM, scanner), exérèse chirurgicale, diagnostic sur étude histologique.

Traitement de la maladie de Basedow (cause essentielle)
– Antithyroïdiens de synthèse : Carbimazole (20 à 40 mg/kg/j au début) ou methylthiouracyl (200 à 400 mg/j au début), puis après l'euthyroïdie (6 à 12 semaines) décroissance des doses (1/3 ou 1/2 dose initiale)
Surveillance hémogramme (toxicité médullaire)
– Bêta bloquants et parfois sédatifs (benzodiazépines) en cas de symptômes vasculaires importants
– Surveillance : poids, taille, goitre, fréquence cardiaque, TA et dosage T3 T4 TSH.
– Après 6 mois à 2 ans : épreuve d'arrêt de traitement et 2e cure d'antithyroïdiens si rechute (thyroïdectomie subtotale en cas de 2e échec du traitement médical).

RETARD DE CROISSANCE STATURALE

Diagnostic positif

• *Définition*

Taille < au 3e percentile ou inférieure ou égale à – 2 déviations standard (DS), nanisme si < 3 DS.

• *Clinique*

→ *Famille :*
– ethnie, taille parentale, familiale ; âge des pubertés parentales ; conditions socio-économiques ; habitudes alimentaires ; environnement psycho-affectif.

→ *Enfant :*
– poids, taille de naissance, souffrance néo-natale, naissance par le siège, thérapeutiques en cours (corticoïdes ?),
– courbe de croissance staturale (carnet de santé) : à priori non pathologique si croissance régulière > à – 2 DS (vitesse normale), à priori pathologique si infléchissement progressif ou brutal (cassure),
– examen clinique : âge chronologique, poids, taille, stade pubertaire, anomalies morphologiques (anomalie chromosomique, chondodysplasie), état nutritionnel, appareil digestif, examen viscéral complet.

• *Âge osseux sur poignet et main gauche (méthode Greulich Pyle)*

Étiologie

• *Retard de croissance sans causes pathologiques postnatales décelées*

– petite taille familiale : fréquente, vitesse de croissance normale, âge osseux normal, taille cible en rapport avec taille familiale,
– petite taille essentielle : pas de petite taille familiale, âge osseux en rapport avec âge chronologique, vitesse de croissance parfois ralentie après 5-6 ans, taille définitive souvent inférieure à la normale,
– retard de croissance et retard pubertaire : surtout le garçon, ralentissement de la croissance et de la maturation osseuse parfois dès 7-8 ans, taille alors à – 2 DS – 3 DS, retard pubertaire isolé (examen normal), pronostic statural bon et donc traitement si mauvaise tolérance psychosocial (heptylate de testostérone 50 mg en IM tous les 15 jours 3 à 6 mois),
– retard statural avec malformations et/ou anomalies chromosomiques : retard de croissance intra-utérin, retard psychomoteur, dysmorphie,
fœtopathie : rubéole, CMV, alcool…
syndrome de Turner (voir chapitre…),
– retard de croissance intra-utérin

• *Retard de croissance avec cause pathologique postnatale*

→ *Non endocriniennes :*
– chondrodystrophie : souvent très petite taille, dysmorphie, étude squelette
– maladies chroniques :
digestives : maladie cœliaque (petite taille isolée possible, diarrhée inconstante, anticorps antigliadines positifs, GH normale somatomédine C basse, pronostic bon sous régime), iléite de Crohn, recto-colite ;
rénales : insuffisance rénale chronique, tubulopathie avec polyuro-polydipsie ;
cardiovasculaires, pulmonaires, hépatiques, métaboliques, dénutrition chronique ;
– nanisme psychosocial : diagnostic difficile, évaluation psycho-affective complète nécessaire, GH souvent normale mais somatomédine C basse, diagnostic confirmé par la reprise de la croissance après séparation du milieu familial

→ *Endocriniennes*
– insuffisances thyroïdiennes primitives congénitales,
– hypercorticismes : obésité faciotronculaire, augmentation pilosité, cassure de la courbe de croissance, dosages hormonaux, recherche causes périphériques ou centrales,
– déficit en hormone de croissance 10 % des déficits staturaux.

DÉFICIT EN HORMONE DE CROISSANCE

10 % des étiologies des retard staturaux

Diagnostic positif

• *Clinique*

– Signe majeur : retard de croissance staturale parfois précoce, vitesse de croissance réduite (< 3 cm/an), avec cassure plus franche dans les formes acquises + retard de l'âge osseux.
– Aspect physique : visage arrondi, poupin, petit menton, ensellure nasale marquée, front bombé, peau fine peu colorée, cheveux fins
adiposité tronculaire, membres courts, extrémités petites et fines,
voix pointue, haut placée, micropénis.
– Hypoglycémie (nouveau-né, nourrisson).

Diagnostic du déficit en GH

– 2 tests pharmacologiques ou sécrétion (nocturne, nycthémérale)
– déficit complet si pic de GH < à 5 ng/ml, partiel si pic entre 5 et 10 ng/ml (sécrétion nocturne intégrée < 3 ng/ml)
– somatomédine C abaissé

Conduite à tenir

• *Rechercher*

– un autre déficit hypophysaire : en TSH (T3, T4, TSH, test au TRH), en ACTH (cortisol à 8 H de base et sous hypoglycémie), en LH et FSH (test auLH RH), diabète insipide central (polyuro-polydipsie, osmolarité plasmatique et urinaire à jeun élevées, épreuve de restriction hydrique),
– une lésion organique hypothalamo-hypophysaire : radios crâne, surtout IRM (ou scanner).

Étiologies

• *Déficit idiopathique*

– isolé, 49 à 85 % des insuffisances hypophysaires, prédominance masculine, formes familiales rares (5 à 10 %) récessif autosomique ;
– déficits multiples : plus fréquents chez le garçon, souffrance périnatale dans 20 à 40 % des cas, par ordre de fréquence les autres déficits sont TSH, ACTH (parfois retardés).

• *Causes organiques*

– Malformations cérébro-faciales : anomalies hypothalamo-hypophysaires et de la ligne médiane : dysplasie septo-optique, agénésie antéhypophyse (IRM), syndrome d'interruption tige (IRM)
– Formes acquises organiques : 30 % des cas environ
• signes révélateurs : retard statural, hypertension intracrânienne, troubles visuels, diabète insipide, hypoglycémie.
• étiologies
Crâniopharyngiomes : le plus fréquent (retard statural + HTIC et troubles visuels, calcifications sur radiographie du crâne, scanner et surtout IRM confirment le diagnostic)
Autres tumeurs : gliomes des voies optiques, germinome et tératome du plancher du V3
Histiocytose X (à cellule de Langherans) : souvent diabète insipide puis déficit en GH

Séquelles de radiothérapie crânienne (déficit en GH quasi-constant pour une dose > 2 400 rads)
Séquelles de traumatisme crânien, méningite, tuberculose

Traitement
– hormone de croissance biosynthétique (génie génétique)
– indication dans le déficit complet (et partiel) en GH
– injection sous-cutanée 6 jours sur 7 (0,5 U/kg/semaine)

ANOMALIE DES ORGANES GÉNITAUX EXTERNES (O.G.E.) CHEZ UN NOUVEAU-NÉ

Conduite à tenir

Urgence néo-natale : risque d'insuffisance surrénale révélatrice

Reconnaître l'ambiguïté des OGE

Examen systématique des OGE : degré de virilisation selon la classification de Prader.

• *Préciser*

– l'existence d'un tubercule génital, (longueur ventrale et dorsale, largeur, caractère coudé ou non, corps caverneux), d'un orifice urétral, d'un orifice vaginal, leurs sièges et leurs rapports, de bourrelets génitaux, (fusion, pigmentation, striation)
– la palpation de gonades (siège, taille, consistance, annexes)

• *Y penser*

– devant un nouveau-né de phénotype féminin si hypertrophie clitoridienne (> 4 mm), si gonade palpée dans la grande lèvre, si hernie inguinale ;
– chez un nouveau-né de phénotype masculin si hypospade pénoscrotal et périnéoscrotal, si cryptorchidie bilatérale

• *Interrogatoire détaillé :* antécédents d'ambiguïté, de décès néo-nataux inexpliqués, prises médicamenteuses pendant la grossesse

Examen clinique complet (voies urinaires, rachis, dysmorphie)

Quels examens ?
– Frottis buccal : si corpuscules de Barr >10 %, oriente vers XX
– Caryotype lymphocytaire
– Ionogramme sanguin et urinaire : perte de sel ?
– 1 seul dosage hormonal urgent = 17 hydroxyprogestérone : taux élevé = déficit en 21 hydroxylase
– Puis éventuellement : ACTH, rénine active, composé S, androgènes surrénaliens et testostérone, dihydrotestostérone.

– Si traitement hormonal substitutif urgent : garder du plasma
– Échographie abdomino-pelvienne : cavité vaginale ? utérus ?
– Génitographie : type d'urètre, existence d'un sinus urogénital, existence d'un vagin et son abouchement, empreinte de col utérin
– Parfois : endoscopie urétrale voire laparotomie exploratrice (hermaphrodisme).

Plan médico-légal : en France, un nouveau-né doit être déclaré dans les trois jours suivant la naissance (dimanche, jours fériés exclus). Lorsque les éléments du choix du sexe d'élevage ne peuvent être réunis dans ce délai, il existe une disposition légale permettant de surseoir à la déclaration du sexe tant que les explorations médicales ne le permettent pas (paru au Journal Officiel).

Rapporter l'ambiguïté sexuelle à sa cause

Corpuscule de Barr positif + caryotype 46 XX, gonades non palpées

• *Pseudohermaphrodisme féminin (PHF)*

– la cause la plus fréquente (50 % des ambiguïtés) est l'hyperplasie congénitale des surrénales par déficit en 21 hydroxylase avec ambiguïté + déficit gluco et minéralo-corticoïde : taux élevés de 17 hydroxy-progestérone (et autres androgènes), les autres déficits sont plus rares : 11 bêta hydroxylase, 3 bêta ol déshydrogénasse ;
– élévation de l'ACTH et activité rénine plasmatique élevés = déficit gluco-corticoïde et minéralo-corticoïde ;
– plus rarement étiologies malformatives ou d'origine maternelle (médicamenteuse, lutéome gravidique).

• *Hermaphrodisme vrai :* association de tissu testiculaire et de follicule ovarien. 60 % ont un caryotype 46 XX.
– les gonades sont parfois palpées, avec souvent une asymétrie des bourrelets génitaux. Le diagnostic est suspecté, après élimination d'un PHF, devant l'existence d'un vagin avec utérus +/– trompes, des taux élevés de testostérone de base ou après HCG, et parfois d'estradiol.
– le diagnostic repose sur la laparotomie exploratrice avec histologie des gonades.

Corpuscule de Barr négatif, caryotype 46 XY

Une ou deux gonades sont palpées en position normale ou ectopique, 2 cas à la génitographie :

• *Vagin borgne, pas d'utérus = pseudohermaphrodisme masculin (PHM) dont les causes sont :*

– anomalie sur la synthèse de la testostérone : risque d'insuffisance gluco et minéralo-corticoïdes. Ces déficits sont rares, de diagnostic difficile : élévation des précurseurs de la testostérone, du cortisol, de l'ACTH, voire de la rénine active : ce sont les déficits en 20-22 desmolase, 17 alpha hydroxylase ;
– syndrome de régression testiculaire ;
– anomalies des organes cibles ;
– déficit en 5 alpha réductase : taux élevés de testostérone, bas de dihydrotestostérone (DHT) ;
– déficit en récepteurs de la testostérone : complet = testicule féminisant, partiel = anomalie des OGE.

• *Il existe un vagin et une cavité utérine*

– PHM dysgénétique avec déficit de la fonction leydigienne et anti-mullerienne. Testicules dysgénétiques : taux élevés de LH, FSH, montée insuffisante de la testostérone sous HCG ;
– dysgénésie gonadique mixte avec 1 testicule et 1 gonade indifférenciée, caryotype soit 46 XY soit 46 XY-45 XO. Dans ces 2 cas la spermatogenèse est compromise et il existe un risque de dégénérescence maligne des gonades.

Le choix du sexe d'élevage

PHF : sexe d'élevage féminin, correction anatomique le plus tôt possible. La fertilité est conservée.

Hermaphrodismes vrais : sexe d'élevage souvent féminin car vagin souvent de bonne taille, tissu ovarien normal et tissu testiculaire dysgénétique. Fertilité possible si utérus avec une ou deux trompes fonctionnelles.

PHM dysgénétiques avec canaux de Muller : sexe d'élevage féminin, vaginoplastie possible, la fertilité masculine est compromise, castration car des risques de dégénérescence.

PHM non dysgénétiques
– déficit de synthèse de la testostérone : sexe féminin le plus souvent
– déficit en 5 alpha réductase : masculin si l'un des deux testicules est intra-scrotal ou abaissable. La puberté masculine sera spontanée, la chirurgie possible et la croissance de la verge peut être obtenue sous androgénothérapie
– déficit en récepteurs :
complet : phénotype féminin, sexe d'élevage féminin, diagnostic souvent tardif à la puberté (aménorrhée, stérilité)
partiel : le choix dépend de la réponse du bourgeon génital à la testostérone, si bonne sexe masculin, sinon féminin
– PHM malformatif : sexe masculin si un des deux testicules est intra-scrotal.

Que dire aux parents ?
Ne pas parler d'ambiguïté, ni de sexe incertain, mais de sexe non évident, masqué par une malformation, attendre les résultats des examens décisifs pour annoncer et déclarer le sexe. Être clair sur le calendrier : intervention, traitement, stérilité ou non.

OBÉSITÉ

Diagnostic et conduite à tenir

Définition
Poids > 2 déviations standards (poids rapporté à la taille)

Examen
– Antécédents familiaux : poids et taille parents et fratrie

– Poids et taille de naissance, courbe de poids et de taille : dater le début du surpoids
– Alimentation des premiers mois et premières années
– Comportement alimentaire : interrogatoire diététique précis (quantité, qualité, rythme des repas, grignotage, fringales, hyperphagie, évaluer l'apport calorique quotidien et la répartition des nutriments).
– Habitudes alimentaires familiales = facteur d'entraînement
– Apprécier :
• motivations de l'enfant ou l'adolescent, motivation des parents
• attitude de l'enfant face à son excès pondéral en famille, en collectivité
– Examen clinique :
• importance du surpoids
• répartition de l'obésité : globale, facio-tronculaire, adipomastie, graisse prépubienne, vergetures
• recherche d'une HTA, de troubles de la statique vertébrale, d'une gêne respiratoire à l'effort
• recherche d'un retard statural (avec retard de l'âge osseux), d'une anomalie du développement pubertaire : pilosité pubienne précoce, modification récente de la morphologie ou du comportement.

Diagnostic étiologique

• *Endocriniennes :* surpoids avec retard statural et cassure de la courbe de croissance
– hypercorticisme : modification de la morphologie, obésité facio-tronculaire, érythrose du visage, vergetures, HTA, ostéoporose (soit Cushing soit corticothérapie à fortes doses)
– déficit en STH : obésité modérée avec adiposité du tronc, graisse prépubienne
– hypothyroïdie acquise avec obésité globale, ralentissement de la croissance, modification du comportement (diminution efficience scolaire)

• *Maladies génétiques avec souvent retard mental*
– syndrome de Laurence Moon Bardet Biedl : polydactylie, rétinite pigmentaire, hypogonadisme, risque de diabète insulinoprive, dysmorphie,
– syndrome de Willi-Prader-Labhart : retard statural, hypotonie des premiers mois de vie, acromimie, hypoplasie des organes génitaux.

• *Encéphalopathies diverses, immobilisation prolongée*

• *Grande majorité des cas :* sujet normal avec excès alimentaire. Sa croissance est normale voire un peu accélérée. Cette obésité va persister à l'âge adulte dans 2/3 des cas.

Traitement
– Diététique essentiellement : réduction calorique sur les lipides et les glucides, 1300 à 1500 calories/jour chez l'adolescent, parfois moins si nécessaire (surveillance accrue)
– Prise en charge de l'enfant ou l'adolescent et de sa famille : consultation régulière (mensuelle), essayer d'accroître la motivation, soutien psychologique parfois nécessaire
– Pas de médicaments adjuvants : effets secondaire des anorexigènes, dangers des sédatifs, diurétiques, extraits thyroïdiens.

Les résultats
– Perte de poids initiale, mais résultats décevants à long terme. Environ 20 % des obèses arrive à un poids normal et garde ce poids.
– point essentiel à retenir : un obèse dont la taille est normale n'est pas malade mais polyphagique.

CONTRACEPTION CHEZ L'ADOLESCENTE

Généralités

• *Problème fréquent :* l'âge des premiers rapports s'abaisse, or plus de la moitié des adolescentes ont leur premier rapport sans aucune contraception.

• *La prescription d'une contraception* chez une mineure ne nécessite pas l'autorisation parentale.

• *Le motif de la consultation de l'adolescente* doit souvent être décrypté : la demande de contraception signifie parfois plutôt une demande d'information ; à l'inverse, certains symptômes (troubles des règles, douleurs abdominales..) peuvent cacher une demande de contraception que la jeune fille n'ose pas exprimer.

Les préalables à la prescription

• *L'examen clinique doit être complet.* Cependant il n'est pas obligatoire de faire un examen gynécologique dès la première consultation si la jeune fille est réticente.

• *La consultation* doit être l'occasion d'informer la jeune fille sur la physiologie génitale, les maladies sexuellement transmissible (MST).

Les différentes méthodes contraceptives

Les préservatifs

Bonne méthode de contraception et de protection contre les MST quand ils sont correctement utilisés mais nécessitent la coopération du partenaire et sont souvent ressentis comme « peu romantiques » par la jeune fille. Les campagnes (réussies) en faveur du préservatif pour empêcher la transmission du SIDA freinent actuellement la réflexion des jeunes sur la contraception.

La contraception vaginale (gels, mousses, crèmes, ovules spermicides) : rarement utilisable à cet âge.

Le stérilet

Contre-indiqué, sauf si toute autre méthode est impossible (risque grave d'infection, de stérilité ultérieure).

Le coitus interruptus, la douche vaginale, souvent utilisés par les adolescents, comptent beaucoup de grossesses à leur « actif ».

La contraception hormonale est en fait la méthode la plus utilisée.

• *Examens biologiques préalables :* hémogramme, transaminases, cholestérol et triglycérides

• *Contre-indications*

– absolues : maladies thrombo-emboliques, hépatiques, accident cérébral vasculaire, trouble du métabolisme lipidique, grossesse, métrorragie de cause non élucidée
– relatives : état dépressif, collagénoses, diabète, adolescente peu fiable, migraines sévères.

• *Médicaments risquant de faire échouer la contraception*

– inducteurs enzymatiques : anti-convulsivants (phénobarbital, carbamazépine, phénitoïne), rifampicine
– antibiotiques inhibant le cycle entéro- hépatique : ampicilline, chloramphénicol, tétracycline, nitrofurantoïne, pénicilline V.

• *Produits utilisables*

– pilules oestro-progestatives : normodosées, monophasiques (Milli Anovlar®, Stédiril®...), séquentielles (Ovanon®, Physiostat®...), ou minidosées : 20 à 40 gammas d'éthinyl-œstradiol + progestatif de dernière génération, sans effet androgénique (Varnoline®, Mercilon®, Phaeva®, Tri- Minulet®, Cilest®...)
– pilules progestatives pures, à dosage fort (Orgamétril®, Lutény®...) ou faible (Exluton®, Milligynon®), ou contenant de l'acétate de cyprotérone (Diane®).

• *Surveillance clinique ultérieure :* au bout de 1, 3, 6 et 12 mois la première année.

Choix de la méthode

La contraception hormonale est la méthode la plus utilisée. Certains prescrivent plutôt les nouvelles mini- pilules citées (Varnoline, etc), d'autres préfèrent les pilules normodosées, à « climat » plus œstrogénique (peau grasse) ou plus progestatif (mastodynies, syndrome prémenstruel) ; l'acétate de cyprotérone peut être prescrit en cas d'hyperandrogénie.

Pilule du lendemain

Dans les 1res 24 heures après le rapport : Stédiril : 2 comprimés, à répéter 12 heures plus tard. De 24 à 72 heures : Distilbène 50 mg/j pendant 5 jours, associé à un anti-émétique.

PUBERTÉ NORMALE

Croissance somatique

La taille des garçons et des filles augmente d'environ 5 cm par an entre 5 et 10 ans. Elle s'accroît en moyenne de 25 cm chez les garçons entre 12 et 16 ans, de 20 cm chez les filles entre 10 et 14 ans.

Développement des caractères sexuels des filles

La « puberté surrénalienne » peut débuter dès 7-8 ans : apparition de poils pubiens (prématuré pubarche).

Les stades de Tanner

Stade	*Seins*	*Pilosité pubienne*
1	prépubère	duvet ou peau glabre
2	mamelon et aréole turgescents	quelques poils fins, pigmentés
3	saillie de la glande qui ne dépasse pas la projection de la surface pigmentée	poils plus gros, ne recouvrant pas la peau
4	glande mammaire plus large, saillante	poils formant une touffe ne recouvrant pas le pubis
5	seins de type adulte	poils occupant tout le pubis, limite supérieure horizontale

Autres modifications

– La vulve devient verticale, petites et grandes lèvres, clitoris se développent
– Les premières règles surviennent en moyenne 2 ans après les premiers signes de puberté.
– La pilosité axillaire débute 12- 18 mois après la pilosité pubienne.

Développement des caractères sexuels chez les garçons

La prémature pubarche est moins fréquente que chez les filles.
Le premier signe visible de puberté est le développement des testicules (mesurable grâce à un orchidomètre) : 1 à 2 ml avant la puberté, 4 ml à 12 ans, 10,8 à 14 ans, 17,6 à 17 ans.

Stades de Tanner de la pilosité pubienne

Stade	*Pilosité pubienne*
1	Prépubère
2	Quelques poils fins, ondulés, pigmentés
3	Poils épais, dressés verticalement, séparés les uns des autres
4	Poils nombreux, épais recouvrant une partie du pubis
5	Pilosité de type adulte, se prolongeant sur les cuisses, les fesses

Autres modifications : de la verge, de la pilosité corporelle, de la musculature, de la morphologie, de la voix. Premières éjaculations vers 14 ans.

Chez le garçon et la fille, modifications et maturation psychologiques, mentales, affectives.

Modifications hormonales

Les raisons initiales du déclenchement de la puberté sont inconnues.
En début de puberté, la sécrétion hypothalamique de LH-RH (ou LRH ou gonadolibérine), entraîne une augmentation de FSH puis de LH.

La sécrétion de testostérone s'élève de 20 à 30 fois chez le garçon, de 2 ou 3 fois chez la fille ; l'estradiol augmente progressivement, il est plus élevé chez la fille à partir du stade 2 de Tanner ; la progestérone et la 17 hydroxyprogestérone augmentent de 2 fois pendant la puberté, elles sont plus élevées en fin de puberté chez le garçon.
Toutes les indications données ici, tant cliniques que biologiques, doivent être relativisées : il existe de nombreuses variantes de la normale. L'âge d'apparition de la puberté est souvent à peu près le même que celui du parent.

VULVO-VAGINITES DE LA PETITE FILLE ET DE L'ADOLESCENTE

Vulvo-vaginites de la petite fille

Leur fréquence tient à plusieurs facteurs : non stimulation œstrogénique à cet âge, vulve de l'enfant anatomiquement plus exposée que celle de l'adulte, hygiène locale de l'enfant souvent médiocre.

L'examen.

• *Interrogatoire (de la mère, mais aussi de l'enfant seule chaque fois que cela paraît possible)*

Antécédents personnels et familiaux de l'enfant, histoire spécifique : date de début des troubles, aspect des pertes, existence de signes vulvaires (prurit, brûlures, douleur), traitements effectués, existence d'une pharyngite, d'une diarrhée, d'une dermatose.

• *L'examen physique local*

– Technique : prendre le temps de mettre l'enfant en confiance ; elle doit être couchée sur le dos (éventuellement sur les genoux de sa mère) jambes repliées, genoux écartés, talons l'un contre l'autre. Il faut disposer d'un bon éclairage.
– L'inspection note d'éventuels signes cutanés autour des organes génitaux. L'examen de la vulve se fait en exerçant, des deux mains posées de part et d'autre de la vulve, une traction douce vers le bas et l'arrière, en écartant les grandes lèvres : on voit ainsi habituellement non seulement la vulve et l'orifice hyménéal, dont on note l'aspect (en sachant qu'il existe des variations normales), mais aussi la partie inférieure du vagin.
– On différencie ainsi les vulvites simples, pour lesquelles aucun examen complémentaire n'est en général nécessaire, et les vaginites et vulvo-vaginites, plus rares, avec écoulement issu de l'orifice hyménéal, et pouvant nécessiter une vaginoscopie.
– Toucher rectal avec l'auriculaire : permet de mettre en évidence une leucorrhée d'origine vaginale.
– Si les pertes sont d'origine vaginale, si l'on pense à un corps étranger, ou si la vulvite résiste ou récidive malgré un traitement correct, une vaginoscopie peut être nécessaire (faite éventuellement avec un otoscope) ; elle permet l'éventuelle extraction d'un corps étranger, les prélèvements bactériologiques, faits sans effleurer la vulve. L'aspect de la leucorrhée peut parfois orienter vers une étiologie : pertes grumeleuses, blanches ou jaunes avec lésions de grattage, de la candidose, pertes crémeuses, purulentes, de la gonococcie, pertes brunâtres, parfois sanglantes, fétides, dues à un corps étranger.

Les prélèvements recherchent les principaux germes responsables

Streptocoque, colibacille ou autres germes intestinaux, chlamydia, gonocoque, candida, Gardnerella vaginalis, responsable des vaginites non spécifiques. Un scotch-test peut être fait à la recherche d'oxyures. La découverte de certains germes, transmis par voie sexuelle chez l'adulte, pose de difficiles problèmes : gonocoque, trichomonas, chlamydia, posent la question d'un possible abus sexuel.

Les vaginites (avec ou sans vulvite secondaire) peuvent, rarement, être secondaires à différentes causes : corps étranger intra-vaginal, infection urinaire très rarement, exceptionnellement tumeur (rhabdomyosarcome), adénose vaginale, fistule vaginale secondaire à un traumatisme ou à une maladie inflammatoire du tube digestif, malformation génitale congénitale (sinus uro-génital, fistule recto-vaginale).

Prise en charge thérapeutique

• *En cas de simple vulvite*

→ *Mesures d'hygiène :*

– toilette locale avec un savon acide et eau tiède, bon séchage,

– sous-vêtements en coton, lavés tous les jours ; pas de maillot de bains mouillé gardé trop longtemps,

– après défécation, s'essuyer d'avant en arrière, puis se laver soigneusement les mains

→ *On peut ajouter des irrigations vulvaires* faites par la maman à l'aide d'une petite poire en caoutchouc ou d'une seringue en plastique sans amener l'extrémité au contact de la peau, et d'un antiseptique dilué (1 cuillerée à soupe par litre d'eau bouillie tiédie).

• *En cas de vaginite*

→ *Ajouter une antibiothérapie locale* : instillation intra-vaginale, à l'aide d'un compte-gouttes, d'une préparation antibiotique adaptée au germe en cause ; ou instillation dans le vestibule et le vagin, chaque soir, 6 jours de suite, après miction et toilette, d'une capsule de Polygynax Virgo.

→ *En cas de récidives multiples*, envisager un traitement œstrogénique : Ethinyl- Œstradiol 50 gammas : 1/4 comprimé tous les 2 jours pendant 8 jours.

→ *Traitement antibiotique* : parfois indiqué devant une vulvo- vaginite à germes banals : pénicilline ou macrolide pendant 10 jours ; il peut s'imposer devant une infection à germe particulier : Métronidazole (10 à 30 mg/kg/j)pendant 10 jours contre un Trichomonas ou Gardenerella vaginalis ; macrolide contre le gonocoque, le Mycoplasme, les Chlamydia (traitement de 20 jours) ; traitement antimycosique local et général si nécessaire. Un traitement contre les oxyures sera éventuellement prescrit.

EN RESUMÉ : on peut opposer les vulvites simples dans lesquelles l'examen clinique simple assure le diagnostic, et qui guérissent par un traitement local antiseptique et des mesures d'hygiène, et les vulvo-vaginites qui peuvent rendre nécessaire la vaginoscopie et ne céder qu'après traitement antibiotique local et/ou général, voire oestrogénothérapie. En tout cas les infections vulvo-vaginales banales disparaîtront dès la puberté.

Vulvo-vaginites de l'adolescente

Les pertes physiologiques débutent en période prépubertaire ou pubertaire, et ne sont pas signe de vulvo-vaginite.Les germes le plus souvent à l'origine d'une infection à cet âge sont : Gardnerella vaginalis, les mycoses, et les germes à transmission sexuelle.

DYSMÉNORRHÉE PRIMAIRE

Diagnostic positif : facile par l'interrogatoire

• *Date d'apparition :* plusieurs mois après les premières règles (au moment où les cycles commencent à être ovulatoires).

• *Chronologie :* débutent soit quelques heures avant les règles, soit à leur tout début. Elles cessent en général le deuxième ou le troisième jour.

• *Siège :* pelvien, parfois lombaire avec des irradiations crurales.

• *Intensité :* parfois grande, entraînant alors souvent un absentéisme scolaire.

• *Signes* d'accompagnement : fréquents : nausées ou vomissements, asthénie, diarrhée, céphalées.

Diagnostic différentiel : se pose rarement avec :

• *Les autres causes de douleurs pelviennes,* dont la chronologie n'est pas la même.

• *Les dysménorrhées secondaires :* à une infection, une endométriose.

L'examen clinique est normal en cas de dysménorrhée primitive.

Traitement
On utilisera :

• *En premier lieu les antalgiques habituels :* tel le paracétamol (60 mg/kg/jour).

• *En cas d'échec, les antispasmodiques :* Spasfon®, Viscéralgine®.

• *Étape suivante éventuelle :* utilisation des anti- inflammatoire de synthèse (qui agissent en tant qu'inhibiteurs de la synthèse des prostaglandines) : Naproxine® 250 mg 3 fois par 24 heures, Ponstyl®: 500 mg 2 ou 3 fois par 24 heures.
L'important est de commencer le traitement très vite : dès l'apparition de douleurs ou le début de l'écoulement de sang. 24 heures de traitement, parfois 48 heures, sont en règle suffisants.

• *La prescription d'une pilule œstro-progestative* ne se justifie que si une contraception est demandée.

DIABÈTE SUCRÉ

Il est pratiquement toujours insulinoprive chez l'enfant.

Diagnostic positif

• *Début progressif*

En quelques semaines apparaissent :

– polydipsie,
– polyurie, pouvant entraîner une énurésie
– polyphagie, éventuellement remplacée par des vomissements
– amaigrissement.
Les douleurs abdominales sont fréquentes, peuvent être au premier plan du tableau clinique.

Le diagnostic est très facile dès qu'on l'évoque : glycosurie importante à la bandelette urinaire, glycémie très franchement augmentée : plus de 2 g/l.
Il est inutile et coûteux de faire d'autres examens à visée diagnostique.

• *Les signes de début* sont souvent méconnus chez l'enfant, et le diagnostic est fait devant des signes d'acidocétose : diminution de la vigilance pouvant aller jusqu'au coma, déshydratation intra- et extra-cellulaire, respiration ample de type dyspnée de Kussmaul.
Le diagnostic biologique est aisé : glycosurie et cétonurie massives, hyperglycémie et cétose, acidose métabolique.

Diagnostic différentiel

• *Lorsque le début est progressif :* on peut évoquer à tort une potomanie, une énurésie d'origine psychologique (mettre une bandelette dans les urines). Les douleurs abdominales peuvent induire en erreur.

• *Devant un tableau d'acidocétose*
– l'intoxication salicylique peut donner un tableau comparable, mais l'anamnèse et la biologie trancheront (pas d'hyperglycémie massive),
– la dyspnée a pu être à l'origine d'erreurs diagnostiques dues à une analyse insuffisante de son type et de la clinique.

Traitement

• *L'acidocétose diabétique : principes du traitement*

– Traitement de la déshydratation par une voie d'abord veineuse : sérum physiologique, puis solution de type B 27 lorsque la glycémie s'abaisse à 2,5 g/l
– Insulinothérapie par une deuxième voie veineuse ; en moyenne, les premières heures : 0,1 unité d'insuline ordinaire/kg/h (0,05 u/kg/h au-dessous de 3 ans ou s'il ne s'agit pas d'une acidocétose franche, ou si l'enfant a déjà reçu de l'insuline)
– Surveillance et traitement des troubles métaboliques : en particulier prévention et traitement d'une hypokaliémie, fréquente lorsque l'acidose commence à régresser, surveillance de la natrémie
– Correction de l'acidose par du bicarbonate : seulement si le pH est inférieur à 7,10.

• *En dehors de l'acidocétose : insuline par voie sous-cutanée*

– Le plus souvent : 2 injections par jour d'un mélange d'insuline ordinaire, rapide (agissant 6 heures), et d'une insuline semi– lente (action : 12 à 18 heures)
– Parfois, chez l'adolescent, utilisation d'un « stylo » à insuline, en faisant 3 injections avant les repas d'une insuline rapide au stylo, et une injection avec une seringue traditionnelle, tard le soir, d'une insuline lente (durée d'action : 24 heures environ)
– Très rarement, chez le nourrisson, on discute l'utilisation d'une pompe non implantée
– Surveillance et adaptation des doses d'insuline par les bandelettes urinaires, et surtout maintenant grâce à la surveillance avant chaque repas de la glycémie au bout du doigt, lue sur une bandelette, avec souvent utilisation d'un lecteur de glycémie

– Les critères d'un traitement satisfaisant sont :
• le bon état clinique, avec croissance staturo-pondérale normale
• une vie sociale et scolaire normale, non handicapée par des malaises hypoglycémiques trop fréquents
• une glycosurie nulle ou faible
• des glycémies le plus souvent entre 0,70 et 1,60 g/l
• une hémoglobine glycosylée A1c (contrôlée toutes les 6 ou 8 semaines) entre 6 et 8 %.

Complications

• *Aiguës*

– Le coma acidocétosique ne devrait pas se voir une fois le diabète connu ; il est souvent le fait d'adolescents en rupture de traitement
– Les malaises hypoglycémiques sont d'intensité variable : de la simple faim impérieuse au coma avec convulsions. À priori tout malaise chez un diabétique connu doit être considéré comme hypoglycémique et traité comme tel.
On ne peut totalement les éviter si l'équilibre moyen est bon ; leur survenue impose le resucrage per os, ou l'injection intra-musculaire de Glucagon (suivie d'un resucrage) ou intra-veineuse de glucosé à 30 % si l'enfant n'est pas conscient ou vomit
– L'œdème aigu cérébro-méningé est une complication rare mais très grave d'un coma acidocétosique

• *Les complications dégénératives* ne se voient pratiquement pas avant la puberté et au moins 5 ans d'évolution du diabète. Faire cependant dès le début des examens annuels de dépistage. Ce sont essentiellement :
– Rétinopathie diabétique : fond d'œil, puis après un certain temps d'évolution, angiographie à la fluorescéine ; cataracte : examen à la lampe à fente
– Atteinte rénale, imposant la recherche régulière de micro-albuminurie.

SYNDROMES DE TURNER ET DE NOONAN

Syndrome de Turner

Dû à une monosomie avec caryotype 45, X0. Il n'est pas en relation avec l'âge de la mère.

Diagnostic

• *Avant la naissance :* par étude du caryotype fœtal en cas de retard de croissance intra-utérin

• *À la naissance, devant*

– une petite taille
– un syndrome de Bonnevie-Ullrich :
• petite taille
• lymphœdème des extrémités
• excès de peau sur la nuque

• *Dans l'enfance :*
– petite taille : entre – 2 et – 4 D.S.; taille définitive inférieure à 1,50 m.

– dysmorphie :
• visage triangulaire avec hypoplasie mandibulaire, orientation antimongoloïde des yeux, oreilles implantées bas, cou court et pterygium colli, implantation basse des cheveux
• thorax en bouclier avec écartement excessif des mamelons
• brièveté du 4e métacarpien, cubitus valgus
• nœvi nombreux

• *À l'âge de la puberté :* impubérisme et aménorrhée primaire (les ovaires sont réduits à des bandelettes fibreuses, l'utérus est hypoplasique, parfois bifide)

• *Quel que soit le tableau clinique, le diagnostic est affirmé par :*

– l'absence de corpuscules de Barr au frottis buccal
– l'étude du caryotype : 45, X ou variantes : mosaïque, isochromosome…

Pathologies souvent associées
– Malformations cardiaques : coarctation de l'aorte
– Malformations rénales : rein en fer à cheval.
– L'intelligence est normale ou presque

Traitement
– Avant l'âge de la puberté : traitement par hormone de croissance
– À l'âge de la puberté : traitement hormonal pour faire apparaître les caractères sexuels secondaires et déclencher les règles.

Syndrome de Noonan

Il atteint les filles et les garçons. Les sujets atteints ont un phénotype turnérien, mais le caryotype est normal ; une cardiopathie est plus souvent associée que dans le Turner, il existe des anomalies thoraciques touchant le sternum.

HYPOGLYCÉMIE DE L'ENFANT (en dehors de la période néo-natale)

Définition : glycémie < 0,40 g/l (2,2 mmol/l)

Manifestations cliniques

• *Signes généraux :* pâleur, sueurs, sensation de faiblesse, de faim douloureuse

• *Signes neurologiques :* céphalées, convulsion, coma, troubles visuels. (En cas d'hypoglycémie sévère et durable, il peut exister des séquelles neurologiques).

• *Troubles du comportement :* confusion mentale, irritabilité, apathie, conduite bizarre

• *Signes digestifs :* nausées ou vomissements, douleurs abdominales

Examens biologiques

• *Diagnostic positif :* glycémie capillaire sur bandelette, glycémie au laboratoire sur sang veineux

• *Diagnostic étiologique :* les examens dépendent de l'orientation clinique ; cependant, sont pratiqués la plupart du temps :
– un cycle glycémique avec des glycémies pré- et postprandiales, diurnes et nocturnes ;
– une épreuve de jeûne sur 18 ou 24 heures avec dosages répétés de : glycémie, corps cétoniques, lactate, pyruvate… et éventuellement dosages hormonaux (insuline, cortisol, hormone de croissance) et test au glucagon à la fin de l'épreuve.

Principales causes des hypoglycémies

• *Causes médicamenteuses ou toxiques*

– Médicaments : insuline, hypoglycémiants oraux, salicylés
– Toxiques : alcool éthylique et méthylique, intoxication par l'amanite phalloïde, le tétrachlorure de carbone

• *Hypoglycémies dont le caractère secondaire est plus ou moins évident*

– Atteinte hépatique :
• d'origine toxique ou virale ; syndrome de Reye
• coma hépatique
– Trouble de l'absorption intestinale des sucres (lactose, saccharose)
– Maladies endocriniennes (l'hypoglycémie peut être révélatrice) : insuffisance antéhypophysaire, insuffisance corticosurrénale aiguë ou chronique et hyperplasie surrénale congénitale, hypothyroïdie.
– Déficits enzymatiques : certaines glycogénoses, intolérance au fructose, galactosémie, tyrosinose…

• *Hypoglycémies apparemment essentielles*

– Maladies endocriniennes : déficit isolé en ACTH, en GH, déficit en somatomédine, insensibilité congénitale de la surrénale à l'ACTH, insuffisance médullosurrénale
– Hypoglycémies par hyperinsulinisme : caractérisées par une absence de cétose : adénomes ou cancer pancréatique, hyperplasie des îlots de Langerhans
– Hypoglycémies dites fonctionnelles : hypoglycémie fonctionnelle récurrente avec cétose : cause la plus fréquente d'hypoglycémie de l'enfant ; survient le plus souvent chez le garçon, ancien prématuré, de 1 à 3 ans, ayant un retard staturo– pondéral ; les crises surviennent surtout le matin, elles sont de fréquence variable, cessent entre 6 et 10 ans ; il existe une cataracte dans 15 % des cas. Lors des hypoglycémies, il existe une cétose franche, une augmentation des acides gras libres plasmatiques avec lactacidémie et pyruvicémie normales. L'hypoglycémie n'est pas sensible au glucagon. Les crises doivent être prévenues par un régime équilibré réparti en 6 prises, dont l'une la nuit.

Traitement (en dehors du traitement de la cause) :

• *Accidents mineurs :* ingestion de sucre per os

• *Accident sévère,* trouble de la conscience :
– injection sous-cutanée de 0,5 à 1 mg de glucagon (efficace seulement en cas d'hyperinsulinisme) relayée par apport de glucides per os après retour à une conscience normale,
– ou injection intra-veineuse rapide de glucose (0,5 à 1 g/kg) sous forme de sérum glucosé à 30 %, puis perfusion continue de sérum glucosé (doses dégressives à partir de 1g/kg/heure) pendant 24 à 48 heures.

11
NEUROLOGIE

J. GAUDELUS, E. LACHASSINNE

HYPERTENSION INTRACRÂNIENNE (HIC)

Orientation diagnostique et conduite à tenir

Doit être reconnue le plus précocement possible.
Risque à tout moment d'un engagement cérébral (conduisant à la mort par compression du tronc cérébral) ; risque d'atrophie optique conduisant à la cécité.

Reconnaître l'HIC
– Symptomatologie variable : chez le nourrisson (sutures et fontanelles distensibles) et chez l'enfant (boîte crânienne inextensible).
– Symptômes parfois peu alarmant au début (diagnostic difficile)

• *Nourrisson avant 18 mois*

– L'augmentation du périmètre crânien peut s'accompagner d'une disjonction des sutures puis progressivement de signes secondaires : dilatation des veines du scalp, regard en coucher de soleil, vomissements, troubles de la conscience à type de somnolence, stagnation voire régression psychomotrice.
– L'examen neurologique retrouve presque toujours une hypotonie axiale, souvent un syndrome pyramidal des quatre membres et parfois des signes déficitaires (lésion causale).
– L'œdème au fond d'œil est très rare.
– Les radiographies du crâne montrent la disjonction des sutures.
– L'échographie transfontanellaire, fondamentale tant que la fontanelle est perméable, peut visualiser la cause de l'HIC.

• *Chez l'enfant*

– Céphalées pratiquement constantes, le plus souvent modérées et intermittentes au début, surviennent dans la deuxième partie de la nuit ou le matin au réveil, de durée et de siège variable. Elles deviennent ensuite de plus en plus fréquentes, sans horaire particulier.
– Vomissements typiquement faciles, en jet, à l'acmé des céphalées qu'ils calment mais peuvent être remplacés par de simples nausées. Ils peuvent dominer le tableau (diagnostic différentiel ++).
– Des douleurs abdominales peuvent égarer le diagnostic au début
– Diplopie et strabisme interne (atteinte de la VIe paire)
– Modifications du comportement : trouble de la vigilance ou au contraire irritabilité, agressivité, baisse du rendement scolaire.

– Troubles neurovégétatifs : irrégularité du rythme respiratoire, bradycardie, hypertension artérielle (engagement).

Conduite à tenir

• *Interrogatoire et examen clinique :* existence d'un traumatisme, de fièvre, de symptômes d'accompagnement, de signes neurologiques et généraux ?

• *Examens complémentaires*

– Fond d'œil : œdème papillaire ? (+++ s'il existe, n'élimine rien si absent).
– Échographie transfontanellaire chez le petit
– Radiographies du crâne (face, profil et Worms) : disjonction des sutures ?, exagération des impressions digitiformes ?, érosion de la lame quadrilatère ? (peut être normale).
– EEG : ondes lentes bilatérales, mais peut être normal.

En fait, la suspicion d'une HIC doit conduire le plus rapidement possible à la tomodensitométrie avec injection et/ou à la résonance magnétique nucléaire qui permettent le diagnostic étiologique.

Non reconnue à temps, l'HIC conduit à des complications graves

• *Visuelles*

Atrophie optique post-stase avec cécité succédant à l'œdème papillaire.

• *Cérébrales*

L'engagement. Toute suspicion d'engagement contre-indique formellement la ponction lombaire.
– Engagement des amygdales cérébelleuses dans le trou occipital : suspecté devant une attitude « guindée », précautionneuse de la tête, une inclinaison latérale de la tête sur l'une ou l'autre des épaules, une altération de la vigilance, souvent associée à des troubles neurovégétatifs. La crise tonique postérieure en est la complication fatale : attitude en opisthotonos avec hyperextension des quatre membres, coma, troubles neurovégétatifs.
– Engagement temporal : hernie de la cinquième circonvolution temporale dans l'incisure de la tente du cervelet. Il est caractérisé par une mydriase, homolatérale à la lésion (paralysie du III) précédant le coma et l'état de décérébration (cf coma).

Rapporter l'HIC à sa cause

• *Au décours d'un traumatisme*

– Œdème cérébral secondaire à la contusion
– Hématome intracrânien (sous-dural, extra-dural)
– Hémorragie méningée ou cérébroméningée

• *Dans un contexte fébrile*

Une HIC peut révéler ou compliquer :
– une méningite bactérienne (pneumocoque, haemophilus)
– une méningite tuberculeuse
– une méningo-encéphalite virale, herpétique surtout
– un abcès du cerveau ou plus rarement une thrombophlébite cérébrale
– ces causes étant éliminées, un syndrome de Reye doit être envisagé.

• *En dehors d'un contexte fébrile ou traumatique*

– Avant deux ans et surtout avant un an une hydrocéphalie : sténose de l'aqueduc de Sylvius +++, post-infectieuse, post-hémorragique, malformative, idiopathique, hydrocéphalie externe par immaturité villositaire transitoire.
– Après 3-4 ans, avant tout éliminer une tumeur cérébrale ou un kyste arachnoïdien.
– Un hématome sous-dural chronique du nourrisson (traumatisme méconnu ou non avoué dans le cadre d'un syndrome de Silverman).
– Craniosténoses polysuturaires.
– Une encéphalopathie hypertensive.
– Une encéphalopathie saturnine (nourrisson de race noire, anémique), faire une radio d'abdomen dans ce contexte.
– Les HIC dites bénignes :
• étiologies : viroses (exanthème subit ?), origine hormonale (corticothérapie prolongée : lors de la diminution des doses ou à l'arrêt ; au début du traitement d'une hypothyroïdie ; lors des premières règles ; de la première grossesse ; maladie d'Addison), origine médicamenteuse (hypervitaminose A, tétracyclines, acide nalidixique), et idiopathiques.
• Ces HIC dites bénignes du fait de leur réversibilité, nécessitent une surveillance aiguë et rapprochée du fond d'œil car elles peuvent être responsables d'une chute de l'acuité visuelle par atrophie optique.

Traitement
– Traitement de sa cause, chaque fois que possible : exérèse d'une tumeur, drainage d'une hydrocéphalie ou d'une collection sous-durale, traitement d'un abcès, évacuation d'un hématome, correction d'une craniosténose, etc.
– Traitement de l'œdème cérébral (sous surveillance de la pression intracrânienne) : la restriction hydrique (60 % des besoins normaux), les solutés hypertoniques, les corticoïdes, éventuellement l'assistance respiratoire avec hyperventilation visant à amener la pCO_2 entre 25 et 30 mm Hg, acétazolamide et furosémide.
– Dans les HIC dites bénignes, si l'acuité visuelle commence à chuter ou si l'œdème papillaire persiste, s'aggrave ou se complique d'une atrophie débutante, il est impératif de faire baisser la pression intracrânienne (association corticothérapie, acétazolamide et soustraction de LCR le plus souvent efficace).

TUMEURS CÉRÉBRALES

Fréquentes chez l'enfant (les plus fréquentes des tumeurs solides à cet âge), elles peuvent se voir à tout âge avec un maximum entre 4 et 8 ans.
Elles se manifestent par deux ordres de symptômes, isolés ou associés : des signes d'HIC (cf. HIC), des signes de localisation neurologique qui dépendent du siège de la tumeur.
L'examen tomodensitométrique avec et sans injection et/ou la résonance magnétique nucléaire permettent d'affirmer le diagnostic de tumeur cérébrale. Si la nature de la tumeur peut être suspectée par sa localisation et certains aspects tomodensitométriques, seul l'examen histologique permet une certitude.

Les tumeurs de la fosse postérieure comprennent

Les tumeurs du cervelet et des parois du IVe ventricule : 40 à 45 % des tumeurs cérébrales de l'enfant

• *Diagnostic*

– Révélation : signes d'HIC souvent discrets au début, associés à un syndrome cérébelleux : ataxie à prédominance matinale, +/– dysmétrie et tremblement intentionnel (parfois signes d'HIC isolés ou plus rarement signes cérébelleux isolés).
– À l'examen, il peut exister une attitude guindée de la tête avec inclinaison latérale de la tête (début d'engagement des amygdales cérébelleuses).
– Ponction lombaire contre-indiquée ici (risque = décès par engagement).
– Diagnostic par tomodensitométrie et/ou résonance magnétique nucléaire.

• *Les 3 tumeurs les plus fréquentes de la fosse postérieure*

– Médulloblastome :
• ne se développe que dans le cervelet (siège médian vermien)
• tumeur maligne, infiltrante, qui métastase dans le système nerveux central (moelle et hémisphères cérébraux)
• traitement = chirurgie (exérèse aussi large que possible) + radiothérapie sur l'ensemble du système nerveux +/– chimiothérapies.
• pronostic réservé, récidive dans les 2 à 3 ans fréquente.
– Astrocytome :
• siège habituellement dans un hémisphère cérébelleux, rarement dans le vermis.
• tumeur bénigne, habituellement kystique +/– des calcifications, peut siéger en n'importe quel point du cervelet, ne métastase pas.
• traitement = exérèse complète, guérison = 9 fois sur 10.
– Épendymome :
• naît du plancher du IVe ventricule avec des degrés variables de malignité histologique (envahissement des méninges, métastases médullaire et ventriculaires possibles).
• Ablation totale souvent impossible (adhérence au plancher du IVe ventricule) et donc l'exérèse est complétée par la radiothérapie. Le pronostic est mauvais.
– Autres tumeurs plus rares : glioblastome, sarcome, kyste dermoïde, papillome des plexus choroïdes, tératome, hémangioblastome. L'association hémangioblastome cérébelleux, angiomatose rétinienne et parfois polykystose rénale ou pancréatique définit le syndrome de Von Hippel-Lindau, de transmission autosomique dominante.

Les tumeurs du tronc cérébral (10 à 15 % des tumeurs cérébrales)

– Particulièrement sévères (difficultés thérapeutiques)

– Association de paralysies multiples et asymétriques des nerfs crâniens et d'une atteinte des voies longues pyramidale et cérébelleuse.
– Il s'agit le plus souvent de tumeurs gliales infiltrantes, non accessibles à la chirurgie et pour lesquels corticothérapie et radiothérapie n'apportent qu'une amélioration temporaire.

Les tumeurs de la ligne médiane

Tumeurs de la région chiasmatique et du plancher du IIIe ventricule

Trois ordres de manifestations cliniques, +/– associées : troubles de la vue, hypertension intracrânienne et troubles endocriniens (arrêt de croissance en taille +++).

• *Le crâniopharyngiome*

– Tumeur bénigne, généralement kystique, de siège suprasellaire.
– Signes oculaires variables parfois précoces : amblyopie uni ou bilatérale.
– Signes d'HIC, céphalées surtout
– Arrêt de la croissance en taille fréquent.
– Radiographies du crâne : calcifications suprasellaires.
– Traitement associant : chirurgie (mais généralement exérèses partielles, voire simple ponction de kyste) + radiothérapie et compensation des déficits endocriniens.

• *Gliomes du chiasma et du nerf optique*

– Astrocytomes bénins qui infiltrent le chiasma et le nerf optique en général de façon asymétrique (association à une maladie de Recklinghausen à toujours rechercher).
– Début le plus fréquent : baisse de l'activité visuelle (mais peut passer inaperçue si isolée et unilatérale), strabisme ou nystagmus pendulaire d'amblyope fréquents et peuvent constituer le premier signe (petit enfant), exophtalmie possible.
– Hypertension intracrânienne et signes endocriniens rarement révélateurs.
– Tomodensitométrie et/ou résonance magnétique nucléaire précisent le siège et l'extension de la tumeur.
– Traitement chirurgical réservé aux gliomes limités à un nerf optique, sinon radiothérapie voire abstention thérapeutique sous surveillance radiologique et visuelle.

• *Tumeurs du plancher du 3e ventricule*

– Clinique : syndrome endocrinien (+++) +/– hypertension intracrânienne et troubles visuels.
– Les germinomes ou pinealomes ectopiques :
• souvent un diabète insipide. La tomodensitométrie montre une masse suprasellaire de structure homogène non calcifiée.
• intérêt de l'examen du LCR et de la recherche des marqueurs tumoraux : α fœtoprotéine et β HCG dans le sang et le LCR.
• radiosensibles.
– Les hamartomes :
• typiquement puberté précoce +/– troubles du comportement et crises épileptiques à type de crises de rire.
• aucune évolutivité tumorale. Traiter la puberté précoce et l'épilepsie si elle existe.
– Les astrocytomes :
Peuvent se révéler par un syndrome de Russell : émaciation importante contrastant avec un appétit conservé ou une hyperphagie, hyperkinésie, euphorie, nystagmus pendulaire.

• *Tumeurs de la glande pinéale :* pinéalomes et pinéaloblastomes, germinomes, astrocytomes.

– Surtout chez le garçon dans la deuxième décade de la vie.
– Hydrocéphalie parfois très évolutive et un syndrome de Parinaud (paralysie de la verticalité du regard).
– Puberté précoce possible si la tumeur se développe avant 10 ans.
– Certaines de ces tumeurs sont malignes : marqueurs biologiques de malignité = élévation de la gonadotrophine chorionique et/ou de l'alpha fœtoprotéine dans le sang et/ou le LCR.
– Ablation chirurgicale rarement possible, radiothérapie discutée.

Les tumeurs des hémisphères cérébraux

Beaucoup plus rares chez l'enfant que chez l'adulte, certaines se développent dans le cadre de la maladie de Recklinghausen ou de la sclérose tubéreuse de Bourneville.

Le plus souvent des astrocytomes mais d'autres tumeurs peuvent se voir : épendymomes, oligodendrogliomes, méningiomes, tératomes, tumeurs neuroectodermiques indifférenciées.

Symptomatologie fonction du siège de la tumeur et de la rapidité de sa croissance :
– Principaux signes d'appel : syndrome d'HIC, hémiplégie progressive, crises épileptiques et plus rarement ataxie et troubles du comportement.
– La progressivité des signes est importante pour le diagnostic.
– Parfois augmentation de volume du crâne ou bombement latéralisé de l'os temporal.

Pronostic des astrocytomes hémisphériques moins bon que celui des astrocytomes du cervelet : bon lorsqu'une chirurgie d'exérèse complète est possible (grades I et II) mais la récidive est fréquente, malgré la radiothérapie dans les grades III et IV.

Les tumeurs des noyaux gris centraux

– Hémiplégie progressive ou hypertension intracrânienne, plus rarement mouvements choréo-athétosiques unilatéraux ou troubles du comportement (troubles mnésiques…).
– Il s'agit d'astrocytomes de grades variés non accessibles à la chirurgie. La radiothérapie est le seul traitement qui puisse être proposé. Le pronostic est dans l'ensemble mauvais.

Le papillome des plexus choroïdes

Rare, il se révèle habituellement par une hydrocéphalie progressive chez un nourrisson avant 2 ans. Il s'agit d'une tumeur bénigne dont l'ablation est suivie de guérison. Les formes malignes sont très rares.

LES CÉPHALÉES

Orientation diagnostique et conduite à tenir

Symptôme fréquent qui impose une conduite systématique

Diagnostic

• *Interrogatoire : caractères des céphalées*

– la date de début et la durée de l'épisode
– le contexte : traumatisme, fièvre, facteur déclenchant
– le siège : localisé ou diffus ?, fixe ou variable ?
– l'horaire : fixe ou variable, sommeil, matin au réveil ou fin de journée
– le caractère continu ou paroxystique, pulsatile ou non
– la fréquence des épisodes
– l'effet des médicaments et/ou du sommeil
– les signes d'accompagnement : visuels, digestifs, pâleur, altération de la vigilance, photophobie, phonophobie.
– les antécédents personnels et familiaux

• *L'examen clinique doit toujours comporter*

– la recherche d'un syndrome méningé (cf. syndrome méningé)
– la recherche d'une attitude guindée de la tête
– un examen neurologique détaillé et complet sans oublier l'évaluation d'éventuels troubles de l'équilibre
– la prise du périmètre crânien et l'évaluation de sa vitesse de croissance
– un examen du crâne, de la peau
– la prise de la tension artérielle
– un examen ORL
– une évaluation de l'acuité visuelle

• *Examens complémentaires orientés (par les 2 étapes précédentes)*

– Lorsqu'il n'existe pas d'orientation, il est souvent difficile de s'en passer tant pour apaiser l'inquiétude des parents que pour se donner une certaine sécurité.
– Radiographies du crâne, électroencéphalogramme et examen ophtalmologique comportant fond d'œil, étude de l'acuité visuelle, recherche d'un trouble de la réfraction, d'un trouble de l'accommodation, d'un trouble fonctionnel de la vision binoculaire.
– Scanner cérébral et/ou une RMN si suspicion de processus expansif intracrânien et/ou lorsqu'il existe des anomalies de l'examen neurologique et/ou lorsque les céphalées restent inexpliquées, invalidantes et rebelles au traitement.

Diagnostic étiologique schématisé selon que les céphalées sont aiguës, aiguës récurrentes ou chroniques.

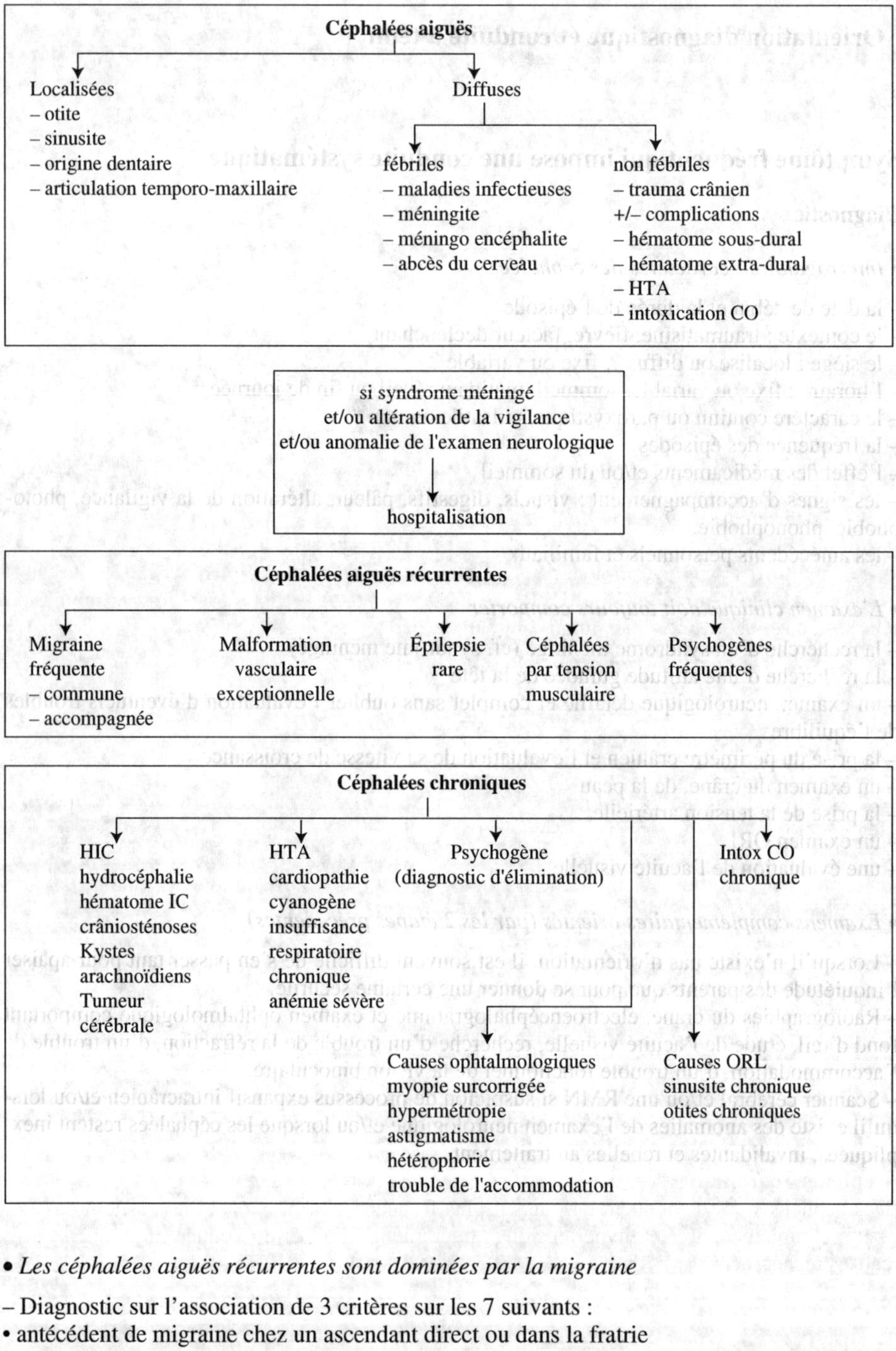

• *Les céphalées aiguës récurrentes sont dominées par la migraine*

– Diagnostic sur l'association de 3 critères sur les 7 suivants :

• antécédent de migraine chez un ascendant direct ou dans la fratrie

• prodromes visuels, sensitifs ou moteurs

• unilatéralité de la céphalée
• association à des nausées ou des vomissements
• douleurs abdominales prodromiques
• caractère pulsatile de la céphalée
• sédation par le sommeil.
– La migraine simple, ou forme commune est de loin la plus fréquente.
Les migraines accompagnées sont beaucoup plus rares : migraine hémiplégique avant tout mais aussi basilaire, ophtalmoplégique, à forme confusionnelle.

• *Les céphalées par tension :* désignent des céphalées par tension psychique ou musculaire : douleurs du front, du cou, de la région occipitale, impression de striction, sensibilité anormale des muscles du scalp et tension des muscles de la nuque à la palpation.

• *Céphalées de l'épilepsie rares*

– Peuvent précéder ou suivre un épisode critique.
– Exceptionnellement la seule expression d'une épilepsie. Seul l'enregistrement EEG au cours de l'abcès céphalalgique permettra le diagnostic.
– Diagnostic différentiel migraine-épilepsie parfois difficile.

• *Céphalées psychogènes*

– Fréquentes mais diagnostic d'élimination.
– Enfant de 7 à 15 ans.
– Douleur diffuse ou prédominant dans les régions frontales ou occipitales, réalise une sensation de pesanteur ou de tête lourde. Peut survenir le matin au réveil, le soir à la rentrée des classes ou est décrite comme durant toute la journée.
– Ces céphalées psychogènes peuvent révéler un état dépressif.

Traitement = traitement de leurs causes

• *Traitement de la crise migraineuse*

– association d'un antalgique (aspirine 15-20 mg/kg/prise ou paracétamol 15 mg/kg/prise) et de métoclopramide : O, 15 à 0,20 mg/kg/prise,
– traitement prophylactique rarement indiqué chez l'enfant (plus de trois crises par mois pendant plus de trois mois ou migraine hémiplégique) : pizotifène, inhibiteurs calciques, voire bêta bloquants.

• *Traitement des céphalées par tension :* antalgiques simples (aspirine, paracétamol), myorelaxants en cas d'échec, traitements non médicamenteux.

• *Traitement des céphalées de l'épilepsie = traitement de l'épilepsie.*

• *Céphalées psychogènes :* rassurer l'enfant et ses parents, placebos ou anxiolytiques mineurs ?, prise en charge psychothérapique indiquée en cas de dépression.

Céphalées chroniques
Des céphalées qui deviennent de plus en plus fréquentes et/ou intenses nécessitent des examens complémentaires. L'hypertension intracrânienne doit être évoquée en 1er lieu et ses causes recherchées.

TORTICOLIS DE L'ENFANT

Orientation diagnostique et conduite à tenir

Fréquent, peut révéler diverses affections et impose un examen clinique complet et des radiographies. Il faut distinguer le torticolis congénital et les torticolis acquis.

Le torticolis congénital = rétraction unilatérale du sternocléïdo-mastoïdien

• *Torticolis congénital postural*

– Créé par les contraintes utérines et la position du fœtus
– Présent à la naissance, régresse pratiquement toujours ensuite

• *Torticolis musculaire congénital (hématome du sterno-cléido-mastoïdien)*

– Clinique :
• tuméfaction cervicale unilatérale, ovoïde, dure, élastique, mobilisable dans le sens transversal comme le sternocléïdo-mastoïdien avec lequel elle fait corps. Elle augmente lentement de volume et régresse sans séquelle 4 fois/5, mais est suivie d'un torticolis 1 fois/5 ;
• l'évolution du torticolis se fait soit vers la régression spontanée soit vers la rétraction permanente.
– Traitement fonction du stade : conseiller au début des positionnements de la tête (stade de tuméfaction), interventions d'exérèse contre-indiquées initialement mais lorsque la rétraction musculaire est installée la chirurgie correctrice est nécessaire (vers 18 mois à 2 ans).

• *Très rarement le torticolis* révèle des malformations congénitales du rachis cervical (radiographies).

Les torticolis acquis
Le torticolis n'est ici qu'un symptôme. Il doit faire évoquer des étiologies diverses en fonction du contexte.

• *Conduite à tenir*

→ *Interrogatoire :*
– mode de début : brutal ou progressif
– circonstances d'apparition : traumatisme, maladie infectieuse
– signes d'accompagnement : fièvre, douleur, signe d'HIC

→ *Examen clinique :*
– l'examen du cou confirme le torticolis et évalue prudemment sa réductibilité
– l'examen neurologique est fondamental et doit être complet
– les examens complémentaires :
• Radiographies simples : ensemble du rachis cervical, de face et de profil, de profil centré sur C1-C2 et cliché de face bouche ouverte centré sur C1-C2. Souligner les difficultés dues à l'attitude anormale, peu ou pas réductible, à la phase initiale
• Radiographies dynamiques, si nécessaires, dans un deuxième temps chez un enfant sans signe neurologique
• Tomodensitométrie (si lésions osseuses) et IRM crânio-médullaire (si signes neurologiques) : morphologie du canal rachidien, déplacements en rotation, compressions du fourreau et de la moelle, existence d'un fragment osseux ou d'un hématome intra-canalaire

• Myélographie simple utile en cas de signe neurologique ou d'aggravation de ces signes, peut être couplée à une tomodensitométrie d'emblée ou 6 à 8 heures plus tard
• Autres examens selon le contexte.

• *Diagnostic étiologique : schématiquement 3 situations cliniques*

→ *Le torticolis fait suite à un traumatisme*

– Notion de traumatisme +/– troubles neurologiques = grande prudence dans les manipulations : toute mobilisation du rachis peut être dangereuse, l'enfant doit demeurer à plat sur un plan dur, la tête immobilisée latéralement par des sacs de sable.
– Les radiographies permettront de distinguer : les fractures ou fractures-luxations, les luxations, les torticolis bénins sans lésion osseuse ni ligamentaire, des anomalies congénitales du rachis découvertes à l'occasion d'un traumatisme.
– Le traitement est fonction de la gravité des lésions :
•torticolis « bénin » : repos au lit +/– antalgiques et anti-inflammatoires, voire traction par fronde de quelques jours,
• autres cas : indications posées par un orthopédiste.
– Cas particuliers : l'apparition d'un torticolis très douloureux dans les suites d'un traumatisme, suivi de signes de compression médullaire, sans lésion osseuse décelable sur les clichés, doit faire évoquer un hématorachis, extrême urgence neurochirurgicale.

→ *Torticolis dans un contexte inflammatoire*

– Syndrome de Grisel ou torticolis naso-pharyngien :
• torticolis douloureux au cours ou au décours d'une infection des voies aériennes supérieures, adénite cervicale ou parotidite,
• il n'existe pas de lésion osseuse,
• antibiothérapie adaptée à l'infection causale + corticothérapie (après avoir éliminé une ostéo-arthrite).
– Arthrite chronique juvénile (ACJ) :
• atteinte du rachis cervical relativement fréquente avec douleur, raideur, torticolis, limitation de la mobilité,
• atteinte de la charnière cervico-occipitale et luxation atloïdo-axoïdienne sont par contre rares,
• le plus souvent, le contexte de l'ACJ domine la clinique,
• radios : images de destruction de l'apophyse odontoïde, signes d'atteinte occipito-atloïdienne ou atloïdo-axoïdienne. A ces signes d'atteinte de la charnière cervico-occipitale s'associe le plus souvent une arthrite inter-apophysaire postérieure.
– Spondylodiscite à germe banal assez rare au niveau du rachis cervical, son diagnostic est radiologique : pincement discal +/– destruction d'un ou de deux plateaux vertébraux adjacents
– Mal de Pott sous-occipital : contexte et radios
– Discopathie calcifiante : diagnostic radio, biologie normale, évolution spontanément favorable, étiologie inconnue.

→ *Torticolis en dehors d'un contexte traumatique ou inflammatoire*

Doivent être évoqués :
– une tumeur de la fosse postérieure :
• dans ce contexte une « attitude guindée » de le tête doit faire craindre un engagement des amygdales cérébelleuses,
• l'association torticolis, signes d'HIC et/ou anomalies neurologiques impose en urgence une tomodensitométrie crânienne.
– une tumeur de la moelle cervicale : anomalies neurologiques + élargissement du canal rachidien = scanner et/ou IRM,

– les malformations de la charnière crânio-cervicale : souvent latentes, peuvent se révéler par un torticolis, diagnostic radio,
– torticolis des syndromes dystoniques :
• médicamenteux : prise dans les 48 heures qui précèdent de médicaments type métoclopramide ou phénothiazines, pipérazinées, butyrophenones,
• torticolis spasmodique des adolescents : dystonie involontaire d'attitude,
– chez le nourrisson :
• le torticolis oculaire : il peut s'agir d'une attitude compensatrice d'un défaut de vison, nécessitant un bilan ophtalmologique,
• le torticolis du spasmus nutans : syndrome qui associe par ailleurs des oscillations rythmiques de la tête et un nystagmus oculaire le plus souvent asymétrique. Les examens ophtalmologiques et neurologiques sont normaux et la guérison constante,
• le torticolis du syndrome de Sandifer : posture anormale de la tête et du cou et reflux gastro-œsophagien +/– hernie hiatale. Le traitement du reflux peut faire disparaître ce torticolis,
• le torticolis paroxystique du nourrisson : accès de torticolis de durée très variable, de quelques minutes à quelques jours, accompagnés parfois de pâleur ou de vomissements. Il pourrait être la traduction d'une labyrinthite ou d'une atteinte transitoire du VIII vestibulaire, d'origine peut-être virale.
– Torticolis expression d'une hystérie ? : diagnostic d'élimination

La multiplicité des étiologies ne doit pas faire perdre de vue que le plus souvent le torticolis de l'enfant est bénin.

ATAXIE

Orientation diagnostique et conduite à tenir

L'ataxie est un trouble moteur indépendant de toute paralysie (association cependant possible) caractérisé par un défaut de coordination des muscles intervenant dans :
– le maintien d'une attitude ou d'une position : ataxie statique
– l'exécution du mouvement segmentaire : ataxie cinétique
– la marche : ataxie locomotrice.

Bien qu'il n'y ait pas d'incoordination, les troubles d'origine labyrinthique (ataxie labyrinthique) sont rattachés aux ataxies. Certains y rattachent également les myoclonies intentionnelles puisqu'elles perturbent la coordination musculaire nécessaire à l'exécution d'un mouvement ou au maintien d'une attitude.

Reconnaître l'ataxie = examen clinique
(difficile dans les formes frustes ou chez le jeune enfant)

• *Ataxie statique*

– sujet debout, pieds joints, yeux ouverts puis yeux fermés : oscillations ou, dans les formes frustes, danse des tendons des jambiers antérieurs ou encore déséquilibre trop facilement obtenu lors d'une poussée antérieure ou latérale,
– sujet assis (ataxie du tronc) : oscillations du tronc à rechercher à tout âge mais surtout avant l'acquisition de la marche,
– impossibilité du maintien de l'attitude.

• *Ataxie cinétique (étude adaptée à l'âge)*

– Mouvements élémentaires :
• épreuve doigt-nez, ou doigt sur le lobule de l'oreille du côté opposé, talon-genou. On peut également demander à l'enfant de montrer le nez, les yeux…, de boutonner et de déboutonner…
• en cas de dysmétrie ou d'hypermétrie, le mouvement est mal dirigé dès le départ et/ou est mal mesuré car dépassant son but.
– Mouvements synergiques :
• requièrent la coopération de l'enfant (donc chez le grand)
• épreuve des bouts de doigt, introduire une clé dans une serrure et ouvrir, faire un dessin, faire un nœud ; épreuve de l'élévation du pied, flexion combinée de la cuisse et du tronc, chez le petit enfant faire asseoir par terre ou sur une barre bas située.
– Mouvements diadochocinétiques (alternatifs rapides) : épreuve du retournement de la main, applaudissement rapide des deux mains, marionnettes.

• *Ataxie locomotrice (ataxie lors de la marche) :* marche rectiligne normale, en avant puis en arrière marche funanbulesque. On peut observer une démarche ébrieuse, une démarche talonnante ou déviée du même côté.

Éliminer ce qui peut simuler une ataxie
– Trouble de l'équilibre à la station debout et/ou à la marche chez l'enfant qui commence à marcher ou qui se lève après un alitement prolongé.
– Troubles gênant l'exécution du mouvement : paralysie, hypertonie pyramidale ou extrapyramidale, mouvements involontaires (tics, chorée, athéose, hémiballisme, myoclonies intentionnelles) en sachant qu'ils peuvent s'associer à une véritable ataxie.
– Pseudo-ataxie de l'épilepsie, ou de l'hystérie.

Conduite à tenir pour rapporter l'ataxie à sa cause

• *Interrogatoire*

– circonstances de survenue : aiguë avec ou sans contexte (traumatisme, toxique, médicament,..), ou chronique
– modalités évolutives et signes d'accompagnement
– recherche de signes d'HIC.

• *Examen clinique*

– examen neurologique complet qui précise le type d'ataxie (cérébelleuse, cordonale postérieure, labyrinthique) et identifie d'autres anomalies neurologiques,
– examen général fondamental, permet parfois le diagnostic.

• *Examens complémentaires demandés en fonction de l'orientation*

– en l'absence d'orientation : recherche de toxiques (si ataxie aiguë), radiographies du crâne, fond d'œil, EEG, tomodensitométrie et/ou IRM,
– éventuellement ponction lombaire si l'ataxie persiste, et sans étiologie reconnue,
– schématiquement : l'ataxie aiguë est une urgence, les ataxies chroniques sont affaires de spécialiste.

Principales causes des ataxies aiguës

• *Intoxication aiguë médicamenteuse* (barbituriques, benzodiazépines, phénytoïne, carbamazépine, mais aussi phénotiazines etc.) ou alcoolique.

• *Au décours d'un traumatisme*

– une commotion ou une fracture labyrinthique
– un hématome de la fosse postérieure

• *Dans un contexte infectieux*

– ataxies au cours de l'évolution de la varicelle (ataxie cérébelleuse), des oreillons (ataxie labyrinthique), d'une infection à virus EBV ou d'autres infections virales,
– partie d'un tableau d'encéphalite aiguë non spécifique, ou au décours d'une méningite purulente.

• *Tumeurs de la fosse postérieure (cf tumeurs cérébrales)*

• *Autres causes*

– syndrome de Guillain Barré : peut se présenter sous forme d'ataxie aiguë,
– état de mal de Petit-mal après 18 mois, en particulier dans le syndrome de Lennox-Gastaut. Le diagnostic repose sur l'EEG,
– syndrome opso-myoclonique (chez le nourrisson et le très jeune enfant) qui associe également myoclonies et opsoclonies. Il doit faire rechercher un neuroblastome,
– poussées d'ataxie aiguë récidivantes (+/– déclenchées par des infections) doivent faire évoquer des maladies métaboliques à expression intermittente. L'ataxie y est associée à des troubles de la conscience, des troubles digestifs, +/– convulsions,
– ataxie post accident anoxique, arrêt cardiaque, hypoglycémie, coup de chaleur, grande hyperthermie, état de mal convulsif,
– sclérose en plaque : cause très rare chez l'enfant > 10 ans.

Principales causes des ataxies chroniques

• *Ataxies cérébelleuses congénitales non progressives*

– l'ataxie se révèle entre 1 et 2 ans,
– s'y associe : hypotonie, réflexes rotuliens pendulaires, retard d'acquisition de la marche, déficit intellectuel et troubles du langage,
– tomodensitométrie et/ou IRM : fréquemment atrophie vermienne,
– groupe hétérogène, non ou très tardivement progressives, leur origine est prénatale (exceptionnellement une anoxo-ischémie périnatale) et elles sont souvent familiales.

• *Ataxies progressives des affections hérédodégénératives*

Les ataxies progressives de l'enfance sont avant tout héréditaires. Elles ne sont pas d'origine purement cérébelleuse : peuvent s'y associer : des anomalies de la sensibilité proprioceptive, des myoclonies intentionnelles, une choréoathétose, des signes d'atteinte plus diffuse du système nerveux (signes pyramidaux, crises convulsives, déficit visuel, détérioration intellectuelle).

→ *Hérédodégénérescences spino-cérébelleuses :*
– maladie de Friedreich :
• transmission récessive autosomique
• ataxie (cérébelleuse et cordonale postérieure) + syndrome pyramidal + abolition des réflexes ostéo-tendineux + pieds creux ; une scoliose, une cardiomyopathie et un diabète peuvent venir compliquer l'évolution
– autres dégénérescences spinocérébelleuse plus rares.

→ *Ataxies progressives héréditaires en dehors des dégénérescences spinocérébelleuses :*
– nombreuses affections : ataxie télangiectasie, lipofuscinose infantile tardive, sphingolipidoses infantiles tardives ou juvéniles, certaines leucodystrophies, maladie de Leigh, hypo ou

abétalipoprotéinémie, certaines épilepsies myocloniques, encéphalomyopathies mitochondriales, etc.
– l'ataxie n'y est jamais isolée : déficit intellectuel, convulsions, syndrome pyramidal, neuropathie périphérique…

HYPOTONIE DIFFUSE DU NOURRISSON

Orientation diagnostique et conduite à tenir

Diagnostic positif

• *Reconnaître l'hypotonie*

– Le tonus varie avec l'âge, l'hypotonie est affirmée par rapport à ce que le tonus devrait être.
– L'hypotonie peut affecter l'axe et/ou les membres ; si elle est globale et massive, l'enfant évoque une poupée de chiffon.
– Le tonus axial s'apprécie par la qualité de la tenue de la tête, du tronc, et des acquisitions posturales.

Acquisitions posturales normales

1. Tenue de la tête :
   – quelques instants à 1 mois
   – permanente à 3 mois
2. Tenue assise :
   – avec appui : 6 mois (trépied)
   – sans appui : 8 mois (dos droit)
3. Tenue debout :
   – avec appui : 10 mois
   – sans appui : 12 mois
4. Marche :
   avant 18 mois

– Le tonus des membres
• à l'inspection (nourrisson couché sur le dos) : membres supérieurs allongés le long du corps ou reposant écartés du corps par leur face dorsale sur le lit, membres inférieurs reposant sur le plan du lit par leur face externe, cuisses en abduction et jambes à angle droit sur les cuisses,
• augmentation du ballottement passif des segments de membre et hyperextensibilité lors de la mobilisation passive.

• *Une fois l'hypotonie reconnue :*

→ *Examen neurologique complet :*
– état de la force musculaire et des réflexes ostéotendineux (normaux, diminués, abolis, trop vifs)
– recherche de troubles sensitifs ou vasomoteurs, de fasciculations, d'une amyotrophie
– troubles sphinctériens ?, troubles de la déglutition ?
– anomalie des paires crâniennes ?, syndrome pyramidal ou extrapyramidal ?, syndrome cérébelleux ?, ataxie ?
– retard des acquisitions psychiques et/ou motrices
– périmètre crânien systématique +++ (courbe de croissance)

→ *Le reste de l'examen doit être complet :*
– développement staturo-pondéral
– recherche d'une dysmorphie
– examen de la peau, etc.

→ *Interrogatoire :* il précise
les antécédents familiaux (consanguinité, fratrie), l'existence d'une maladie déjà identifiée, la grossesse et les conditions de l'accouchement, l'âge de début des symptômes, leur mode d'apparition, brutal ou progressif et leur évolutivité, l'existence de convulsions.

→ *Examens complémentaires orientés :*
– fond d'œil, EEG, scanner et/ou RMN, PL, bilan sensoriel, caryotype, bilan métabolique si suspicion d'atteinte centrale,
– électromyogramme avec vitesse de conduction nerveuse si suspicion d'atteinte neurologique périphérique (parfois associée à des lésions de type central),
– enzymes musculaires (CPK, aldolase) si suspicion d'affection musculaire.

Rapporter l'hypotonie à sa cause
Schématiquement :

• *Des maladies générales et/ou viscérales peuvent comporter une hypotonie qui n'est qu'un élément du tableau.*
– Affections viscérales graves : cardiaques, rénales, respiratoires, digestives
– Anomalies chromosomiques : trisomie 21, 13, 18, 22
– Maladies métaboliques : amino-acidopathies, mais aussi hypercalcémies, hypophosphatasie, rachitisme carentiel…
– Endocrinopathies : hypothyroïdie, hyperparathyroïdie congénitale, cushing…
– Maladie de Marfan, syndrome de Willi-Prader, maladie d'Ehlers-Danloss.

• *Maladies neuro-musculaires au 1er plan*

→ *Aiguës :*

Affections neuro-musculaires aiguës

1. Atteintes du système nerveux • central – encéphale :	encéphalopathies aiguës ataxies aiguës cérébelleuses chorée de Sydenham
– moelle :	traumatisme infections (myélites aiguës) compressions aiguës malformations vasculaires
• périphérique – corne antérieure : poliomyélite antérieure aiguë (poliovirus, entérovirus) – racines et/ou tronc nerveux : polyradiculonévrites aiguës, neuropathies aiguës périphériques (infectieuses, toxiques,..)	
2. Atteinte de la fonction neuro-musculaire – botulisme – paralysie après piqûre de tiques – toxiques : organophosphores, curare…	
3. Atteinte du muscle myopathies médicamenteuses (corticoïdes, vincristine)	

→ *Chroniques :*

Atteintes du système nerveux central :

– Encéphalopathies chroniques :

• fixées d'origine pré ou périnatale, anoxo-ischémique :
le plus souvent hypotonie axiale marquée, hypertonie périphérique avec syndrome pyramidal ou extrapyramidal. L'athétose de l'infirmité motrice cérébrale est souvent précédée par une grande hypotonie de quelques mois.

• fœtopathies malformatives ou inflammatoires (rubéole, cytomégalovirus, toxoplasmose)

• maladies de surcharge, maladies dégénératives

• hypotonie d'un syndrome cérébelleux chronique ou d'une atteinte de la sensibilité profonde dont il faudra trouver l'étiologie

– Contusion pernatale de la moelle

Atteintes du système nerveux périphérique :

– Corne antérieure : neuropathie motrice la plus fréquente par atteinte de la corne antérieure = amyotrophie spinale de Werdnig Hoffmann.

• Récessive autosomique, débute tôt (avant 6 mois dans le type I, avant un an dans le type II).

• Paralysie des membres prédominant aux racines, débute aux membres inférieurs et s'étend aux membres supérieurs. Les ROT sont abolis. L'atteinte des intercostaux et le respect du diaphragme aboutit à une déformation du thorax (en proue de navire). On peut observer des fasciculations au niveau de la langue.

• Électromyogramme de type neurogène ; vitesses de conduction nerveuse motrice et sensitive (VCNM et VCNS) sont normales de même que les potentiels évoqués somesthésiques (PES).

– Nerfs (racines et nerfs) : neuropathies sensitivo-motrices ou sensitives héréditaires

• neuropathies sensitivo-motrices : déficit de la force musculaire qui prédomine au niveau distal. Les ROT sont abolis précocement. Les troubles vasomoteurs sont fréquents. L'examen électrique permet de distinguer les neuropathies par atteinte de la myéline (VCN effondrées) et les neuropathies par atteinte de l'axone (VCNM normale, EMG de type neurogène et PES d'amplitude effondrée),

• neuropathies sensitives rarement de révélation précoce : abolition des ROT, troubles sensitifs, troubles trophiques, force musculaire conservée.

Atteinte de la jonction neuro-musculaire = myasthénie (évolution par poussées).

Atteinte musculaire

– affections multiples, déterminées génétiquement : myopathies congénitales, dystrophies musculaires progressives, myopathies « métaboliques » (glycogenoses musculaires, lipidoses, etc.),

– le déficit musculaire prédomine aux racines ; les ROT sont conservés, au moins au début. L'atteinte des muscles de la face peut être responsable d'un tableau de diplégie faciale. Les muscles de la déglutition sont fréquemment atteints, de même que les intercostaux et le diaphragme, aboutissant à un aplatissement antéro-postérieur du thorax. Le cœur peut être atteint,

– le diagnostic repose sur le dosage des enzymes musculaires (parfois normales), l'EMG de type myogène (VCNM, VCNS et PES normaux). La biopsie musculaire précise le type de myopathie.

• *Hypotonie globale mais isolée*

– pas de déficit de la force musculaire, pas d'amyotrophie, ROT conservés, pas de déficit intellectuel, examen général normal. Enzymes musculaires et examens électriques sont normaux.

– le tableau se résume à une hypotonie plus ou moins marquée avec retard des acquisitions motrices.
– il s'agit de l'hypotonie congénitale bénigne ou retard simple d'acquisition du tonus : la surveillance de l'évolution apporte des éléments importants, en cas de retard simple du tonus, l'enfant se déplace plus ou moins longtemps sur les fesses, ne se déplace pas « à quatre pattes », mais finit tôt ou tard par acquérir une marche normale, sans aucun déficit.

COMA CHEZ L'ENFANT

Diagnostic et conduite à tenir

Définition
– Abolition durable de l'état de conscience, non réversible sous l'influence de stimulations externes.
– Urgence diagnostique et thérapeutique.
– L'appréciation de la conscience chez l'enfant est d'autant plus délicate que l'enfant est plus jeune : doit tenir compte du niveau de développement acquis avant le coma. Les scores utilisés chez l'adulte doivent être adaptés. Les échelles de classification sont toutes critiquables. Elles sont très utiles pour la surveillance. L'examen doit être précis et répété dans le temps.

Dépister et traiter une urgence vitale aiguë

• *Respiratoire*
– fréquence, rythme et amplitude des mouvements respiratoires ;
– recherche d'une cyanose et d'un encombrement des voies aériennes.

• *Circulatoire*
– fréquence cardiaque, rythme cardiaque, tension artérielle, temps de recoloration cutanée, coloration des téguments.

Apprécier la profondeur du coma
Cette appréciation est clinique

• *Évaluation de l'état de conscience*
– réponse verbale (chez le grand enfant) par ordre de gravité croissante :
• réponse à un ordre écrit,
• recherche d'une désorientation temporo-spatiale,
• exécution d'un ordre verbal ;
– comportement visuel lorsque la réponse verbale ne peut être obtenue (nourrisson, petit enfant) :
• fixation et poursuite oculaire,
• reconnaissance des personnes et/ou des objets par des réactions motrices ou végétatives.

• *Examen des yeux*
– ouverture des yeux : spontanée, à la demande, au bruit, à la douleur ;

– clignement des yeux : spontané, provoqué (à la menace, lors d'une stimulation auditive, lors de l'installation sur la cornée d'une goutte de sérum physiologique) ;
– diamètre pupillaire : normal = 2 à 3 mm, myosis = 1 à 2 mm, mydriase > 4 mm ;
– réflexe photomoteur.

• *Évaluation de la réactivité motrice*

– étude des mouvements spontanés : convulsions, myoclonies, fasciculations, mouvements stéréotypés ;
– étude des mouvements provoqués :
• par la commande,
• par les stimuli nociceptifs : pincement, piqûre,
• par les manœuvres indispensables à la prise en charge.
On notera, dans ces différentes situations, l'existence ou non d'une réponse, son caractère adapté ou non, son caractère symétrique ou non.
La réaction de décortication associe une flexion adduction des membres supérieurs et une extension des membres inférieurs.
La réaction de décérébration se traduit par une extension adduction et pronation des membres supérieurs et une extension des membres inférieurs.

• *Évaluation du tonus musculaire* (évalué en fonction de l'âge) :
hypotonie, hypertonie permanente ou intermittente déclenchée par les stimuli.

• *Existence ou non de troubles végétatifs*

Profondeur du coma

• *La classification en stade*

– stade I ou obnubilation : réaction d'éveil avec réponse aux ordres après stimulation ;
– stade II : pas de réaction d'éveil ; la stimulation entraîne une réactivité en flexion adaptée (II superficiel) ou non adaptée (II profond) ;
– stade III : aucune réaction motrice ou réactivité présente sous forme de réaction de décortication ou de décérébration ; troubles neurovégétatifs fréquents ;
– stade IV : coma dépassé ou mort cérébrale dont les critères sont :
• abolition complète et permanente de la conscience et de toute activité spontanée,
• abolition de toute réactivité dans le territoire des nerfs crâniens,
• abolition de la ventilation spontanée malgré l'élévation de la $PaCO_2$,
• nullité de l'électroencéphalogramme sur deux EEG à 12 heures d'intervalle,
signes observés en l'absence d'intoxication et d'hypothermie et persistant au moins 6 heures.

• *Échelle ou score de Glasgow* = somme des meilleurs points obtenus à 3 items supposés indépendants. Le score est d'autant plus bas que l'atteinte neurologique est plus sévère.

Score de Glasgow

Ouverture des yeux : – spontanée – à l'appel – à la douleur – nulle	 4 3 2 1
Meilleure réponse motrice : • volontaire (sur commande) • à la stimulation douloureuse – localisatrice – mouvements de retrait – stéréotypée en flexion – stéréotypée en extension – aucune réponse	 6 5 4 3 2 1
Meilleure réponse verbale : – orientée – confuse – incohérente – incompréhensible – aucune réponse	 5 4 3 2 1

• Le score de Bicêtre, créé pour l'enfant, est plus adapté particulièrement chez le petit nourrisson et l'enfant en réanimation.

Score de Bicêtre

Ouverture des yeux	Spontanée + poursuite Spontanée Provoquée Néant	5 2 1 0	
Diamètre pupillaire exclusif	Normal : 2-3 mm Myosis : < 2 mm Mydriase : > 4 mm	2 1 0	
Réactivité motrice exclusif	Localisatrice Flexion Extension Néant	3 2 1 0	
Réflexes tronc cérébral cumulatif	Grimace Photomoteur Réflexe cornéen Toux ou vent. spont. Rien	4 3 2 1 0	
	Total Bicêtre / 20		
Asymétrie d'origine cérébrale : Retenir le mauvais côté Asymétrie d'origine extra-cérébrale : Retenir le bon côté			

Parmi les examens complémentaires, seul l'EEG donne des arguments sur la profondeur du coma. Son interprétation doit tenir compte de la température de l'enfant et des drogues administrées.

Éliminer ce qui n'est pas un coma

• *Hypersomnie :* réveil sous stimulation. L'EEG montre des ondes de sommeil.

• *Syndrome de déafférenciation motrice :* interruption exclusive des voies motrices au niveau de la protubérance. Ces enfants ne peuvent ni bouger, ni parler. Leur conscience est intacte. Ils sont capables de respirer et de déglutir. Ils gardent en général des mouvements de verticalité des yeux et la possibilité d'élever les paupières.

• *Mutisme akinétique des lésions bifrontales étendues ou de l'hydrocéphalie aiguë :* contraste entre un éveil apparent avec mouvements oculaires et un mutisme et une immobilité incomplète (spontanée et sous stimulation).

• *Divers états d'origine psychogène* peuvent simuler un coma : psychose, hystérie, simulation. Il persiste un clignement à la menace, souvent une résistance à l'ouverture passive des paupières et il n'existe pas de mouvements d'errance des globes oculaires.

Rapporter le coma à sa cause

Méthodes

• *Interrogatoire :* traumatisme crânien, existence de convulsions, prise éventuelle de médicaments, maladie connue susceptible d'entraîner un coma (rénale, hépatique, métabolique), tentative de suicide chez le grand enfant.

• *L'examen clinique*

– tension de la fontanelle et périmètre crânien chez le petit, signes méningés, signes de localisation neurologique ;
– température, ictère, purpura, syndrome hémorragique, tension artérielle ;
– état d'hydratation ;
– gros foie, grosse rate.

• *Les examens complémentaires*

– s'il existe une orientation étiologique :
• hépatomégalie : transaminases, ammoniémie, bilirubinémie, phosphatases alcalines et coagulation,
• odeur particulière (maladie métabolique ?) : chromatographie des acides aminés et organiques ;
– s'il n'existe pas d'orientation étiologique, seront systématiquement effectués :
• prélèvement sanguin : dextrostix, glycémie, ionogramme sanguin, urée, créatininémie, calcémie, recherche de toxiques (dont alcool et monoxyde de carbone), gaz du sang, numération formule sanguine avec plaquettes, hémostase globale, groupe Rh, hémoculture,
• recueil d'urine : examen des urines à la bandelette (protéinurie, hématurie, glycosurie, cétonurie, phénistix), recherche de toxiques, ionogramme urinaire, urée urinaire,
• un prélèvement de liquide gastrique (recherche de toxique),
• un fond d'œil, une ponction lombaire après avoir écarté une hypertension intracrânienne aiguë,

• un ECG, une radiographie de thorax,
• un EEG,
• une transillumination et une échographie transfontanellaire chez le nourrisson ; un scanner chaque fois qu'on ne peut éliminer un traumatisme, qu'il existe un intervalle libre, des signes de localisation, que le diagnostic n'est pas évident sur les premiers examens ou que le coma s'aggrave.

Principales étiologies

• *Comas traumatiques*

– le diagnostic est en règle facile. Le mécanisme conditionne le traitement : commotion cérébrale, contusion cérébrale, hématome intra-crânien (extra-dural, sous-dural), hémorragie cérébro-méningée ;
– chez le nourrisson, le traumatisme peut être non avoué : défaut de surveillance, enfant maltraité.

• *Comas non traumatiques*

– neurologiques :
• infectieux : méningites (purulentes, tuberculeuses), méningo-encéphalites, abcès du cerveau, empyème, neuropaludisme,
• œdème aigu cérébro-méningé, hémorragie méningée, cérébrale ou cérébro-méningée, thrombophlébites cérébrales,
• tumeur cérébrale (coma rarement révélateur),
• post-critique : au décours d'une convulsion quelle qu'en soit la cause, surtout si prolongée et répétée ;
– métaboliques :
• hypoblycémie,
• acidocétose diabétique,
• hypernatrémie,
• hyponatrémie : de dilution, ou associée à une perte de sel urinaire faisant rechercher une insuffisance surrénale,
• syndrome de Reye : hypertransaminasémie, hyperammoniémie,
• anomalie héréditaire du métabolisme des acides aminés, du cycle de l'urée, des acides gras, de l'acide lactique, etc. ;
– anoxo-ischémiques : arrêt cardiaque, collapsus, suffocation, noyade, asphyxie ;
– hyperthermie maligne ;
– toxiques : oxyde de carbone, alcool, médicaments (acide acétylsalicylique, théophylline, barbituriques, phénothiazines, benzodiazépines, tranquillisants, antidépresseurs, neuroleptiques) ;
– encéphalopathie hypertensive.

Entreprendre le traitement

• *Traitement symptomatique*

– mettre en position de sécurité ;
– aspirer les sécrétions bucco-pharyngées, vider l'estomac, dépister une chute de la langue nécessitant la pose d'une canule buccale ;
– humidifier l'air inhalé, ou intuber et ventiler artificiellement s'il existe un trouble de la commande respiratoire ou une persistance du syndrome asphyxique malgré les premières manœuvres, oxygéner en cas de cyanose ;

– mettre en place une voie d'abord, remplissage vasculaire si collapsus non cardiogénique, perfusion ;
– lutter contre l'hyperthermie (enveloppements frais, antipyrétiques, tubulure dans la glace), ou l'hypothermie (réchauffement progressif) ;
– traiter les convulsions ;
– éviter les escarres et ulcères de cornée : occlusion des paupières, instillation de collyre.

• *Traitement étiologique chaque fois que possible.*

CONVULSIONS ET ÉPILEPSIE DU NOURRISSON ET DE L'ENFANT

Fréquent chez l'enfant.
3 à 7 % des enfants font au moins une crise avant l'âge de cinq ans.

Définitions

– *Convulsions :* contractions musculaires involontaires paroxystiques (toniques, cloniques ou tonico-cloniques) ; Selon l'usage, le nom de convulsions est réservé aux crises convulsives occasionnelles avec composante motrice.
– *Épilepsie :* affection chronique, sans cause occasionnelle décelable, caractérisée par la récurrence de crises épileptiques.
– *Crise épileptique :* manifestation clinique paroxystique d'origine cérébrale résultant de l'activité anormale, excessive et hypersynchrone d'une population de neurones cérébraux.
– *Crise épileptique partielle :* seule une partie localisée du cortex cérébral est touchée par la crise. La séméiologie dépend de la zone atteinte. Une crise partielle est dite simple si une seule aire motrice ou sensorielle est affectée. Elle est dite complexe si elle intéresse des zones associatives ou assurant une fonction cognitive précise (langage par exemple) ou s'il y a une perte de conscience.
– *Crise épileptique généralisée :* l'ensemble du cortex cérébral est excité de manière bilatérale et diffuse.
– *État de mal convulsif ou épileptique :* il est défini par toute crise épileptique ou toute succession subintrante de crises qui dure plus de 30 minutes. Si elle dure de 15 à 30 minutes, il s'agit de crise épileptique prolongée.

Problèmes posés

Reconnaître les crises épileptiques dont les manifestations varient en fonction de l'âge et les différencier des manifestations paroxystiques non épileptiques

Préciser s'il s'agit
– de convulsions occasionnelles dont il faut rechercher la cause ;
– ou d'une épilepsie dont il faut préciser le type et rechercher les causes.
Cette distinction théoriquement simple peut en fait poser problème, surtout lors de la première crise.

Adapter le traitement, en fonction des étapes précédentes
Pour résoudre ces problèmes :

• *L'étape clinique reste fondamentale*

– antécédents, âge de début, circonstances et caractéristiques précises de la crise ;
– examen clinique : périmètre crânien et évaluation de sa vitesse de croissance, examen neurologique détaillé et complet, évaluation du développement psychomoteur, mental et comportemental, examen somatique complet sans oublier l'examen de la peau et la prise de la tension artérielle.

• *Examens complémentaires (fonction de l'âge, du contexte et des données de l'examen clinique)*

– examens biologiques pouvant être nécessaires en urgence en présence d'une convulsion occasionnelle ;
– l'EEG intercritique avec tracé de veille et de sommeil. Il contribue au diagnostic d'épilepsie lorsqu'il montre des anomalies paroxystiques, mais 2 % des enfants d'âge scolaire ont des pointes focales, souvent rolandiques et ne sont pas épileptiques. À l'inverse, les anomalies peuvent manquer et un tracé normal n'élimine pas le diagnostic ;
– d'autres investigations sont à discuter : tomodensitométrie et/ou IRM si une lésion cérébrale est suspectée.

Diagnostic positif (reconnaître les manifestations critiques)

Chez le nourrisson

Les crises généralisées peuvent être

• *Toniques*

– hypertonie de l'axe et de la racine des membres de quelques secondes, associée de façon variable à une fixité du regard, une révulsion oculaire, une apnée, une érythrose ou une cyanose (parfois asymétrie avec déviation de la tête des yeux) ;
– doivent être distinguées des syncopes vagales, d'un spasme du sanglot, d'un accès d'opisthotonos.

• *Cloniques*

– secousses rythmiques des quatre membres, de fréquence variable ;
– doivent être différenciées des trémulations (qui cèdent lorsqu'on saisit le membre intéressé), et des myoclonies d'endormissement.

• *Tonico-cloniques*

Hypertonie des quatre membres durant plusieurs secondes avec apnée, érythrose ou cyanose suivie d'un relâchement musculaire, associée à des secousses cloniques massives.

• *Hypotoniques :* rupture brusque du contact avec résolution musculaire et parfois apnée durant quelques secondes.

• *Les myoclonies*

– secousses brusques et brèves d'un membre ou d'un segment de membre (prédominent aux racines chez le nourrisson). Elles ressemblent à un sursaut et surviennent souvent en décharges de deux ou trois ;

– doivent être distinguées des myoclonies d'endormissement, des sursauts exagérés de l'hyperekplexia, des clonies audiogènes de la maladie de Tay-Sachs, des myoclonies familiales bénignes.

• *Les spasmes*

Contractions brusques et soutenues de la musculature axiale durant 1/2 à 2 secondes avec flexion ou extension de la tête et des membres, symétriques ou non, survenant en salves et séparées par un relâchement musculaire de quelques secondes. Ils sont souvent suivis de pleurs.

Les crises partielles

• *Simples :* elles peuvent se manifester par :
– motrices : clonies des paupières, d'une commissure labiale, d'un membre, déviation de la tête et/ou des yeux. Certaines crises motrices se limitent à des myoclonies parcellaires ou segmentaires.
Une crise partielle motrice peut se prolonger ou se répéter pendant plusieurs heures, réalisant un état de mal convulsif ;
– automatiques : mâchonnement, fixité du regard ;
– végétatives : mydriase, érythrose, cyanose, bradycardie ou tachycardie, hyperpnée ou apnée.

• *Complexes :* peuvent être précédées par une crise simple. Il s'y associe en règle une perte de conscience.

• *Les crises partielles motrices* doivent être distinguées d'un accès de dystonie dû aux neuroleptiques ou à leurs dérivés (métoclopramide), d'une dystonie paroxystique familiale, d'un torticolis, du syndrome d'hémiplégie alternante du nourrisson.

• *Les crises partielles* peuvent se généraliser secondairement.

Chez l'enfant et l'adolescent

Crises généralisées

• *Crises tonico-cloniques généralisées d'emblée avec ses 3 phases*

• *Absences*
– suspension de conscience à début et fin brusque, à l'emporte pièce, durant de 5 à 15 secondes ;
– diagnostic = enregistrement EEG d'une crise : décharge de pointes-ondes (PO) rythmiques à 3/seconde, généralisées, synchrones et symétriques, à début et fin brusque, sur un rythme de fond normal.

• *Myoclonies*

Crises partielles

• *Simples (à séméiologie élémentaire)*

– Motrices ou somato-motrices :
• la crise Bravais-Jacksonienne (BJ) est assez rarement observée chez l'enfant,

• les crises versives comportent une déviation conjuguée de la tête et des yeux,
• crises somato-inhibitrices ou atoniques.
– Sensitives : sensation de fourmillement ou de picotement.
– Crises sensorielles (visuelles, auditives…).
– Crises végétatives : crises douloureuses abdominales, céphalées.

• *Crises partielles complexes*

– La conscience y est altérée.
– Classification internationale = 2 groupes :
• crises à début partiel simple suivi de troubles de la conscience, avec ou sans automatisme,
• crises avec troubles de la conscience d'emblée avec ou sans automatisme.
– Divers aspects du début partiel simple : manifestations psychosensorielles, signes cognitifs (impression de déjà vu), signes végétatifs.
Les automatismes les plus fréquents sont oro-alimentaires.

PRÉCISER S'IL S'AGIT DE CONVULSION OU D'ÉPILEPSIE

Convulsions ou crises épileptiques occasionnelles

Convulsions en contexte fébrile

• *Convulsions fébriles (ou hyperthermiques ou hyperpyrétiques)*

– Crises provoquées par la fièvre en l'absence d'infection du système nerveux :
• surviennent entre 6 mois et 5 ans (pic entre 1 et 2 ans). Il semble exister une prédisposition génétique ;
• le facteur déclenchant est la fièvre, de causes variées, le plus souvent ORL. Les crises apparaissent surtout lors de la montée de la température.
– Deux types de convulsions fébriles, de pronostic différent :
• les convulsions fébriles simples :
– le plus souvent crises généralisées toniques ou tonico-cloniques, de durée brève < 15 mn. L'examen de l'enfant au décours est normal, sans déficit post-critique ni anomalie neurologique. La récidive n'est pas rare : environ 1/3 des cas. Le risque d'épilepsie ultérieure est celui de la population générale et il s'agit toujours d'épilepsie bénigne,
– le seul examen complémentaire nécessaire ici est la ponction lombaire (méningite purulente ou méningo-encéphalite herpétique ?). Elle s'impose lors de la première crise (sauf si la cause de la fièvre est évidente, et qu'une surveillance médicale étroite est possible) et devant tout crise fébrile avant 12 mois. L'EEG est inutile, la prévention des récidives repose sur le traitement de la fièvre. L'administration de diazépam per os à titre préventif n'a pas fait la preuve de son efficacité, l'administration d'acide valproïque peut être discutée si plusieurs récidives.
– le traitement de la crise repose sur le traitement de la fièvre et le diazépam par voie rectale à la dose de 0,5 mg/kg/jour qu'il faut apprendre à faire aux parents ;
• les convulsions fébriles compliquées :
– prolongées (supérieures à 15 minutes voire à 30 minutes : état de mal) ou unilatérales, suivies d'un déficit post-critique ou encore survenant avant un an (9 mois pour certains) ou chez un enfant présentant des antécédents neurologiques ou un retard psychomoteur,

– récidives fréquentes et évolution vers une épilepsie ultérieure non rare. Le bilan neurologique dans ce cas doit être complet,
– traitement anticomitial au long cours (pour certains dès la première crise) : acide valproïque plutôt que phénobarbital.

• *Autres causes de convulsions en contexte fébrile*

– les méningites bactériennes ;
– les méningo-encéphalites tout particulièrement herpétiques ;
– les foyers suppurés intracrâniens ;
– l'hyperthermie maligne du nourrisson.

Convulsions occasionnelles non fébriles

• *Traumatismes crânio-cérébraux* (qui peuvent comporter de la fièvre).

• *Causes métaboliques :* hypoglycémie, hypocalcémie, hyponatrémie (intoxication par l'eau), hypernatrémie (grandes déshydratations).

• *Causes toxiques,* médicamenteuses.

• *Hématome sous-dural,* hémorragie méningée ou cérébroméningée, thrombose vasculaire cérébrale.

• *Anoxoischémie* quelle que soit la cause.

• *Hypertension artérielle,* de cause rénale ou autre.

• *Syndrome de Reye.*

Épilepsie

Chez le nourrisson et l'enfant avant 5 ans (épilepsies du nourrisson plus rares que les crises occasionnelles)

• *Les spasmes infantiles*

– Le syndrome de West (maladie des spasmes en flexion avec hypsarythmie) = spasmes + anomalies EEG + arrêt du développement ou régression psycho-motrice. Le début se fait entre 3 mois et un an (pic de fréquence à 5 mois) :
• spasmes en flexion (les plus fréquents) : contractions brusques et brèves en flexion de la tête, du tronc et des membres (au début isolés puis par salve). Les spasmes en extension sont plus rares. Après la crise, il est fréquent d'observer des cris et des pleurs,
• EEG = hypsarythmie : tracé désorganisé avec disparition du rythme de base et succession ininterrompue d'ondes lentes et de pointes de très grande amplitude sur tout le scalp. Le spasme se traduit par un aplatissement transitoire du tracé,
• 8 fois/10 le syndrome de West est secondaire : à une anoxo-ischémie périnatale, à des séquelles de méningite purulente ou de fœtopathie infectieuse (cytomégalovirus…), malformations cérébrales, syndrome d'Aicardi, sclérose tubéreuse de Bourneville, 2 fois/10 il s'agit de formes cryptogénétiques,
• le traitement associe corticothérapie et antiépileptiques (Vigabatrin),
• L'évolution est dans l'ensemble sévère, même si le traitement fait le plus souvent disparaître les spasmes. 1/3 des cas récidivent. En dehors des formes primitives la plupart des enfants gardent un retard mental,

• éléments de mauvais pronostic : caractère secondaire du syndrome, début avant 3 mois, régression mentale importante, association à d'autres crises épileptiques, une longue période de spasmes, existence d'un foyer électrique (qui peut être révélé par un test au diazépam) ;

– spasmes en dehors du syndrome de West :
• spasmes bénins ou myoclonies infantiles bénignes : développement, examen et EEG sont normaux ;
• syndrome d'Ohtahara, encéphalopathie myoclonique précoce…

• *Syndrome de Lennox Gastaut (SLG)*

– début entre 3 et 5 ans, secondaire dans 70 % des cas triade = crises épileptiques, signes EEG inter-critiques et manifestations neuro-psychiques. Le scanner cérébral est anormal 1 fois/2 ;

– crises fréquentes, pluriquotidiennes et polymorphes. 3 types sont en règle observés chez un même malade :
• les chutes, brutales et brèves,
• les absences atypiques : à début et fin progressifs, la suspension de conscience est incomplète,
• les crises toniques (les plus fréquentes) : surtout nocturnes et dans la dernière partie de la nuit, ou au réveil chez le jeune enfant,
• les états de mal dans plus de la moitié des cas : état d'obnubilation et de confusion mentale. Il s'y associe habituellement des crises toniques ou myoclono-atoniques. L'EEG fait le diagnostic. Ces états de mal sont prolongés (plusieurs jours voire semaines), résistent aux traitements et récidivent ;

– électroencéphalogramme : tracé intercritique de veille surchargé de pointes ondes lentes de 2 à 2,5 cycles/seconde, diffuses sur les deux hémisphères et plus ou moins symétriques +/– pointes et des pointes ondes multifocales à prédominance temporale et frontale +/– rythme de fond ralenti ;

– retard mental presque constant, sévère et qui s'aggrave avec le temps dans les formes secondaires. Dans les formes dites primitives le développement mental est initialement normal, puis on note lenteur d'idéation et ralentissement de l'efficience intellectuelle ;

– le traitement est décevant. Les médicaments les plus efficaces sont le valproate de sodium, les benzodiazépines et la carbamazepine. Une monothérapie est rarement suffisante ;

– l'évolution est sévère : périodes de rémissions et d'aggravation, mais dans quelques cas une amélioration survient après des années d'évolution (diminution des crises et une meilleure adaptation sociale). On considère comme de mauvais pronostic : le caractère secondaire du syndrome, s'il a été précédé d'un syndrome de West ; le début précoce avant 3 ans, la grande fréquence des crises, la répétition des états de mal, un tracé inter-critique montrant une activité de fond constamment lente sur les différents EEG.

• *Les épilepsies myocloniques du nourrisson*

– l'épilepsie myoclonique bénigne du nourrisson :
• entre 1 et 3 ans, nourrisson antérieurement normal, accès myocloniques brefs, généralisés, prédominant aux membres supérieurs, pas d'autre dype de crise, l'état neurologique est normal dans l'intervalle. L'EEG montre des bouffées de PO et de PPO généralisées à 2-3 cycles par seconde durant 1 à 3 secondes, suivies d'une post-décharge d'ondes lentes,
• l'évolution est favorable sous Valproate ;

– l'épilepsie myoclonique sévère du nourrisson :
• 1re année de vie, nourrisson antérieurement normal, crises cloniques, parfois tonico-cloniques, généralisées ou souvent hémicorporelles, le plus souvent fébriles et volontiers longues. À ce stade de la maladie, l'EEG est généralement normal,

• puis apparaissent des myoclonies et à l'EEG des pointes ondes généralisées spontanées et activées par l'endormissement et la stimulation lumineuse intermittente (2-3 ans),
• durant les années suivantes : états de mal convulsif myocloniques, dégradation neurologique puis diminution des crises et des myoclonies,
• le traitement est décevant.

Chez l'enfant et l'adolescent

• *Épilepsies généralisées primaires ou idiopathiques*

– le grand mal :
• crises tonico-cloniques généralisées d'emblée dans la deuxième décade. À l'EEG succession de pointes à 10 c/sec puis d'ondes lentes intercalées avec des pointes. Le tracé inter-critique peut être normal ou montrer des décharges de PO ou PPO spontanées ou provoquées par les SLI,
• traitement simple = monothérapie par phénobarbital ou valproate. Le pronostic est favorable ;

– le petit mal - absences :
• à l'EEG : décharge de PO rythmiques à 3/sec, généralisées, sur un rythme de fond normal. Plus fréquent chez les filles entre 6 et 8 ans, avec une notion familiale. Les absences fréquentes, pluriquotidiennes, sont favorisées par l'émotion, le stress, la baisse de l'attention et l'hyperpnée. Il existe des états de mal absence,
• traitement : en 1re intention Valproate, puis Ethosuccimide,
• évolution : disparition des absences (80 % des cas) mais des crises de grand mal peuvent apparaître plusieurs années après. Un début entre 4 et 8 ans, des absences brèves, l'efficacité rapide et complète du traitement sont des critères de bon pronostic ;

– les absences myocloniques : comme les absences vraies, les secousses musculaires rythmiques correspondent à des PO à 3 cycles par seconde à l'EEG. Souvent, la crise se manifeste par une inclinaison rythmique de la tête et du corps en avant, une projection des bras en avant, parfois une chute. Ce sont des épilepsies myocloniques ;

– épilepsie myoclonique juvénile bénigne :
entre 12 et 18 ans : myoclonies massives, bilatérales et symétriques, intéressant surtout les membres supérieurs, sans perte de conscience, surviennent souvent le matin, peu après le réveil. La fatigue et la privation de sommeil sont des facteurs déclenchant. Elles s'associent souvent à d'autres types de crises. L'EEG montre un rythme de base normal et pratiquement toujours des PO et des PPO rapides, généralisées, symétriques. La SLI favorise les décharges paroxystiques dans près de la moitié des cas. Les crises sont bien contrôlées par le Valporate.

• *Épilepsies partielles primaires ou idiopathiques*

– épilepsie à paroxysme rolandique (EPR) :
• la plus fréquente des épilepsies partielles motrices de l'enfant. Débute entre 4 et 10 ans. Il existe une prédisposition génétique,
• crises brèves oropharyngées (hypersalivation, mouvements de la bouche et de la langue, bruits de gorge, troubles de la déglutition et impossibilité de parler), crises faciales unilatérales, crises motrices du membre supérieur. La conscience est respectée sauf si la crise se prolonge,
• horaire +++ : sommeil, réveil ou endormissement,
• l'EEG inter-critique montre sur un rythme de fond normal l'existence de pointes et pointes ondes, diphasiques, rolandiques ou temporales moyennes (EEG de sommeil),
• évolution constamment favorable, même sans traitement (carbamazepine ou valproate) ;

– épilepsie à paroxysmes occipitaux :
plus rare, crises à expression visuelle de traitement idem. Le pronostic est bon ;
– épilepsie psychomotrice bénigne : terreur du jeune enfant, fausse absence du grand enfant.

Rapporter l'épilepsie à sa cause

Chez le nourrisson et le petit enfant

• *Épilepsies de cause identifiable*
– malformations cérébrales : agyrie-pachygyrie, agénésie du corps calleux, hémimégalencéphalie, … et malformations vasculaires ;
– syndromes neurocutanés : Sclérose tubéreuse de Bourneville, maladie de Sturge-Weber, maladie de Recklinghausen (neurofibromatose), Incontinentia Pigmenti, naevus épidermique, hypomélanose de Ito ;
– aberrations chromosomiques ;
– maladies « métaboliques » ;
– tumeurs cérébrales : exceptionnellement révélées par une épilepsie ;
– lésions séquellaires d'origine antenatale (fœtopathies infectieuses, alcoolisme fœtal, anoxo-ischémie), périnatale (anoxo-ischémie, hémorragie intra-crânienne, infections acquises, hypoglycémie), postnatale (infections, thrombophlébite, méningo-encéphalite virale, traumatisme, accident vasculaire ischémique ou hémorragique, déshydratation aiguë).

• *Épilepsies des encéphalopathies de cause inconnue :* encéphalopathie myoclonique précoce (Aicardi), encéphalopathie épileptique infantile précoce (Ohtahara)…

Chez le grand enfant et l'adolescent

• *Causes déjà envisagées chez nourrisson*

• *Épilepsies symptomatiques d'une encéphalopathie spécifique*
– aberrations chromosomiques et syndromes neurocutanés ;
– encéphalopathies progressives héréditaires (métaboliques ?), maladie de Huntington.

Adapter le traitement
Prise en charge globale de l'enfant et de sa famille.

Les médicaments antiépileptiques
Principaux médicaments antiépileptiques : voire tableau.

Règles générales d'utilisation des antiépileptiques

• *Monothérapie :* le traitement par un seul antiépileptique est suffisant plus de 8 fois sur 10. Ceci limite les effets indésirables et les interactions médicamenteuses.

• *Choix de la molécule :* il est fonction du type d'épilepsie et de la tolérance du produit.

• *Mise en route du traitement :* la posologie efficace doit être atteinte progressivement.

• *Nombre de prises quotidiennes :* choisir les molécules nécessitant 1 ou 2 prises quotidiennes.

• *Surveillance :* apprécier l'efficacité et la tolérance, dépister les principaux effets secondaires. Le dosage plasmatique ne doit pas être systématique : réservé à l'échec d'un traitement prescrit à dose correcte, ou si l'on introduit un autre médicament susceptible d'interaction.

• *Faut-il traiter la première crise ?* après 1 an, si la crise est généralisée (fébrile ou non), sans déficit post-critique, sans signe d'encéphalopathie associée, sans argument pour une phacomatose ou pour une autre maladie connue pour son caractère épileptogène, il n'est pas nécessaire de mettre en route un traitement antiépileptique dès la première crise. Dans les autres cas, le traitement semble justifié dès la première crise.

• *Échec du traitement*

Les crises réapparaissent alors que :
– le traitement est prescrit depuis un temps suffisant (3 semaines à un mois) ;
– le médicament est bien pris ;
– la posologie est correcte ;
– le taux plasmatique est dans la zone d'efficacité thérapeutique.
En cas d'échec ainsi défini, il est nécessaire de modifier la thérapeutique. Sauf cas particulier, il faut substituer à la monothérapie initiale une autre monothérapie. La posologie du second médicament est progressivement augmentée jusqu'à obtention de la posologie à priori efficace. Le premier médicament est ensuite très progressivement diminué.

• *Durée du traitement :* fonction du type d'épilepsie, de l'évolution sous traitement et de chaque cas particulier :
– dans tous les cas, une période sans crise sous traitement est indispensable : au moins 2 ans pour les épilepsies partielles bénignes, au moins 4 ans pour d'autres crises du type épilepsies généralisées primaires de l'enfant et de l'adolescent ou du type épilepsie partielle lésionnelle ;
– un EEG perturbé n'est pas un critère suffisant pour ne pas interrompre un traitement (en l'absence de crise) ;
– le syndrome de Lennox Gastaut et les autres épilepsies généralisées graves de l'enfant autorisent rarement l'interruption du traitement.

• *Arrêt du traitement :* décision difficile à prendre, requiert l'accord des parents et du malade s'il est en état de le donner. La diminution des doses doit être progressive sur plusieurs semaines ou mois. Quand elles se produisent, les récidives surviennent en général dans l'année qui suit l'arrêt du traitement.

Autres éléments de la prise en charge thérapeutique

Explications, conseils à la famille et à l'enfant lui-même, soutien psychologique sont des éléments essentiels de l'efficacité thérapeutique. Il faut insister sur la nécessité d'une prise régulière et sans oubli du médicament.

Conseils de mode de vie
– éviter certains facteurs déclenchant des crises : alcool, manque de sommeil, la fatigue, la télévision de trop près, un ordinateur trop « brillant », lumières à éclats intermittents ;
– activités sportives encouragées sauf : sports se déroulant au-dessus du niveau du sol, les bains solitaires sans surveillance.

Le soutien psychologique permet une meilleure acceptation de la maladie.

Indications chirurgicales très rares et réservées à des épilepsies rebelles d'évolution prolongée (cortectomie, callosotomie).

Traitement des convulsions

Il repose en première intention sur le diazépam à la dose de 0,5 mg/kg sans dépasser 10 mg avant 10 ans et 20 mg ensuite, par voie intra-rectale ou par voie intra-veineuse.
En cas d'échec, la même dose peut être répétée 20 à 30 minutes plus tard.
Chaque fois que possible, le traitement de la cause doit être entrepris (hypoglycémie, hypocalcémie, … etc.).

Traitement de l'état de mal convulsif

• *Benzodiazépines, phénytoïne et phénobarbital*

– diazépam en 1re intention : cf. traitement des convulsions ;
– clonazepam (durée d'action plus longue) : prescrit dans les rechutes précoces à la dose de 0,1 mg/kg toutes les 6 heures ;
– si échec : phénytoïne 15 mg/kg en 15 minutes, puis 5 mg/kg 8 heures et 16 heures plus tard. Il est parfois nécessaire de redonner 5 mg/kg toutes les 8 heures durant le deuxième jour (maintenir la concentration sérique entre 20 et 30 mg/l) ;
– phénobarbital 15 mg/kg chez le nourrisson, 10 mg/kg chez l'enfant : rapidement actif, réservé ? aux traitements des convulsions occasionnelles avec composante œdémateuse majeure : infection, traumatisme. Le phénobarbital aggrave le risque d'apnée si l'enfant a reçu du Diazépam peu de temps auparavant.

Principaux médicaments antiépileptiques

Nom clinique	*Nom de Spécialité*	*Présentation*	*Posologie mg/kg/j*	*Nombre de prises*	*Taux plasmatiques µg/ml*	*Taux plasmatiques µmol/ml*	*Temps nécessaire à l'état d'équilibre (en jours)*
Phénobarbital (PB)	Gardenal	cp 10, 50, 100 mg ampoule injectable 40 mg	3 à 5 10 à 20	1 à 2	15 à 25	65 à 110	15 à 21
Valproate de sodium (VPA)	Depakine Depakine-chrono	cp 200, 500 mg soluté 1 ml = 200 mg sirop 1 cm = 200 mg cp 500 mg	20 à 30 chez l'adolescent 30 à 40 chez l'enfant	2, parfois 3 1 à 2	60 à 100	420 à 700	3 à 4
Carbamazepine CBZ	Tegretol	cp LP 200 mg 400 mg cp 200 mg sirop 5 ml = 100 mg	10 à 20	2 3 à 4	4 à 10	17 à 42	2 à 4
Phénytoïne PHT	Di-Hydan Dilantin	cp à 100 mg ampoules à 250 mg	5 à 7	2 à 3	5 à 20	20 à 60	6 à 21 8 en moyenne
Ethosuccimide ESM	Zarontin	cp à 250 mg sirop : 5 ml = 250 mg	20 à 25	2	40 à 100	280 à 570	4 à 8
Progabide PG	Gabrene	cp à 300 et 600 mg sachets à 150 mg	30 à 50	3	1		
Primidone PRM	Mysoline	cp à 250 mg	10 à 20	2 ou 3	5 à 10		2 à 3
Diazepam DZ (benzodiazépines)	Valium	cp à 2, 5, 10 mg sirop 2 mg = 5 ml 3 gouttes = 1 mg ampoules IV, IR 10 mg = 2 ml	0,5 à 1	2	0,2 à 0,6	0,7 à 2,1	7 à 10
Clonazepam CZP (benzodiazépines)	Rivotril	cp à 2 mg 10 gouttes = 1 mg ampoules IV 1 mg = 2 ml	0,05 à 0,2	2 à 3	0,02 à 0,07	0,06 à 0,22	5 à 8
Clobazam CLB (benzodiazépines)	Urbanyl	cp à 10 et 20 mg gélules à 5 mg	0,5 à 1	2	0,3 à 0,7	1 à 2,3	0,5 à 1
Nitrazepam NZP (benzodiazépines)	Mogadon	cp à 5 mg	0,5 à 1	2			
Vigabatrin	Sabril	cp = 500 mg sachets à 500 mg	50 à 150 mg/k/jour	2			

PARALYSIE FACIALE PÉRIPHÉRIQUE UNILATÉRALE (PFP UNILATÉRALE)

Diagnostic et conduite à tenir

Diagnostic positif

Asymétrie des traits au repos, majorée à la mimique ou aux cris (l'hémiface paralysée est attirée vers le côté sain), et confirmée par l'étude de la force musculaire : atteinte globale touchant avec la même intensité les branches supérieure et inférieure du nerf facial = périphérique.

• *Facial supérieur*

– Hémifront lisse, sourcil abaissé, fente palpébrale élargie, diminution ou absence de larmoiement, de clignement
– Impossibilité de plisser l'hémifront et surtout de fermer l'œil avec déplacement en haut et en dehors du globe oculaire (signe de Charles Bell). Parfois l'œil se ferme mais les sourcils paraissent plus longs du côté atteint (signe des cils de Souques à la tentative d'occlusion maximale), ceci dans les atteintes plus modérées.

• *Facial inférieur*

– Effacement du sillon naso-génien, commissure labiale abaissée et fine.
– Impossibilité de siffler ou de gonfler les joues, asymétrie majorée de la bouche aux rires ou au cours de la parole.
– Signe du peaucier du cou qui se contracte moins à l'ouverture contrariée de la bouche.

• *Signes associés (valeur localisatrice)*

– Lacrymation : excessive ou diminuée (test de Schirmer)
– Hyperacousie douloureuse et diminution du réflexe stapédien (impédancemétrie et audiogramme)
– Agueusie
– Hypoesthésie de la zone de Ramsay Hunt.

Diagnostic différentiel

• *Paralysies faciales centrales :* prédominent sur le facial inférieur, avec dissociation automatico-volontaire, le reste de l'examen neurologique est rarement normal.

• *Asymétrie faciale d'origine osseuse, aplasie ou hypoplasie du triangulaire des lèvres* (avec ou sans cardiopathie).

Diagnostic étiologique

• *PFP congénitales*

– traumatique (compression antenatale par le promontoire, ou par le forceps) : régression le plus souvent en 3 semaines,
– non traumatique : isolée (familiale ?) ou associée à des anomalies neurologiques ou morphologiques (diplégie faciale et paralysie bilatérale de la 6e paire crânienne dans le syndrome de Moebius,..)

• *PFP acquises :*

– traumatiques : traumatisme crânien (fracture du rocher), plaie de la face, postopératoires (otologique ou sur la loge parotidienne),
– infectieuses : infection ORL (otite aiguë suppurée ou plutôt chronique), maladies infectieuses (Zona du ganglion géniculé avec éruption dans la zone de Ramsay Hunt, Epstein Barr, oreillons, entérovirus, maladie de Lyme, méningites bactériennes),
– tumorales : neurinome de l'acoustique (Recklinghausen ?), tumeur du tronc cérébral, du rocher ou de la parotide,
– hypertension artérielle, hémopathies malignes, thrombocytémies, hypercalcémie idiopathique, maladie d'Albers– Schönberg,
– syndrome de Guillain Barré (diplégie faciale), paralysies bulbaires progressives,
– syndrome de Melkersson – Rosenthal (PFP récidivante + œdème labial paroxystique + langue plicaturée)

• *PFP idiopathique de Bell (a frigore)*

– survient le plus souvent après 10 ans, est précédée d'une infection respiratoire haute ou d'une exposition au froid. Le début est brutal, après des otalgies apparaît une PFP globale, d'emblée, et qui reste isolée,
– ce diagnostic est porté par élimination,
– l'évolution spontanée est favorable dans 85 % à 95 % des cas, et surtout si âge < 10 ans, si la paralysie est incomplète cliniquement et électriquement (dénervation < 50 % en électroneurographie à J4). Régression en 1 à 9 semaines.

Conduite à tenir si PFP apparemment isolée (en dehors de la période néo-natale)

• *Bilan à visée étiologique*

– minimal : examen clinique complet (neurologique, tension artérielle, examen otologique), hémogramme, vitesse de sédimentation,
– bilan prescrit selon les résultats de l'interrogatoire, de l'examen clinique et du premier bilan : radiographies des rochers comparatifs, du crâne (rochers dans les orbites), des mastoïdes, du thorax et éventuellement examen tomodensitométrique crânien ou IRM, ponction lombaire et sérologies virales.

• *Examens électriques (seuil d'excitabilité de Hilger, électroneurographie avec test de Esslen, électromyographie)*

discutés si la paralysie s'aggrave après le 4e jour (avant une éventuelle corticothérapie) ou après 3 semaines à 2 mois d'absence de récupération avant une éventuelle intervention de décompression.

• *Traitement*

– abstention thérapeutique le plus souvent, en dehors des soins oculaires (larmes artificielles,..) : la régression spontanée est quasi constante,
– corticothérapie : n'a d'intérêt que si précoce (avant le 10e jour d'évolution), peut être indiquée si l'atteinte clinique est totale ou qu'elle s'aggrave, s'il persiste des douleurs importantes et si les examens électriques sont péjoratifs (moins de 10 % de fibres intactes au test de Esslen quelle que soit la date ou encore > 50 % de fibres dégénérées à J4 et > 70 % à J6). La posologie : 1 mg/kg/j pendant 5 à 10 jours puis diminution en 5 à 10 jours, – intervention de décompression parfois proposée après 3 semaines à 2 mois d'évolution sans récupération clinique et électrique.

SYNCOPE OU LIPOTHYMIES

Diagnostic et conduite à tenir

Diagnostic positif

– Syncope = perte de connaissance brève (< 3 mn), brutale associée à une hypotonie et souvent à une pâleur. Il n'existe pas de confusion post critique. Elle est liée à une hypoxie cérébrale reflétant un trouble cardio-circulatoire général.
– Lipothymies = forme mineure de syncope avec obnubilation et légère hypotonie : « évanouissement ».

Diagnostic différentiel

– Simulation.
– Hystérie : perte de connaissance en public accompagnée de phénomènes spectaculaires.
– Épilepsie (crises akinétiques, grand mal).

Diagnostic étiologique

• *Causes exogènes*

– Iatrogènes (gestes endoscopiques, ponctions, prise de bêtabloquants, de diurétiques).
– Accidentelles (post traumatiques, intoxication).

• *Causes endogènes*

→ *Hypertonie vagale :* pause sinusale au réflexe oculo-cardiaque et/ou ralentissements spontanés importants pendant l'enregistrement holter de 24 heures.

→ *Cardio-vasculaires :*
– hypovolémie,
– hypotension orthostatique,
– cardiopathies (obstacles à l'éjection du ventricule gauche, anomalies d'origine de la coronaire gauche, tétralogie de Fallot,..),
– troubles de la conduction (Stokes Adams) ou du rythme (tachycardies supraventriculaires, tachycardies ventriculaires catécholergiques, syndromes du QT long).

→ *Respiratoires* (coqueluche, ictus laryngé, …).

→ *Causes digestives* (reflux gastro-œsophagien, syncopes de la déglutition), neurologiques, métaboliques.

→ *Spasme du sanglot du nourrisson :*
– de 6 mois à 3 ans après une colère et à l'acmé d'une crise de pleurs, blocage en expiration avec cyanose puis perte de connaissance (type « bleu » asphyxique) ;
– plus rare le type « pâle » (ischémie par bradycardie ou arrêt cardiaque avec parfois hypertonie vagale) avec accès de pâleur après un traumatisme.

Conduite à tenir

• *Devant le malaise*

– pouls non perçus = arrêt cardio-respiratoire : réanimation avec massage cardiaque externe et ventilation artificielle,
– pouls lent, avec hypotension = malaise vagal : atropine 0,02 mg/kg sous cutané,

– pouls lent avec tension artérielle élevée = troubles de la conduction : coup de poing thoracique, électrocardiogramme,…
– pouls rapide = trouble du rythme (surtout si fréquence cardiaque > 220/ mn), ou hypovolémie,
– systématiquement glycémie au doigt (même en l'absence de sueurs),
– si le malaise se prolonge : origine neurologique très probable.

• *À distance du malaise*

– interrogatoire : antécédents de lipothymies et circonstances de survenue en faveur d'une origine vagale (jeûne, peur, émotion, vue du sang, station debout prolongée à distance des repas), antécédents familiaux de syncope ou de surdité (QT long), survenue à l'effort, à la toux, à la déglutition, symptômes d'hypoglycémie (agressivité, sueurs, fringale, diplopie,..)
– examen clinique complet : cardiaque (auscultation, fréquence cardiaque, tension artérielle debout, couché), neurologique,..
– bilan à adapter : hémogramme, glycémie, calcémie, radio de thorax, électrocardiogramme avec réflexe oculo– cardiaque, électrocardiogramme d'effort, enregistrement holter de 24 heures, échographie cardiaque.

• *Traitement de l'hypertonie vagale du nourrisson :* diphémanil (Prantal®) 10 mg/kg/j en 4 prises.

CRÂNIOSTÉNOSES

Diagnostic et traitement

Diagnostic positif

• *Définition*

Soudure prématurée d'une ou plusieurs sutures crâniennes.

• *Risques*

Neurologique si soudures multiples, ophtalmologique parfois (étirement des nerfs optiques), esthétique toujours.

• *Diagnostic*

→ *Crête osseuse palpable sur le trajet de la suture*

→ *Déformation osseuse secondaire* (dysmorphie crânio-faciale) :
– brachycéphalie (crâne large et aplati d'avant en arrière) par soudure des 2 coronales (fronto-pariétales)
– scaphocéphalie (crâne allongé mais étroit) par soudure de la sagittale (médiane)
– trigonocéphalie par soudure de la métopique (entre les 2 frontaux)
– oxycéphalie : soudure de toutes les sutures
– plagiocéphalie : antérieure avec asymétrie frontale par soudure d'une coronale, ou postérieure par soudure d'une lambdoïde.

→ *Confirmation sur la radio de crâne :* densité de la suture

Conduite à tenir :

• *Apprécier le retentissement neurologique*

– signes d'hypertension intracrânienne : souvent infraclinique elle précède les signes radiologiques (mesure de la pression intracrânienne ++ surtout si multisuturaire).
– surveillance ophtalmo : cécité par atrophie optique après 3 ans

• *Recherche de malformations cérébrales associées (TDM), PC*

• *Intégration à un syndrome ? :* Apert, Crouzon,..

• *Indications chirurgicales :* prévenir les complications et corriger la dysmorphie. Intervention vers 2-3 mois dans les craniosténoses multisuturaires, vers 6-12 mois pour les craniosténoses monosuturaires.

AUGMENTATION ANORMALE DU PÉRIMÈTRE CRÂNIEN (PC) : MACROCRÂNIE

Orientation diagnostique et conduite à tenir

Rappel
avant 1 an : PC= T/2 + 10 cm
35 cm à la naissance 47 cm à 1 an
courbe de croissance du PC : changement de couloir de croissance toujours pathologique

Définition
périmètre crânien > 3 DS
– évaluer la vitesse de croissance (notion de couloir)
– augmentation globale ou pas, symétrique ou non

Conduite à tenir

• *Interrogatoire*

– la grossesse, l'accouchement,
– l'ethnie, le PC des parents
– traumatisme crânien ?

• *Examen complet,* développement psychomoteur, recherche de signes d'hypertension intracrânienne, taches cutanées, dysmorphie.

• *Examens complémentaires*

– radiographie de crâne : si suspicion de fœtopathie infectieuse, si contexte malformatif ou dysmorphique
– échographie transfontanellaire ++ mais visualise mal la convexité du cerveau.
– scanner cérébral en 1re intention
– IRM : malformations, anomalies de la substance blanche, …

– +/– fond d'œil, électroencéphalogramme
– transillumination ? (nature liquidienne de l'anomalie ?)

Diagnostic différentiel
– bosse sérosanguine ou céphalhématome du nouveau-né
– « rattrapage » chez l'ancien prématuré
– pseudo-hydrocéphalie par saillie des bosses frontales

Principales étiologies

• *Macrocranie isolée*

– Hydrocéphalies c'est à dire accumulation anormale de LCR :
• communicante par anomalie « péricérébrale » villositaire ou veineuse (quadri-ventriculaire), ou non communicante par obstacle ventriculaire à la circulation du LCR (épargne le V4),
• cause prénatale : sténose de l'aqueduc de Sylvius ou malformation cérébrale (Dandy-Walker, spina bifida, holoprosencéphalie,..), hydrocéphalie post infectieuse (toxoplasmose,..) ou hémorragique,
• hydrocéphalie liée à l'X (avec adduction des pouces : Bicker et Adams),
• hydrocéphalies post-natales : processus expansif intracrânien (tumeurs cérébrales, kystes arachnoïdiens,..), hémorragies intracrâniennes, méningites, obstacles veineux, hypervitaminose A,
• hydrocéphalie externe bénigne (retard de maturation des villosités ?) : macrocranie progressive vers 2-3 mois, < +5 DS, HIC rare, examen normal, espaces péricérébraux élargis, ventricules normaux, stabilisation vers +3 DS puis reste dans ce couloir,
• épanchements sous duraux : évoquer un syndrome de Silverman (enfant battu) ou un trouble de l'hémostase, mais savoir que ces épanchements sont favorisés par une hydrocéphalie externe préexistante.

– Mégalencéphalie idiopathique familiale ou sporadique.

• *Macrocéphalie non isolée*

– maladie de Recklinghausen (taches cutanées « café au lait »), et autres syndrome neurocutanés
– syndromes malformatifs (gigantisme cérébral)
– neurolipidoses, leucodystrophies et autres maladies de surcharge.

12

HÉPATO-GASTRO-ENTÉROLOGIE

C. DURQUET-PERELMAN, E. LACHASSINNE

REFLUX GASTRO-ŒSOPHAGIEN (RGO)

Introduction

– Pathologie fréquente.
– La barrière anti-reflux est anatomique (ligaments, angle de His) et fonctionnelle (sphincter inférieur de l'œsophage = SIO).
– RGO = dysfonctionnement du SIO +++, +/– anomalies de la vidange gastrique, +/– vice anatomique de la jonction cardio-tubérositaire.

Diagnostic positif

Séméiologie polymorphe

• *Digestive*

– régurgitations +++ et/ou vomissements alimentaires peu abondants post-prandiaux, sans intervalle libre après la naissance, +/– hématémèse, pyrosis, anorexie, pleurs, agitation,
– toute cette symptomatologie favorisée par les changements de position et l'alimentation liquide.

• *Extra-digestive = complications (parfois révélatrices)*

– respiratoire : toux (nocturne), bronchopneumopathies récidivantes, asthme (inhalation et/ou bronchospasme réflexe),
– ORL : otites répétées, laryngites, laryngospasme (réflexe ?),
– malaises : apnée centrale ou bradycardie d'origine réflexe, mort subite inopinée du nourrisson,
– signes généraux : hypotrophie, anémie ferriprive.

Examens complémentaires

Intérêt diagnostique (séméiologie non évocatrice) et dans la surveillance du traitement : mais aucun examen complémentaire n'est utile dans le RGO évident, non compliqué et au traitement efficace.

• *pH métrie œsophagienne*

– mesure le pH œsophagien (normal > 4-5 et < 7), le pH gastrique (1 à 2), repère les reflux acides (fréquence, durée, notion de clairance œsophagienne),
– enregistrement sur 6 heures (sensibilité 85 %) ; voire plus long 8 à 24 heures (sensibilité 95 %) ; recherche de reflux nocturne.

• *Manométrie œsophagienne (+/– électro-myogramme pharyngé)*

– mesure la pression intra-œsophagienne (sphincter supérieur et inférieur, corps de l'œsophage) et étudie la motricité œsophagienne (ondes primaires…),

– intérêt dans les formes graves pour guider la thérapeutique.

• *Endoscopie digestive haute recherche*

– une œsophagite ++,
– une sténose gastrique,
– un reflux bilieux ++.

• *Le transit œsogastroduodénal*

– simple, visuale le RGO, une sténose peptique, les lésions associées, une malposition cardio-tubérositaire, la vidange gastrique,
– diagnostic différentiel (++ avant un an).

• *Scintigraphie :* irradie peu, visualise une inhalation pulmonaire

Traitement

• *Mesures hygiéno-diététiques*

Épaissir les repas (alimentation solide ou Gelopectose® ou Gumilk®), fractionner et limiter les volumes des repas (surtout le volume du repas du soir).

• *Pansements œsogastriques :* protecteurs seuls (gel de Polysilane®, Gaviscon®), protecteurs et neutralisants (Maalox®, Phosphalugel®).

• *Drogues prokinétiques :* modifications de la pression du SIO :
– Métoclopramide (Primperan®) O,7 à 1 mg/kg/jour (réparti 15 mn avant les repas) ou Dompéridone (Motilium® ou Peridys®) 1 à 2 mg/kg/jour ou Cisapride (Prepulsid®) 0,2 mg/kg/prise x 4/j (association contrindiquée avec imidazolés et la plupart des macrolides),
– +/– Trimebutine (Debridat®) 2 mg/kg/jour : vidange gastrique et SIO,
– bêtanechol : Urecholine® (PCH)10 mg/m2/jour en 3 x (effet secondaire = bronchoconstriction).

• *Orthostatisme :* proscrire chaise d'enfant (Baby relax)
Surélever : procubitus ventral à 30° permanent chez le petit nourrisson (mais à réserver au RGO résistant au traitement = 2e intention), tête du lit surélevée de 15 cm chez l'enfant plus grand en décubitus ventral (évite le RGO, favorise la vidange gastrique).

• *Inhibiteurs sécrétion acide gastrique (anti H2) :* Cimetidine (Tagamet® 40-60 mg/kg/jour en 3 fois pendant les repas) ou Ranitidine (Raniplex® 10 à 12 mg/kg/j en 2 x per os) si œsophagite sévère en traitement de durée courte.

• *Chirurgie*

– Réservée à : volumineuse hernie hiatale (par glissement), sténose peptique ou échec d'un traitement médical bien conduit.
– Le plus souvent : fundoplicature de Nissen.

MALADIE CŒLIAQUE (INTOLÉRANCE AU GLUTEN)

Diagnostic et traitement

Incidence 1/2 000 à 1 pour 4 000 enfants en France (fréquent en Europe du Nord et en Afrique du Nord ++)
Pathogénie : toxicité de la gliadine alimentaire (de blé, d'orge seigle et avoine) et facteurs génétiques (HLA du groupe II : DR4, DQW2, DQW3, DR3 et DR7) +/– autres facteurs d'environnement (alimentation artificielle, introduction précoce du gluten, infection adénovirus).

Définition = 3 critères

– syndrome de malabsorption avec atrophie villositaire totale après introduction du gluten dans l'alimentation(1re biopsie),
– guérison clinique et histologique après suppression du gluten (2e biopsie),
– réapparition des signes cliniques et/ou seulement histologiques lors de la réintroduction du gluten = épreuve de rechute ou de provocation (permanence de la sensibilité de la muqueuse au gluten) : 3e biopsie vers 5-7 ans.

Diagnostic positif

• *Clinique*

– Délai variable (quelques mois ou années) après introduction du gluten dans l'alimentation (qui se fait après l'âge de 4 mois).
– Cas typique : nourrisson de 1 an, début progressif ou brutal (décompensation après une vaccination, une gastroentérite).
• anorexie + altération de l'état général (pâleur, apathie, enfant grognon),
• diarrhée chronique (selles graisseuses, « bouse de vache »),
• signes de malnutrition (fonte musculaire et du pannicule adipeux) contrastant avec un abdomen proéminent, un retard du développement psychomoteur.
– Souvent symptomatologie plus fruste : anorexie, modification du comportement, stagnation pondérale, selles anormales par intermittence, douleurs abdominales récidivantes.
– Plus rare : anorexie, retard statural isolé, fractures (ostéopénie), déformations des membres (ostéomalacie), anémie, voire retard pubertaire.
– Parfois biopsie systématique dans l'entourage asymptomatique d'un malade.

• *Examens complémentaires*

– Valeur d'orientation = signes de malnutrition : anémie ferriprive ++, hypoprotidémie, carence en folates, en vitamine B12, diminution de l'index cortico-diaphysaire voire rachitisme
– Diagnostic
• biopsie du grêle : atrophie villositaire totale,
• tests sérologiques sauf déficit en Ig A associé (qui d'ailleurs favorise la maladie) : présence d'anticorps antigliadine (Ig G et A : sensibilité > 98 % en période symptomatique), d'Ig A anti-endomysium (+++ formes frustres) et d'Ig A antiréticuline,
• stratégie possible : 1re biopsie si sérologie +, 2e et 3e biopsie à discuter selon clinique et évolution sérologique.

Diagnostic différentiel

– Avant la biopsie : les autres syndromes de malabsorption (insuffisance pancréatique externe, hypo-betalipoprotéinémie, entéropathie exsudative des lymphangiectasies, lambliase).
– Autres intolérances alimentaires de survenue habituellement plus précoce et de symptomatologie moins sévère
– Intolérance transitoire au gluten : épreuve de réintroduction.

Traitement

– Exclusion du gluten (produits à base de seigle, avoine, blé, orge) de l'alimentation, jusqu'à croissance et histologie normales : 2 à 4 ans voire à vie.
– supplémentation initiale en vitamines (A, D, E, K, B, et folate), fer, calcium et oligo-éléments.

Évolution - complications

• *Après guérison, le gluten est réintroduit progressivement*

– S'il entraîne une rechute clinique et/ou biologique et/ou histologique seule (biopsie de contrôle après 1 an de régime normal) : le régime d'exclusion est repris mais sont discutés :
• sa durée : indéfinie ou jusqu'à la fin de la croissance +++
• son élargissement fonction du seuil de tolérance individuelle
• la poursuite d'un régime normal si rechute latente (histologique seule).
– La rémission naturelle est parfois observée.

• *Complications*

– Risque de lymphome et cancer digestif à l'âge adulte multiplié par 4.
– L'effet préventif du régime est incertain ?

• *Maladies associées*

Dermatite herpétiforme, déficit isolé en IgA, endocrinopathies liées à HLA DR3 (hyperthyroïdie – diabète insulinodépendant).

MUCOVISCIDOSE OU FIBROSE KYSTIQUE DU PANCRÉAS (CYSTIC FIBROSIS : CF)

Généralités

• *Fréquence :* 1/2 000 à 2 500 naissances vivantes.

• *Génétique*

– Transmission autosomique récessive.
– Le gène CF sur le chromosome 7 code pour une protéine transmembranaire la CFTR (Cystic Fibrosis Transmembrane Conductance Regulator) = canal chlore AMPc dépendant.
– La mutation la plus fréquente, 70 % des cas en Europe du nord, (délétion d'un acide aminé en position 508 = delta F 508) permet le diagnostic anténatal et le dépistage des hétérozygotes dans l'entourage d'un malade (cas index), mais près de 250 mutations sont répertoriées.

• *Pathogénie*

– Anomalie des sécrétions exocrines : mucus « déshydraté » du fait de l'imperméabilité des canaux chlores et de l'hyperabsorption transmembranaire du sodium et donc mucus trop visqueux dans les voies respiratoires, salivaires, pancréatiques, et au niveau du tractus digestif, biliaire et génito-urinaire.
– L'insuffisance pancréatique externe et l'atteinte bronchique (par obstruction et infection) sont les deux conséquences essentielles.

Diagnostic positif

Clinique : expression et gravité variable

• *Manifestations digestives*
– Atteinte pancréatique :
• insuffisance pancréatique externe (80-95 % des cas) : précoce et patente, parfois minime ou progressive, responsable d'un syndrome de maldigestion des graisses et des protéines, d'où diarrhée chronique avec selles abondantes, molles, graisseuses et fétides, amaigrissement malgré appétit vorace,
• rarement diarrhée hémorragique (carence en vit K), syndrome anémie + œdèmes + hypoprotidémie (nourrisson), ou pancréatite récidivante,
• intolérance au glucose (30 %) puis diabète insulino-dépendant.

– Troubles intestinaux :
• occlusion néonatale : retard d'évacuation du méconium, distension abdominale, vomissements secondaire à un syndrome du bouchon méconial ou à un iléus méconial,
• prolapsus rectal (nourrisson), ou syndromes douloureux abdominaux aigus par obstruction (équivalent de l'iléus méconial) ou par invagination intestinale aiguë,
• reflux gastro-œsophagien présent dans 25 % des cas.

– Atteintes hépato-biliaires :
• microvésicule, lithiase vésiculaire cholestérolique,
• atteinte hépatique fonction de l'âge : cholestase du nourrisson, stéatose hépatique avec hépatomégalie du très jeune enfant, cirrhose biliaire focale de l'enfant et multinodulaire de l'adolescent en règle latentes, responsables tardivement de signes d'hypertension portale et de perturbations des fonctions hépatiques.

• *Manifestions respiratoires (cf pneumologie)*

• *Atteinte cardiaque :* insuffisance cardiaque aiguë(nourrisson), myocardiopathie dilatée hypokinétique (enfant).

Examens complémentaires

• *Test de la sueur :* confirme le diagnostic si élévation du chlore dans la sueur obtenue par stimulation des glandes sudorales par la pilocarpine ou le chauffage (recueil de 100 mg). Le test est positif si le taux de chlore sudoral est supérieur à 80 mEq/l (N < 50), deux tests doivent être pratiqués.

• *Autres examens (retentissement nutritionnel, efficacité du traitement et recherche de complications) :* biologiques (hémogramme, ionogramme sanguin, fonction rénale, lipides, vitamines A, C, B12, fer sérique, Zinc, stéatorrhée, créatorrhée, tests hépatiques), échographie abdominale.

Évolution - pronostic

Variables, fonction expressivité de la maladie (atteinte respiratoire +++). Médiane de survie > 25 ans.

Traitement symptomatique

Troubles respiratoires, problèmes infectieux (cf. pneumologie)

Nutritionnel

– amélioration état nutritionnel = amélioration pronostic,
– extraits pancréatiques gastroprotégés (Pancréase®, Créon®),
– régime normal hypercalorique (120-130 % des apports habituels pour l'âge car besoins augmentés et pertes fécales), riche en protéines et en lipides, supplémenté en vitamines liposolubles, en sel et en oligo-éléments,
– nourrisson : allaitement maternel poursuivi sinon lait sans protéines du lait de vache à base d'hydrolysats de caséine,
– les besoins en vitamines et sel sont :
vit A 5 000 – 10 000 UI/jour
vit D x 2 / enfant normal
vit E 200 U/jour
vit K : supplémentation seulement si carence
vit B12 : nécessaire si résection iléale après iléus
Na 25 – 50 mmol/jour,
– si ces mesures sont insuffisantes : supplémentation diététique utilisant des formules hypercaloriques, riches en graisses et protéines ; puis en cas d'échec nutrition entérale à débit constant par voie nasogastrique ou par gastrostomie.

Traitement des complications digestives

– iléus méconial : lavement hypertonique à la gastrograffine,
– grand enfant en cas d'obstruction : sonde gastrique, Nacetyl cystéine à 10 % per os et par lavement et/ou lavement à la gastrograffine (permet d'éliminer une invagination).

Dépistage anté-natal

– proposé à un couple à risque élevé après conseil génétique (1 enfant atteint ou les 2 conjoints hétérozygotes),
– étude de l'ADN familial avant la grossesse (famille informative, mutation DeltaF 508) : villosités choriales à la 10e semaine d'aménorrhée,
– si famille non informative : dosage des enzymes digestives entre 17 et 19 semaines d'aménorrhée. Un taux abaissé est évocateur (fiabilité 93 à 97 %).

Dépistase néo-natal

– non systématique, justifié par un meilleur pronostic (meilleur état nutritionnel et plus grande résistance aux infections pulmonaires) si la prise en charge est précoce,
– repose sur le dosage du trypsinogène immunoréactif sérique : un taux élevé nécessite un deuxième contrôle puis si confirmation la pratique d'un test de la sueur (difficile avant 2 mois).

MALADIE DE CROHN

Diagnostic et traitement

Généralités
– Maladie « systémique », avec au niveau digestif atteinte segmentaire et focale des 3 tuniques, pouvant siéger de la bouche à l'anus (prédomine à l'iléon terminal et au côlon).
– Terrain : adulte jeune +++ (rare avant 10 ans), milieu urbain et socio-économique élevé, facteurs génétiques (surtout race blanche, HLA B 12,…)
– Importance dans le diagnostic et la surveillance de **l'évaluation de l'état nutritionnel** (poids, taille, vitesse de croissance, stade pubertaire,…. et examens complémentaires).

Diagnostic positif = faisceau d'arguments cliniques et paracliniques (anatomo-pathologie inconstamment contributive).

• *Clinique*

– début insidieux, trompeur et progressif pauci-symptomatique : la forme subaiguë typique se constitue en 1 à 3 ans,
– signes digestifs :
• douleurs abdominales intermittentes (fosse iliaque droite ++),
• diarrhée fréquente, banale intermittente (atteinte iléale) importante, glairo-purulente (atteinte diffuse),
• rectorragies minimes mais fissures, ulcérations, fistules et abcès anaux et péri-anaux (évolution rapide ou à rechute),
• hématémèse (atteinte œsophagienne), stomatite aphtoïde,
• entéropathie exsudative, cholestase ;
– signes généraux parallèles aux poussées : fièvre +/– prolongée, asthénie, anorexie, amaigrissement voire arrêt de croissance et retard pubertaire,
– signes extra-digestifs :
• articulaires : arthralgies, arthrites des grosses articulations ++ (genou, poignet, coude, cheville),
• cutanés : érythème noueux, pyoderma gangrenosum, hippocratisme digital,
• oculaires : uvéite, épisclérite, ulcération conjonctivale, iridocyclite (insidieuse +++).

• *Paraclinique*

– Biologie : syndrome inflammatoire si poussée (sédimentation, orosomucoïde), carence nutritionnelle à rechercher (hémogramme, protides, albumine, calcémie, fer, ferritine, vitamines A, D, E, B12, zinc), et dont on précise le mécanisme (carence d'apport, infection, malabsorption, entéropathie exudative : coproculture, clairance de l'alpha 1 antitrypsine, stéatorrhée, créatorrhée, biopsie du grêle).
– Radiologie :
• âge osseux (retentissement),
• opacification du grêle et du côlon : extension des lésions (période initiale ou en pré-opératoire) : trajet d'une fistule, ulcérations muqueuses, cicatrices (pseudopolypes), sténoses (organiques ou fonctionnelles), lésions segmentaires ou pluri-segmentaire et focal.
– Endoscopie +++ :
• iléo-colonoscopie (diagnostic et surveillance) : biopsies étagées
extension (segmentaires et focales) et aspect des lésions : ulcérations profondes, érosions aphtoïdes, pseudo-polypes ou sténoses (cicatricielle ou inflammatoire) ;
biopsie en zone saine et pathologique ;

• œsogastroduodénoscopie systématique avec biopsie (localisation rare mais peut être asymptomatique),
• anatomopathologie : ulcérations, inflammation pariétale, infiltration lymphoïde, aspect caractéristique de granulome giganto-épithélioïde (inconstant).

Évolution par poussées

– Imprévisible : forme mineure avec poussées espacées jusqu'à forme grave, étendue, évoluant d'un seul tenant.
– On apprécie :
• l'index d'évolutivité (index de Lloyd Still) basé sur l'état général, la fièvre, la croissance staturo-pondérale, fréquence des selles, syndrome inflammatoire biologique, complications digestives et extra-digestives,
• l'état nutritionnel : enquête diététique (ingestion), clinique, biologique (cf supra).
– Principales complications : sténose (subocclusion du grêle, syndrome de Koenig), fistule digestive externe ou interne, abcès.

Diagnostic différentiel

– atteinte iléale ou iléo-coecale : yersiniose, tuberculose, amaebome, hyperplasie lymphoïde pseudopolypoïde, lymphosarcome,
– atteinte colique : infection, recto-colite hémorragique +++, atteinte digestive du SIDA, maladie de Behçet.

Traitement = symptomatique

• *Médicamenteux*

– Salazopyrine® per os (cp à 500 mg 40-70 mg/kg/jour ou 1,2-2 g/m²/jour) efficace sur les poussées dans les formes iléocoliques ou coliques. Effet préventif douteux.
– 5 ASA (Pentasa®) cp à 250 mg : bonne tolérance, efficace aussi dans les formes hautes 25 mg/kg/jour au cours des repas (contre indiqué avant 2 ans et si ulcère peptique actif)
– Prednisone per os (Cortancyl® 1-2 mg/kg/j mais < 60 mg/j) ou hydrocortisone IV :
• poussée : jusqu'à régression du syndrome inflammatoire (en moyenne un mois), puis diminution progressive en 1 à 2 mois. Pas d'effet préventif des rechutes,
• cortico-dépendance si rechute pour une dose seuil, rechute précoce dans les 3 mois suivant l'arrêt des corticoïdes, cortico-résistance rare.
– Immunosuppresseurs si cortico-résistance ou cortico-dépendance.
– Metronidazole (Flagyl® per os) 20 à 40 mg/kg/jour (moins de 800 mg/jour) dans les poussées iléo-coliques et coliques, lésions anales et péri-anales.

• *Nutritionnel*

– Régime : hypercalorique, hyperprotidique, pauvre en fibres, en lactose et en graisses à longues chaînes ; supplémenté en vitamines et oligo-éléments.
– Nutrition artificielle (peut induire seule une rémission) : indiquée précocement si inefficacité du régime.
• nutrition entérale à débit constant (NEDC) :
but : support nutritionnel + repos digestif ;
effet : reprise de la croissance, diminution des besoins en corticoïdes ou obtention d'une rémission si corticorésistance ;
durée : cure de 3 à 6 semaines (poussées) voire à plus long terme (1 à 3 ans) ;
• nutrition parentérale exclusive (NPE) si échec NEDC, syndrome occlusif ou dénutrition majeure.

• *Indications*

– Poussée :
• peu sévère : régime + 5 ASA +/– Flagyl®
• plus évolutive : NEDC (ou NPE si échec) + 5 ASA + Flagyl® (corticoïdes si échec)
• grave : NPE +/– aspiration digestive + corticoïdes IV
– Au décours : 5 ASA quelques semaines, diminution progressive des corticoïdes (si cortico-dépendance NEDC + immunosuppresseurs)

• *Chirurgie*

– En urgence pour péritonite, mégacolon toxique, hémorragie non contrôlable, drainage d'un abcès.
– Sinon en cas de résistance à un traitement médical bien conduit (fistule, sténose cicatricielle, colite sévère, forme très localisée).
– Résultat immédiat favorable mais rechutes fréquentes conduisant à des réinterventions (donc être économe en matière de résection).

RECTOCOLITE HÉMORRAGIQUE

Diagnostic et traitement

Généralités
– Incidence 2,4 p. 10 000.
– Début à tout âge, 2 pics : 10-30 ans et 50 ans, exceptionnel chez le nouveau-né ou le nourrisson.
– Atteinte recto-colique continue (iléon indemne).

Diagnostic positif

• *Signes cliniques*

– Digestifs : début rapide
• diarrhée glairo-sanglante (voire afécale), parfois nocturne
• douleurs abdominales (+ épreintes, faux besoins, ténesme)
• rectorragies
– Généraux :
• fièvre modérée à importante (39°)
• asthénie, anorexie, stagnation voire perte pondérale
– Extra-digestifs (précèdent ou accompagnent les autres signes) :
• articulaires : arthralgies, arthrites aseptiques
• cutanéo-muqueux : érythème noueux, éruption pustulo-nécrotique, aphtose buccale
• oculaires rares : uvéite antérieure
• hépatiques : hépatomégalie +/– ictère, cholestase +/– cytolyse (avec stéatose ++, cholangite sclérosante, cirrhose biliaire…)

• *Examens complémentaires*

– Biologie : syndrome inflammatoire (VS,...), polynucléose, anémie, hypoalbuminémie.
– Endoscopie digestive (intérêt diagnostique, de bilan d'extension et dans la surveillance) :
• macroscopie : muqueuse congestive, œdématiée, hémorragique avec ou sans ulcérations (lésions continues sans intervalle de muqueuse saine +++)
• histologie : congestion vasculaire, altération de l'épithélium, infiltrat inflammatoire, abcès cryptiques.
– Lavement baryté double contraste (préparation soigneuse) :
• précise siège et aspect des lésions (continues, à prédominance distale)
• au début : irrégularité des bords, perte des haustrations, parois épaissies et raides
• évolution : images d'ulcérations +/– profondes muqueuses ou sous-muqueuses, rétrécissement du calibre colique
• contre-indication : colectasie

Évolution variable
– Le plus souvent : rechutes d'intensité modérée, entrecoupées de périodes de rémission +/– longues, extension progressive des lésions, évolution vers la sténose.
– Aiguë ou suraiguë : surtout pancolites pouvant se compliquer de septicémie à bacilles gram négatif, colectasie aiguë, hémorragie massive, thrombose veineuse.
– Mégacolon toxique.
– Rare forme atténuée et localisée, recto-sigmoïdienne.
– Risque de cancer colique après 10 ans d'évolution (pancolites++) : dépistage par endoscopie rectocolique 1 à 2/an.

Diagnostic différentiel
– Colites bactériennes
– Maladie de Crohn

Traitement (posologie cf maladie de Crohn)

• *Médical*

– Poussée modérée :
• régime appauvri en résidus et en lactose, Pentasa® en cas d'atteinte localisée distale :
• corticoïdes locaux en lavement le soir au coucher.
– Poussée suraiguë :
alimentation parentérale exclusive, perfusion d'albumine, culot globulaire à la demande
– Poussée sévère :
• corticothérapie orale Prednisone® 1-2 mg/kg/j jusqu'à régression des troubles, puis diminution progressive en 1 à 3 mois ;
• antalgique, antispasmodique, corticothérapie IV (Méthylprednisone) 1 à 2 mg/kg/jour.
– Prévention des rechutes (entretien) :
• poursuite plusieurs mois du Pentasa®
• intérêt de la corticothérapie discuté

• *Chirurgical*

– colectomie et anastomose iléorectale, ou coloproctectomie totale et ilé stomie définitive...
– indications en poussée suraiguë, après échec du traitement médical, ou en cas de rechutes fréquentes.

ALLERGIE AUX PROTÉINES DU LAIT DE VACHE (APLV)

Fréquence 1 à 7,5 %

Diagnostic positif

• *Signes cliniques*

– Début :
• très précoce dès les premiers contacts ou plus tardifs ++
• en règle au sevrage (allergie primitive) ou au décours d'une entéropathie aiguë (allergie secondaire)
– Manifestations aiguës au décours de la prise d'un biberon (hyperréaginiques) :
• refus du biberon, vomissements explosifs, selles liquides en jet parfois sanglantes,
• malaise, hypotonie, choc anaphylactique
• accès de dyspnée asthmatiforme, eczéma, rash, urticaire, œdème de Quincke
– Manifestations chroniques (retardées) :
diarrhée (selles molles, pâteuses), anorexie, cassure de la courbe de poids (hypotrophie avec signes de malabsorption) ou simples coliques du 1er trimestre.
– Plus rares : iléus paralytique, entérocolite ulcéro-nécrosante, entéropathie exsudative avec hémorragies digestives, colites

• *Examens complémentaires (visée diagnostique et retentissement)*

– Signes de malabsorption (anémie, hypoprotidémie, …)
– Biopsie du grêle : atrophie villositaire partielle ++
– Anomalies immunologiques (sensibilités et spécificités variables) : IgG anti-PLV, hyperéosinophilie, IgE anti-PLV : anti-caséine, lactoglobuline et lactalbumine (surtout si signes extra-digestifs), test de transformation lymphoblastique en présence de PLV.

• *Diagnostic positif* = épreuve de soustraction puis réintroduction après guérison clinique : après 2-3 mois si forme douteuse, après 1 an si certain (et dans ce cas en milieu hospitalier +++)

Évolution sous traitement = régression des troubles en quelques jours à semaines.

Traitement = exclusion prolongée des PLV (lait et dérivés), utilisation des substituts du lait à base des protéines hydrolysées ++ ou de protéines de soja (mais fréquence des allergies croisées).

Les laits hypoallergéniques sont totalement à proscrire dans les APLV (risque de réactions allergiques +++), mais peuvent avoir un effet préventif dans les familles à risque atopique.

Guérison spontanée en 12-18 mois

HÉMORRAGIES DIGESTIVES DE L'ENFANT

Diagnostic et traitement

Définitions
– Hématémèse : rejet de sang par la bouche au cours d'un vomissement (origine digestive avant l'angle de Treitz).

– Méléna/rectorragie : sang rouge (rectorragie) ou digéré (méléna) émis par l'anus. Traduit une hémorragie haute (méléna) ou une hémorragie en aval de l'angle de Treitz (méléna ou rectorragie).
– Chez le nourrisson au transit intestinal rapide (6 h - 18 h), une rectorragie peut traduire une hémorragie digestive haute.

Diagnostic positif
– Facile si hémorragie extériorisée.
– Difficile si hémorragie non extériorisée : doit être évoqué devant une anémie aiguë avec collapsus et recherche par la pose d'une sonde gastrique et un toucher rectal.

Diagnostic différentiel
– Devant une hémathémèse : hémoptysie, hémorragie bucco-pharyngée, épistaxis déglutie (circonstances de survenue, examen clinique).
– Devant un méléna ou une rectorragie : médicaments colorants.
– Ingestion de sang maternel chez un nouveau-né allaité : crevasses sur le sein ? test d'Apt (différence hémoglobine fœtale et adulte).

Conduite à tenir
– Évaluer la gravité (hémodynamique ?) : pâleur, signes de collapsus périphérique ou central.
– Sauf minimes régurgitations striées de sang ou rectorragies minimes et isolées : hospitalisation pour traitement symptomatique, enquête et traitement étiologique.
– Traitement symptomatique en urgence.

• *On demande*

– prélèvements sanguins (numération formule sanguine avec plaquettes, TP, TCK, fibrine, groupe Rhésus),
– radiographie du thorax : taille du cœur.

• *Pose d'une voie veineuse périphérique* (une ou deux) ou centrale (prise pression veineuse centrale ?) en fonction de la gravité.

• *En cas de collapsus*

remplissage par macromolécules (albumine à 5 %, plasmion® ou Elohes®) : 10-20 ml/kg en 30 mn (en attendant du sang total)

• *Pose d'une sonde gastrique*

– la présence de sang signe l'hémorragie gastro-duodénale,
– permet d'effectuer un lavage gastrique à l'eau froide,
– si absence de sang, présence de bile : saignement en aval de l'angle de Treitz,
– si liquide clair, non bilieux : on ne peut éliminer une lésion duodénale.

• *Surveillance ultérieure*

– hémodynamique, diurèse horaire,
– activité hémorragique/heure (lavage gastrique).
Évolution : réaggravation ou stabilité clinique

Hématémèse : enquête étiologique (dès hémodynamique stable)
– Interrogatoire : prise de médicaments (anti-inflammatoires, aspirine,…), ingestion de caustiques, notion de douleurs abdominales avant l'hémorragie, antécédents de RGO, d'épistaxis.

– Examen : purpura (purpura rhumatoïde, diathèse hémorragique), des signes d'hypertension portale, anomalies cutanées (télangiectasies…).
– Radiographie d'abdomen sans préparation : occlusion ?, pneumopéritoine ? (contre-indication à la fibroscopie).
– Fibroscopie œso-gastro-duodénale : diagnostic lésionnel dans 80 % des cas si pratiquée dans les 24 heures.
– Si visualisation impossible (hémorragie) : angiographie discutée (choix du vaisseau guidé par l'endoscopie, sinon angiographie hépatique ou pancréatique).
– Si signes d'hypertension portale : échographie hépatique.

Principales étiologies et leur traitement

Ulcère gastroduodénal (40 % des cas) ou Gastrite aiguë – médicamenteuse – de stress – à cytomégalovirus – de l'intolérance aux protéines du lait de vache	– antiacide – anti H2 Ranitidine : jusqu'à 10 -15 mg/kg/j en 2 IVL (ou IV continue) per os 5 mg/kg x 2 j (2 h après les repas)
Œsophagite peptique	idem + anti-reflux
Hypertension portale (obstruction porte, cirrhose, fibrose hépatique congénitale) responsable de : – varices œsophagiennes +++ – lésions gastro-duodénales	vasopressine IV si échec : sonde de Blackmore (à dégonfler 10 mn/4 h)
Si hémorragie massive : hémostase chirurgicale en urgence.	

Devant un méléna ou une rectorragie

• *Saignement en cours = pose d'une sonde gastrique*

– hémorragie haute confirmée ? = fibroscopie œso-gastro-duodénale
– sinon colonoscopie (puis scintigraphie au Tec 99 ?), et si origine du saignement non retrouvée : artériographie ? hémostase chirurgicale en urgence ?

• *Après cédation du saignement*

– méléna : éliminer d'abord une lésion en amont du côlon : fibroscopie haute, transit du grêle, scintigraphie au Tec 99
– rectorragie : examen proctologique et s'il est négatif recto-sigmoïdoscopie, si encore négatif colonoscopie ou lavement baryté en double contraste

• *Principales étiologies en fonction de l'âge*

– Nouveau-né : maladie hémorragique, colite hémorragique, entéro-colite ulcéro-nécrosante (prématuré ++), infection à campylobacter.
– Nourrisson et jusqu'à 6 ans :
• intolérance aux protéines du lait de vache
• colites bactériennes invasives
• syndrome hémolytique et urémique

• invagination intestinale aiguë
• diverticule de Meckel
• purpura rhumatoïde
• polype juvénile
– 6 à 18 ans :
• diverticule de Meckel
• polype juvénile (rare après 10 ans)
• entérocolites inflammatoires (RCH - Crohn).

VOMISSEMENTS

Diagnostic et conduite à tenir

Diagnostic positif = clinique
– Vomissement = rejet actif
– On élimine facilement :
• troubles de la succion/déglutition
• régurgitations (rejet passif)
• un méricysme
– Vomissements verts du nouveau-né ou du nourrisson : urgence chirurgicale à toujours évoquer.

Apprécier le retentissement
– État général : clinique (déshydratation, dénutrition) et biologique (hémoconcentration, alcalose hypochlorémique)
– Respiratoire : inhalation ?, radiographie du thorax.

Traitement symptomatique avec correction en urgence d'une déshydratation

Diagnostic étiologique pour un traitement adapté

• *Vomissements occasionnels*

– Signes abdominaux positifs (urgence chirurgicale ?) = cliché d'abdomen sans préparation et échographie abdominale :
• occlusion intestinale aiguë (invagination intestinale aiguë, hernie étranglée, volvulus…),
• appendicite, péritonite aiguë.
– Signes abdominaux négatifs :
• avec fièvre : infection aiguë digestive (gastro-entérite, hépatite) ou extra-digestive (ORL, méningée, urinaire)
• sans fièvre :
prise de médicaments ? (intolérance antibiotiques ++ ou intoxication accidentelle ou iatrogène : théophylline, vitamine A, monoxyde de carbone) ;
signes d'hypertension intra-crânienne : aiguë bénigne ou pathologique (processus expansif, hémorragie, tumeur, poussée d'hydrocéphalie) ;
« toxi-infections » alimentaires.

• *Vomissements habituels*

– « Alimentaires » : erreur diététique (excès ou insuffisance qualitative, quantitative), intoxication au plomb ou à la vitamine D.

– Anomalies digestives :
• hautes (reflux gastro-œsophagien, sténose du pylore, dyskinésie antrale, plicature gastrique, sténose duodénale)
• basses (malrotation intestinale, maladie de Hirschprung)
– Infections latentes urinaires ou ORL (antrite, adénoïdite).
– Affection « viscérale » : cardiopathie congénitale, insuffisance rénale chronique, hématome sous-dural chronique.
– Intolérance aux protéines du lait de vache, intolérance au gluten, anomalies du métabolisme des glucides, des acides aminés.
– Insuffisance surrénale, acidocétose diabétique.

Traitement
– Symptomatique + corriger la déshydratation par voie veineuse ou par voie orale (en l'absence de cause chirurgicale) : par apports glucidiques frais fractionnés (soluté de réhydratation chez le nourrisson, jus de fruit en l'absence de diarrhée associée, coca-cola dégazéifié) + antiémétique en l'absence de cause chirurgicale.
– Étiologique.

CONSTIPATION ET ENCOPRÉSIE

Définitions

• *Constipation :* < 2 selles/jour (nouveau-né ou nourrisson sous lait de mère), ou < 2-3 selles/semaine sinon. Parfois selles trop petites (< 25 ml après 2 ans) et trop dures. Résulte, quelle que soit sa cause, d'un dysfonctionnement ano-rectal ou colique.

• *Encoprésie :* émission de selles dans la culotte ou le lit après l'âge d'acquisition de la propreté (après 4 ans) en l'absence d'atteinte organique, simple souillure du slip ou émission de selles intactes.

Diagnostic étiologique

• *Constipation occasionnelle :* fièvre, changement d'habitude (voyage), prise de médicament ralentisseur du transit (opiacés)

• *Constipation habituelle secondaire*

– exogène : prise de médicament (neuroleptiques, diurétiques…), erreur diététique, restriction hydrique ou alimentaire ;
– endogène :
• affection extra-digestive :
→ neurologique : encéphalopathie, infirmité motrice cérébrale,
→ endocriniennes et métaboliques : hypothyroïdie, diabète (neuropathie digestive), intolérance au gluten, mucoviscidose, hypokaliémie, hypercalcémie ;
• affections digestives (atteinte neurologique ou musculaire intrinsèque) :
→ maladie de Hirschprung et pseudo-obstructions intestinales chroniques,
→ achalasie du sphincter externe, sténose ano-rectale congénitale malformative ou acquise post-chirurgie,
→ sténose colique séquellaire d'une entérocolite nécrosante, d'une maladie de Crohn.

• *Idiopathique*

– Bénigne sans rétention stercorale chronique, rôle des facteurs hygiéno-diététiques, syndrome de refus du pot au moment de l'acquisition de la propreté.
– Sévère : avec stase stercorale +/– encoprésie.

Conduite à tenir - orientation diagnostique

• *Interrogatoire*

– Notion de retard d'évacuation du méconium (après 36 h)
– Caractères de la constipation (fréquence des selles, âge et circonstances de début, apprentissage du contrôle sphinctérien, régime alimentaire)
– Signes associés : douleurs abdominales ou à l'exonération, fissures, encoprésie, infection urinaire, épisodes de débâcle diarrhéique
– Contexte, retentissement psychologique.

• *Examen*

– Abdomen : palpation paroi musculaire, recherche fécalomes, précise la position de l'anus (antéposition si rapports distance anus-fourchette vaginale/coccyx-fourchette < 0,36 ou si anus-scrotum/coccyx-scrotum < 0,46), fissures ?, et toucher rectal (sténose, tumeur pelvienne, fécalome ?)
– Rachis lombo-sacré, examen neurologique et général, état nutritionnel ++.

• *Au terme de l'étape clinique*

– Constipation bénigne = traitement symptomatique
– Signes de gravité et/ou d'organicité (ou échec du traitement symptomatique) = examens complémentaires :
• ionogramme sanguin
• radiographie de l'abdomen sans préparation (spina bifida oculta ? dilatation colique ? rectum vide ou plein ?), échographie pelvienne et rénale (masse lombo-sacrée, retentissement rénal éventuel d'une distension colique)
• lavement opaque +/– défécographie
• biopsies par aspiration ou chirurgicale ++
• manométrie recto-anale : compliance rectale, réflexe anal inhibiteur (RAI)

• *Traitement*

– Étiologique
– Symptomatique :
• mesures hygiéno-diététiques : supprimer ou diminuer les aliments constipants (riz, carottes, féculents), enrichir en fibres alimentaires (légumes, fruits, son : 10 g/j à partir de 4 ans par périodes de 15 jours/mois), apport hydrique suffisant et hygiène de vie (horaire régulier des selles, position confortable, activité physique) ;
• médicamenteux :
→ laxatifs mucilagineux (Normacol®) ou émollients : huile de paraffine (Lansoyl® gelée, Laxamalt ®), augmenter la dose progressivement jusqu'à obtenir un suintement anal, diminuer ensuite jusqu'à sa disparition, diminuer à nouveau jusqu'à l'arrêt (durée 3 mois minimum), Lactulose (Duphalac ®), ou maintenant Importal® ;
→ lavements évacuateurs si fécalomes en cure courte de quelques jours (Normacol® après 2 ans, Microlax ®) ;
• guidance psychologique, prise en charge psychothérapique ;

• chirurgie : myectomie anorectale dans les formes sévères si échec des mesures précédentes et constipation rebelle.

Conduite à tenir devant une encoprésie
– Rechercher une constipation associée : si oui, cf supra
– Sinon : éliminer une incontinence sphinctérienne, rechercher signes d'atteinte médullaire, troubles urinaires (mégavessie)
– Prise en charge psychiatrique de l'enfant et de sa famille.

DOULEURS ABDOMINALES

Diagnostic et conduite à tenir

Douleurs abdominales aiguës
– Très grande fréquence : éliminer une urgence chirurgicale puis évoquer une urgence médicale
– En cas de doute répéter les examens cliniques mais ne pas toujours éviter les antalgiques et/ou antispasmodiques qui ne modifient pas réellement la symptomatologie.

• *Diagnostic et conduite à tenir*

– Difficultés chez le nourrisson : reconnaître la douleur, puis reconnaître son origine abdominale.
– Interrogatoire : antécédents et caractères de la douleur : facteurs déclenchants ou calmants, horaires, durée, siège (souvent péri-ombilicale chez le petit, sans préjuger de l'étiologie), irradiations, intensité ? (pâleur et immobilité à l'acmé ?).
– Signes associés : fièvre, altération de l'état général, troubles du transit, vomissements, signes fonctionnels urinaires
– Examen de l'abdomen : respiration abdominale ? défense voire contracture, psoïtis, orifices herniaires, testicules, toucher rectal.
– Compléter l'examen clinique : éruption ?, articulations ?, auscultation pulmonaire, examen ORL,…
– Examen complémentaire : recherche d'une protéinurie, hématurie ou glycosurie à la bandelette, voire ECBU, cliché d'abdomen sans préparation et de thorax, numération formule sanguine, vitesse de sédimentation, transaminases.

Principales étiologies des douleurs abdominales aiguës

Douleur abdominale aiguë

Fébrile

1. Urgence chirurgicale :
   - Appendicite aiguë
   - Péritonite
2. Causes médicales :

• Origine « abdominale » :
- gastro-entérite
- adénolymphite mésentérique
- hépatite virale
- infection urinaire
- hydrocholécyste

• Origine « extra abdominale »
- infection ORL
- pneumopathie infectieuse

• Crise drépanocytaire

• Purpura rhumatoïde

Non fébrile

1. Urgence chirurgicale :
   - Invagination
   - Occlusion
   - Torsion du testicule
   - Étranglement herniaire
   - Torsion kyste de l'ovaire
2. Causes médicales :

• Origine digestive :
- constipation
- parasites
- ulcère gastro–duodénal
- pancréatite aiguë

• Appareil uro-génital
- lithiase urinaire
- glomérulopathie
- dysménorrhées

• Crise drépanocytaire

Douleurs abdominales chroniques ou récidivantes

– Fréquentes
– Éliminer une affection organique (10 % des cas)
– Même non organique (90 % des cas mais diagnostic d'élimination), une douleur abdominale mérite notre intérêt et parfois un traitement.
– Principales étiologies :
• causes digestives : pathologies chirurgicales (cicatrice ?), ulcères, maladies digestives inflammatoires (Crohn, recto-colite), maladie périodique, parasitose, tumeur abdominale, drépanocytose homozygote,
• causes extradigestives : hydronéphrose, lithiase, dysménorrhée, hématocolpos, tumeurs cérébrales, migraine, porphyrie, intoxication au plomb, …
• causes psychologiques (syndrome de la veille de rentrée scolaire, …), colon « irritable » (diarrhée « chronique » mais avec courbe de poids normale).

HYPOTROPHIE - MALNUTRITION

Définitions

– Hypotrophie du nourrisson : poids inférieur ou égal à –2/–3 DS par rapport à la taille (en l'absence d'œdèmes et bien sûr de déshydratation).

– Hypotrophie de l'enfant : insuffisance du tissu adipeux et déficit pondéral d'au moins 20 %/moyenne pour la taille, on parle de maigreur s'il s'agit d'un trouble constitutionnel, d'amaigrissement s'il s'agit d'un trouble acquis.

– Malnutrition : état résultant d'un régime alimentaire qualitativement ou quantitativement insuffisant.

Hypotrophie chronique du nourrisson

Diagnostic positif = clinique

– Courbe de croissance pondérale : cassure, ses modalités

– Examen :

• poids insuffisant avec taille normale ou petite pour l'âge,

• fonte du panicule adipeux ++, amyotrophie, pâleur, cheveux secs et fins, ongles cassants,

• recherche signes de déshydratation associés, signes en rapport avec une carence spécifique (vitamines, oligo-éléments…).

Diagnostic différentiel

– Hypotrophie alléguée par la famille

– Déshydratation

– Amaigrissement transitoire

– Hypotrophie harmonieuse avec poids normal pour la taille.

Diagnostic étiologique

• *Méthodes*

– Interrogatoire :

• antécédents personnels : régime proposé et ingéré, maladies, évolution des troubles,

• antécédents familiaux : maladies, niveau socio-économique.

– Examen clinique complet : recherche signes en rapport avec l'affection causale

– Examens para-cliniques :

• il existe une orientation : examens demandés pour confirmer ou infirmer celle-ci,

• il n'existe pas d'orientation : demander IDR tuberculine, ECBU, bandelette urinaire (sucre, acétone), état nutritionnel (anémie par carence en fer et/ou folates, et/ou vitamine B 12 ?), protidémie, albuminémie, ionogramme sanguin, fonction rénale, bilan hépatique, radiographie du tibia (minéralisation, index cortico-diaphysaire normal > 0,4).

• *Principales étiologies*

– Hypotrophie après retard de croissance intra-utérin.

– Malnutrition.

– Affection viscérale ou métabolique :

• digestives : diarrhées chroniques (maladie cœliaque, intolérance aux protéines du lait de vache, mucoviscidose ++…), parasitose,

• infection chronique : tuberculose, infection urinaire, adénoïdite, mastoïdite,

• cardiopathie congénitale cyanogène ou non,

• autres : rénale, hépato-biliaire, neurologique (tumeur diencéphalique), respiratoire,

• exceptionnelles : Progeria, Leprechaunisme,
• anorexie mentale.

Maigreur et amaigrissement de l'enfant

Démarche diagnostique (cf. hypotrophie du nourrisson)

Principales étiologies

Am*aigrissement*	*Maigreur constitutionnelle*
Carence d'apport : – anorexie mentale – cause socio-économique Maladies : – digestives chroniques – infectieuses (tuberculose +++) – endocrinologiques : diabète sucré, hyperthyroïdie – générales : hémophilie, tumeurs malignes, collagénoses	Lipo-atrophies Autres : – syndrome de Marfan – non étiquetée, bénignes, parfois familiale

Malnutrition globale = marasme = carence calorique globale

Diagnostic positifs

• *Interrogatoire :* régime proposé insuffisant (avoué ?), contexte (bas niveau socio-économique, négligence, erreur ou conviction parentale particulière).

• *Examen clinique*

– âge 6-8 mois, poids insuffisant, taille normale ou diminuée (forme sévère),
– fonte du pannicule adipeux +/– marquée, amyotrophie +/– marquée,
– appétit conservé, constipation ++ ou diarrhée d'inanition,
– comportement normal, parfois hypothermie,
– +/– signes de carence spécifique associée,
– infections intercurrentes fréquentes.

• *Examen para-cliniques :* anémie ferriprive fréquente
protidémie et ionogramme sanguin normaux.

• *Diagnostic différentiel :* autres causes d'hypotrophie.

• *Traitement :* fonction de l'intensité
– forme légère : régime normal pour le poids puis, dès la reprise de croissance, élargi vers normal pour l'âge ;
– forme sévère : réintroduction progressive
• lait sans disaccharides, atteindre en 2-3 semaines 150 à 200 Cal/kg/jour, en supplémentant avec polymères de glucose (type dextrines-maltose®) et lipides (type liprocil®) ;
• dès rattrapage pondéral, revenir à ration calorique normale ;
• dans tous les cas : traitement des carences associées (vitamines, oligo-éléments) et d'une éventuelle infection associée.

Malnutrition protéique = kwashiorkor

Diagnostic positif

• *Interrogatoire :* régime carencé en protéines, contexte = après le sevrage, pays en voie de développement.

• *Examen clinique :*
– âge 1-4 ans
– perte de poids +/– marquée (œdèmes)
– taille : diminution modérée
– pannicule adipeux normal
– amyotrophie
– digestif : anorexie, diarrhée chronique
– avec triade caractéristique :
• lésions cutanéo-muqueuses et des phanères
• œdèmes superficiels +++ (blancs, mous, indolores)
• troubles du comportement : activité diminuée, enfant apathique ou irritable.

• *Paraclinique*

– anémie fréquente par carence en fer, vitamine B 12 ou folates,
– hypoprotidémie avec hypoalbuminémie +++,
– ionogramme sanguin : osmolarité diminuée, Na, C1, K diminués.

• *Diagnostic différentiel :* état de malnutrition protéique d'autre cause ; essentiellement diarrhées chroniques, syndrome néphrotique.

• *Traitement*

– réintroduction progressive, alimentation semi-élémentaire (déficit pancréatique externe, déficit en lactase) : polymères de glucose, hydrolysat de protéines, lipides avec triglycérides à chaîne moyenne.

	débuter	atteindre en 8-15 jours
eau protéines calories	60-80 ml/kg/jour 2-3 g/kg/j 40 Cal/kg/j	80-100 3-5 100-120

Jusqu'à guérison :
– traitement associé : idem marasme
Remarque : fréquente association des 2 carences : Kwashiorkor + marasme.

HÉPATITES VIRALES

Virus responsables : virus de l'hépatite A (HAV), B, C, D, E.
D'autres virus hépatotropes ne seront pas abordés (CMV, EBV, herpès).

Physiopathologie

– Ces virus ne sont pas cytopathogènes. La nécrose hépatocytaire résulte de la réaction immunitaire cellulaire.

– La présence d'immuns complexes circulants est responsable des manifestations extra-hépatiques.

Diagnostic positif

• *Hépatite aiguë commune*

– Phase pré-ictérique (< 10 jours)
• syndrome pseudo-grippal : fièvre à 38°-39°, asthénie, anorexie, algies (céphalées, myalgies, arthralgies)
• éruption cutanée : urticaire, syndrome de Gianotti et Crosti
• troubles digestifs : douleurs, nausées, vomissements ; urines rares et foncées ; hépatomégalie absente ou modérée.
– Phase ictérique : ictère cutanéo-muqueux avec urines foncées, selles +/– décolorées, hépatomégalie souple et sensible ; régression des troubles de la phase pré-ictérique.
– Biologiquement :
• transaminases > 20 fois la normale (dès la phase pré-ictérique)
• hyperbilirubinémie mixte modérée (< 100 mg/l), phosphatases alcalines normales ou peu augmentées
• hémostase : temps de Quick normal ou abaissé (dans ce dernier cas : facteur V normal = TQ bas par cholestase, facteur V bas = TQ bas par insuffisance hépato-cellulaire).
– Évolution : guérison en 2 à 4 semaines.

• *Formes cliniques*

– Asymptomatiques très fréquentes.
– Anictériques.
– Cholestatiques : éliminer cholestase d'origine extra-hépatique, d'évolution plus longue, guérison après 2 à 4 mois.
– Évolutives :
• prolongées (en dehors des formes cholestatiques) : persistance d'anomalies cliniques et/ou biologiques après 2 mois
• chroniques : persistance d'anomalies cliniques et/ou biologiques au-delà de 6 mois
→ porteur sain = asymptomatique + absence de cytolyse + histologie hépatique normale
→ hépatite chronique persistante = cytolyse + histologie : infiltrat inflammatoire limité aux espaces portes, nécrose absente ou modérée au contact ; évolution favorable en 2 à 3 ans
→ hépatite chronique active (agressive) : histologie : infiltrat qui envahit le lobule, nécrose des hépatocytes proches des espaces portes, fibrose portale et péri-portale avec désorganisation de l'architecture hépatique ; risque ++ d'évolution vers cirrhose, hépatocarcinome (alpha fœto-protéine et échographie ? x 1/an).
– Grave (TP < ou égal à 30 %) ou fulminante (TP < ou égal à 10 %)
• par nécrose hépatique sub-massive responsable d'une insuffisance hépato-cellulaire (IHC) aiguë
• signes de gravité précoces (1re semaine, jamais après 4 semaines) :
→ troubles neuro-psychiques (encéphalopathie hépatique)
→ syndrome hémorragique cutanéo-muqueux ; avec TP, facteurs abaissés (Facteur V +++)
→ hypoglycémie, absence d'hépatomégalie ou sa régression.
– Avec manifestations extra-hépatiques : vascularite (P.A.N.), glomérulonéphrite, hématologique (hémolyse, aplasie médullaire), polyradiculonévrite.

Diagnostic étiologique
Éliminer une hépatopathie non virale (toxique, métabolique), établir le pronostic, entreprendre un traitement symptomatique et/ou étiologique.

• *Hépatite virale A (HAV)*

– La plus fréquente, à rechercher en priorité, ubiquitaire
– Le virus : éliminé dans les fèces à la phase d'incubation et jusqu'à 8 jours après le début de l'ictère, virémie brève. Transmission oro-fécale (eau, aliments souillés) difficile à contrôler (contagiosité+++ pendant la phase d'incubation).
– Particularités cliniques :
• incubation : 15 à 60 jours
• évolution : fulminante dans 0,01 à 0,1 % des cas, pas de passage à la chronicité mais évolution en 2 temps possible, non cirrhogène
– Diagnostic biologique : IgM anti HAV persiste 3-4 mois puis IgG anti-HAV persiste toute la vie (protecteurs)

• *Hépatite virale B (HBV)*

– À rechercher si IgM HAV négatifs ou contexte à risque.
– Transmission par sang contaminé (sauf albumine et gammaglobulines), salive, lait et sexuelle.
– Contamination mère-enfant (hépatite aiguë au cours du troisième trimestre de grossesse ou portage chronique) = périnatale :
• transfusion materno-fœtale ou lors du passage de la filière génitale, le risque de transmission fonction de l'état sérologique de la mère (100 % si mère Ag Hbs + et Ag Hbe +, 20 % si mère Ag Hbs + et Ag Hbe –),
• par l'allaitement : non contre-indiqué si enfant vacciné, à discuter si hybridotest positif (DNA) chez la mère.
– Contamination intra-familiale non sexuelle possible, fréquente, mais inexpliquée.
– Particularités cliniques :
• incubation : 50 à 100 jours
• le plus souvent hépatite peu symptomatique
• évolution : fulminante 1 % ; chronique 10 % (nouveau-né ++)
• diagnostic : demander Ag Hbs, Ac anti Hbs, Ac anti Hbc.

Signification des marqueurs sériques

Ag Hbs	Ac Hbs	Ac Hbc	
+	–	–	– hépatite aiguë au début
+	–	+	– hépatite aiguë > 2e-3e semaine – portage chronique : • Ag Hbe + et DNA + (hybridotest) = réplication virale active • Ac anti Hbe + = guérison hépatite aiguë ou portage chronique asymptomatique
–	+	+	– guérison (immunité définitive) hépatite aiguë
–	+	–	– guérison hépatite aiguë ou vaccination
–	–	+	– hépatite récente ou lointaine – portage chronique (faible dose d'Hbs, rechercher DNA viral et DNA polymérase : positivité = réplication)

• *Hépatite virale C (HCV)*

– contamination transfusionelle ou percutanée (++),
– contamination materno-fœtale < 5 % si VIH-, faire une recherche d'ARN à 3 mois ou une sérologie à 1 an, à priori ne pas allaiter.

• *Hépatite virale Delta (HDV)*

– Ne touche que les porteurs chroniques HBV (sa réplication nécessite la présence du virus B), y penser si hépatite en 2 temps.
– Épidémiologie identique.
– Si co-infection : risque d'évolution plus sévère (formes graves, fulminantes, cirrhogènes).
– Diagnostic : Ac anti delta + chez un sujet Ag HbS +, mais Ag Hbe – (HDV inhibe la réplication d'HBV).

• *Hépatite virale E (HEV)*

Transmission oro-fécale surtout en Asie du Sud Est, risque ++ si grossesse (formes fulminantes maternelles).

Diagnostic différentiel
– Hépatite toxique, médicamenteuse
– Maladie de Wilson
– Hépatite auto-immune

Traitement

• *Curatif*

– À la phase aiguë : symptomatique
• Forme habituelle : repos pendant la phase ictérique si l'enfant est fatigué.
• Insuffisance hépato-cellulaire : maintien de la glycémie, correction de l'hyperammoniémie, si TP abaissée : pas de plasma car élément de surveillance ++ pour décision de greffe.
• Hépatite fulminante : greffe si HAV, discutée si HBV car risque de récidive.
• Cholestase avec troubles de l'hémostase : vitamine K en IM (10 mg IM/15 jours).
– Forme chronique active (HBV) : traitements discutés = Vidarabine, Interféron alpha, corticothérapie ou immuno-suppresseur.

• *Préventif*

– HAV :
Immunoglobulines non spécifiques (dans les 8 jours suivant le contage), réservé aux sujets contact direct (famille) de moins d'un an, entraîne protection ou hépatite atténuée.
Vaccin : Havrix® 3 injections (M0, M1 et M 6 à 12) concerne les sujets « à risque » : voyageurs, personnels de santé et de l'alimentation collective.
– HBV :
• Chez le nouveau-né : séro-vaccination (protection à 95 %) selon les modalités = IgG spécifiques à la naissance (2e injection à 2 mois si mère Ag Hbe +), vaccin à la naissance, et à un et deux mois, rappel un an après.
• Sujet contact, profession exposée : vaccination obligatoire

DIARRHÉES AIGUËS

Diagnostic et conduite à tenir

Définition

Augmentation de volume des selles mais en pratique émission de selles liquides trop fréquentes.
Fréquence ++ Gravité potentielle = déshydratation

Diagnostic étiologique

• *Causes « parentérales » :* infections ORL ++, infections urinaires,…

• *Causes « entérales »*

– Erreurs diététiques
– Diarrhées infectieuses :
• Origine virale = 70-80 % des cas (classiquement ni sang ni glaire)
→ rotavirus (surtout si entre 6 mois et 2 ans)
→ adénovirus à tout âge (fièvre, signes respiratoires et conjonctivite)
→ virus Norwalk-like chez l'enfant d'âge scolaire
• Origine bactérienne : 20 % des cas
→ E Coli : diarrhée aqueuse ou sanglante
→ shigelle : sang et pus, fièvre ++, signes neurologiques
→ salmonelles : diarrhée brutale fébrile, aqueuse +/– sang +/– glaires ; septicémie ?
→ campylobacter (volailles), yersiniose (lait)

Conduite à tenir

• *Interrogatoire :* retrouver un poids récent (carnet de santé)
– antécédents, notion de voyage et/ou de diarrhée dans l'entourage, alimentation,
– caractères de la diarrhée : mode (brutal, ou progressif) et date de début, nombre de selles par jour, aspect, volume, consistance, sang, glaires, aliments non digérés,
– signes associés : fièvre, vomissements, éruption,…
– traitement ou régime déjà institués.

• *Examen clinique*

– évaluer le degré de déshydratation :
• pesée et comparaison avec un poids antérieur : déshydratation sévère si perte de plus de 10 % du poids antérieur, bénigne si moins de 5 %,
• signes de déshydratation extra-cellulaire (pli cutané, fontanelle déprimée, yeux creux, oligurie, hypoTA) et intra-cellulaire (soif, fièvre, trouble de la conscience, sécheresse de la langue). Ces signes ne sont généralement présent qu'au delà de 10 % de perte de poids ;
– examen de l'abdomen : ballonnement secondaire à un 3ᵉ secteur qui est pesé en même temps que l'enfant (risque de faire sous estimer la déshydratation),
– examen complet (ORL,…).

• *Indications de la coproculture :* elle est inutile dans la grande majorité des cas.
Indiquée si et seulement si épidémie en collectivité, si éléments en faveur germe invasif, si diarrhée rebelle au traitement symptomatique, ou diarrhée « du retour »

Critères de gravité = motifs d'hospitalisation
– perte de poids > 7 % et/ou signes cliniques de déshydratation
– troubles hémodynamiques, signes généraux en faveur du caractère invasif
– ballonnement abdominal (3e secteur)
– anorexie ou intolérance gastrique absolue malgré l'apport de petites quantités de soluté de réhydratation à intervalle très rapproché
– grande rapidité d'installation et/ou résistance au traitement bien conduit
– âge < 3 mois, terrain dénutri ou fragilisé, entourage « inadéquat ».

Traitement

• *Moyens*

– réhydratation parentérale (voir déshydratation)
– réhydratation orale :
• apports d'électrolytes : Na+ (40 à 60 mmol/l), K+, Cl–, et tampon (bicarbonate, citrate,...) et de sucre (ce qui facilite l'absorption du sodium et donc de l'eau : réabsorption et diminution de l'hypersécrétion),
• produits : Adiaril®, Alhydrate®, Gallialyte®, GES 45®, Lytren®,
– réalimentation (prévenir la dénutrition)
• lait de mère, lait « artificiel » à concentration croissante, ou lait sans protéine du lait de vache ni lactose (Alfare®, Galliagène®, Nutramigène®, Peptijunior®, Prégestimil® voire Prégomine®), ou encore lait sans lactose (Al110® ou Diargal®),
• aliments antidiarrhéiques : riz, carottes, pommes de terre, tapioca, banane, pomme, coing, viandes et poissons non gras, et pour certains yogourt ;
– médicaments :
• lopéramide (immodium®) uniquement en complément, parfois utile... : 4 gttes/kg après chaque selle liquide (toujours < 30 gttes/kg/j et arrêt dès la 1re selle normale ou bien sûr si absence de selles), à ne pas utiliser avant 2 ans,
• antibiotiques : ampicilline, érythromycine,...

• *Modalités*

– Diarrhée modérée (2 à 5 selles molles par jour) après 3 mois :
• arrêt de toute alimentation lactée 24-48 heures
• alimentation antidiarrhéique 48 h + solutés de réhydratation à volonté (ne boira pas si n'est pas déshydraté)
• reprise alimentation normale sur 2-3 jours.
– Diarrhée importante ou avant 3 mois :
• arrêt de l'alimentation, et ne donner que des solutés de réhydratation 100 à 150 ml/kg/j par voie orale (pas plus de 24 heures seuls),
• si vomissements : toutes petites prises rapprochées (20 ml toutes les 15 mn) précédant l'administration « à volonté »,
• réalimentation précoce 12e-24e heure :
→ si < 3 mois : réalimentation par lait de mère ou lait sans protéine du lait de vache ni lactose, et ceci pour 1 mois,
→ si nourrisson > 3 mois : réalimentation par lait normal à concentration progressive, ou par lait sans lactose si selles acides avec présence de sucre (dans ce cas également pour 1 mois),
→ si alimentation déjà diversifiée : réalimentation en débutant par les aliments antidiarrhéiques (yogourt ?)
– Diarrhée très sévère ou avec signes de gravité : discuter l'arrêt digestif complet en milieu hospitalier.

– Antibiotiques si diarrhée invasive avec manifestations systémiques, mais risque de prolongation du portage (salmonelles, shigelles).
– L'abstention médicamenteuse doit être la règle.

• *Surveillance*

– Savoir que l'on obtient jamais de selles normales sous solutés de réhydratation utilisés seuls, mais que ce n'est pas leur but.
– Éléments de surveillance :
• de la diarrhée : nombre et qualité des selles, ballonnement
• de la déshydratation : poids, diurèse, … (cf déshydratation)
• de l'état général : température, …

13
MÉTABOLISME

C. DURQUET-PERELMAN

RACHITISME CARENTIEL

Principale cause de rachitisme, résulte d'une carence en vitamine D.

Rappels physiologiques

Sources de vitamine D
– exogène : faible dans l'alimentation habituelle
– endogène : par photosynthèse cutanée (transformation d'un précurseur sous l'action des U.V.), sous nos climats cette synthèse est insuffisante pour couvrir les besoins des 1res années de vie, d'où la nécessité d'une supplémentation orale.

Besoins en vitamine D
– nouveau-né : fonction des réserves maternelles
– nourrisson : 400 à 1 000 UI par jour
– passé l'âge de 2 ans : synthèse endogène suffisante

Besoins en calcium pendant la croissance : 500 mg/jour

Métabolisme
– hydroxylation hépatique : la 25 OH D3 est la principale forme circulante de vitamine D (et reflète les réserves),
– hydroxylation rénale : la 1,25 (OH)2 D3 ou calcitriol est la forme active.

Mode d'action
– augmentation de l'absorption intestinale du calcium
– favorise la synthèse d'une protéine transporteuse du calcium
– augmente la résorption osseuse (in vitro)
– inhibe la synthèse de la parathormone (PTH)
– augmente la réabsorption rénale du calcium.

Anatomopathologie

– lésions surtout des cartilages de conjugaison : zones de maturation hypertrophiées : nouures palpables,
– amincissement et augmentation de la résorption osseuse (hyperparathyroïdie) entraînant des déformations.

Diagnostic positif

Signes cliniques

• *Le rachitisme* est souvent une découverte d'examen systématique chez un nourrisson entre 6 et 12 mois.

• *Signes d'hypocalcémie :* convulsions, tétanie, laryngospasme, défaillance cardiaque, troubles de conduction.

• *Signes osseux*

– au niveau des membres :
• nouures (ou bourrelets) métaphysaires palpables au niveau des poignets et des chevilles,
• déformations des membres inférieurs après l'âge de la marche (genu varum ++ ou valgum), fractures spontanées ;
– au niveau du crâne : crâniotabès (sensation de balle de ping-pong à la pression osseuse, pathologique après l'âge de 3 mois),
– au niveau du thorax : chapelet costal (nodosités palpables, parfois visibles correspondant à l'hypertrophie des tissus cartilageux et ostéoïdes des jonctions chondro-costales).

• *Autres signes*

– retard d'apparition des dents qui sont de mauvaise qualité
– déficit musculaire et retard des acquisitions psychomotrices
– poumon rachitique lié à l'association d'une insuffisance de la musculature respiratoire aux déformations thoraciques : d'où une insuffisance ventilatoire (source d'atélectasie et d'infection pulmonaire).

Signes radiologiques : (précèdent les signes cliniques)
– Membres (anomalies métaphyso-épiphysaires) :
• élargissement métaphysaire, avec ligne métaphysaire concave à limite floue, grignotée et prolongements latéraux (becs) donnant un aspect de cupule,
• distance métaphyso-épiphysaire est élargie,
• retard d'apparition des noyaux épiphysaires d'ossification
– Diaphyses déminéralisées avec corticale amincie. Il peut exister des déformations, des stries de Looser-Milkman voire des fractures.
– Thorax :
• élargissement de l'extrémité antérieure des côtés à la jonction chondrocostale dit aspect en « bouchon de champagne »,
• aspect de poumon rachitique.

Anomalies biologiques fonction du stade évolutif
– calcémie diminuée puis
– hyperparathyroïdisme secondaire : phosphatémie diminuée, diminution du taux de réabsorption des phosphates (TRP), phosphatases alcalines augmentées, PTH augmentée
– et donc maintien de la calcémie (stade 2 de Fraser)
– 25 OH D3 diminuée
– enfin hypocalcémie (stade 3 de Fraser)

Anomalies hématologiques parfois associées
– anémie ferriprive fréquente par carence associée

– anémie sévère avec pâleur, hépatomégalie, splénomégalie +++, érythroblastose, hyperleucocytose, myélocytes, parfois myéloblastes, plaquettes normales (moelle hypoplasique).

Diagnostic différentiel

Anomalies radiologiques : hyperparathyroïdie primitive, hypophosphatasie, chondrodysplasie métaphysaire, ostéogenèse imparfaite

Autres causes de rachitisme

• *Rachitismes secondaires*

– troubles de l'absorption de la vitamine D : malabsorptions digestives, insuffisance hépatique chronique (avec insuffisance biliaire), résections étendues du grêle,
– l'insuffisance rénale chronique et tubulopathies,
– carences en calcium,
– traitements anti-convulsivants.

• *déficit en phosphore :* rachitismes hypophosphorémiques

• *rachitismes vitamino-résistants pseudo-carentiels* par anomalies du métabolisme de la vitamine D = ou rachitismes vitamine D dépendants

Traitement curatif

En cas d'hypocalcémie (Ca < 80 mg/l ou < 2 mmol/l)
– 1000 mg/m²/j de Ca pendant 24-48 heures (intraveineux) puis relais per os
– vitamine D : 1-25 (OH)2 D3 : 1 µg x 2/j 24-48 h puis relais par vitamine D 200 000 UI

Sans hypocalcémie : calcium per os d'emblée puis vitamine D 200 000 UI : soit en prise quotidienne sur 4 à 6 semaines, soit donnée en une seule prise

Traitement préventif

Administration de vitamine D par voie orale de la naissance à 18 mois, puis pendant l'hiver jusqu'à l'âge de 5 ans :
– la supplémentation des laits pour nourrisson est insuffisante (400 UI/l),
– soit quotidiennement à raison de 800 à 1200 UI/j (voir 2000 UI/j en cas de peau pigmentée),
– soit 200 000 UI/6 mois (5 mg) si le contexte est défavorable - puis 200 000 UI au début de l'hiver de 18 mois à 5 ans.

Exposition au soleil

DÉSHYDRATATION AIGUË DU NOURRISSON

– Urgence thérapeutique.
– À cet âge, tout déséquilibre hydro-électrolytique peut rapidement entraîner une déshydratation.

– Complications :
• choc hypovolémique
• viscérales : rénales (nécrose corticale, thrombose veineuse), cérébrales (convulsions, hématome sous-dural, thrombose veineuse).
• attention si < 3 mois.

Principales étiologies

Origine des pertes	*Mécanisme*	*Pathologie*
Extra-rénales	Défaut d'apport Pertes digestives Pertes cutanées	Défaut d'apport Vomissements Diarrhée +++ (90 % des cas) 3e secteur (occlusion) Diarrhée non extériorisée Aspiration digestive Coup de chaleur Sudation excessive Brûlures étendues
Rénales	Diurèse osmotique Perte de sel	Diabète sucré Syndrome de levée d'obstacle Tubulopathie Insuffisance surrénale (21 OHase)

Conduite à tenir

Initiale

• *Interrogatoire rapide*

– antécédents personnels
– troubles responsables de la déshydratation : digestifs, fièvre, polyurie, exposition au soleil

• *Ne retarde pas l'examen clinique complet*
– évaluer l'intensité de la déshydratation :

Extra-cellulaire	*Intra-cellulaire*
Yeux creux Fontanelle déprimée Pli cutané Collapsus périphérique – teint gris, marbrures, – temps de recoloration > 3 sec collapsus central – chute tensionnelle, tachycardie	Fièvre Soif Hypotonie globes oculaires Sécheresse des muqueuses Troubles de conscience

– évaluer la perte de poids :
• déshydratation bénigne si perte de poids < 5 %

• modérée si perte de poids entre 5 et 10 % (début des signes cliniques)
• grave si perte de poids > 10 %
• très grave si perte de poids > 15 %
– attention : chez le nourrisson « grassouillet », signes cliniques initiaux souvent méconnus,
– rechercher une orientation étiologique : mélanodermie ?

• *Examens complémentaires urgents si déshydratation grave*

– ionogramme sanguin, pH, protidémie, hémogramme, ionogramme urinaire sur première miction et osmolarité urinaire,
– index cardio-thoracique.

• *Traitement initial symptomatique : réhydratation*

– orale : en l'absence de signe de gravité, sauf si vomissements ou diarrhées incoercibles ; solutés gluco-hydro-électrolytiques à volonté (150-200 ml/kg/jour) ou proposé souvent en petites quantités (si vomissements),
– par voie intraveineuse : si échec ou insuffisance de la voie orale, d'emblée si déshydratation grave,
• si collapsus :
→ pose d'une voie veineuse efficace
→ rétablir la volémie pour macromolécules (plasmion® ou Elohes® 20 ml/kg ou albumine humaine 1 g/kg à 4 % dilué dans du sérum physiologique)
→ prélèvements sanguins
→ relais par soluté standard, sérum glucosé 5 % 150 ml/kg/jour avec NaCl 3 g/l et gluconate de calcium 1 g/l (en attente des résultats)
• en l'absence de collapsus : prélèvements puis soluté standard

Conduite à tenir dans les 24 premières heures : traitement symptomatique +/– étiologique

• *surveiller efficacité de la réhydratation*

– clinique : poids, TA, diurèse horaire, signes de déshydratation,
– il faut : rétablir une hémodynamique normale et obtenir une 1re miction 4 à 6 heures après le début du traitement (diurèse > ou égal à 1 ml/kg/h),
– si absence de reprise de diurèse :
• poids idem mais pertes +++ : apports insuffisants
• prise de poids et diminution des signes de déshydratation : faire furosémide 1 mg/kg IVD.
– biologique :
• Natrémie < 120 mmol/l :
→ pour augmenter natrémie 10 mmol/l : q en mEq = 10 x 0,6 x P (kg)
→ NaCl 20 % (1 ampoule = 10 ml = 34,2 mEq Na)
→ NaCl 5,85 % (1 ml = 1 meq)
• Natrémie > ou égal à 160 mmol/l :
→ réhydratation progressive avec solutés à 4 g/l NaCl
→ éviter chute trop brutale de la natrémie (déshydratation intra– cellulaire, risque de convulsions) : obtenir chute 0,5-1 mEq/l/h
• Natrémie > ou égale à 180 mmol/l : dialyse péritonéale
• Acidose : la corriger si pH < ou égal à 7,10 ou RA < ou égal à 13 (et si PCO2 < 30, sinon acidose mixte) avec bicarbonate sodium 14 p. 1000 (1/6 M) : Q (mEq) = BD x P / 3 (P = poids en Kg et BD = base déficit en mmol)
• Kaliémie : une diminution de pH de 0,1 augmente la kaliémie de 0,6 mmol/l
→ Kaliémie < ou égal à 5 mmol/l : introduire KCl 1,5 g/l dans la perfusion
→ Kaliémie > ou égal à 5 : attendre reprise de la diurèse puis contr0le.

• *Orientation étiologique*

– Pertes extra-rénales
• Oligo-anurie
• Insuffisance rénale fonctionnelle : rapport urée urinaire sur urée plasmatique > 10 et natriurèse diminuée avec rapport natriurèse sur kaliurèse < 1
– Pertes rénales :
• diurèse conservée
• osmolarité urinaire normale ou abaissée, natriurèse normale ou augmentée.

14

PNEUMOLOGIE

A. VINAS, M.-H. MULLER

ASTHME DE L'ENFANT

Définition

Trois accès de dyspnée expiratoire paroxystique avec sibilants et/ou toux chronique récidivante, régressifs spontanément ou sous traitement bronchodilatateur, en l'absence d'autre étiologie et où le diagnostic d'asthme est probable.

Diagnostic positif

Facile si crise typique du grand enfant (dès 4-5 ans)

• *Parfois des prodromes :* manifestations oculo-nasales de type allergique, troubles digestifs, troubles de l'humeur (en général les mêmes pour chaque enfant)

• *Dyspnée d'installation progressive :*
– bradypnée expiratoire avec sibilants à la phase « sèche » (liée au bronchospasme et à l'œdème muqueux)
– suivie en quelques heures (ou 2-3 jours) d'une phase d'hypersécrétion avec encombrement et ronchus : correspond à la guérison de la crise (spontanée ou accélérée par le traitement).

Parfois plus difficile

– polypnée sans bradypnée expiratoire
– asthme hypersécrétant
– toux spasmodique avec sibilants peu audibles du fait d'une importante distension thoracique
– consultation à distance de la crise (asthme nocturne, asthme d'effort).

Diagnostic différentiel au moment de la dyspnée aiguë

En priorité inhalation de corps étranger, ou encore compression de l'arbre trachéo-bronchique. Ces problèmes se posent surtout chez le jeune enfant (cf. infra).

De l'appréciation de la gravité de la crise découle les choix thérapeutiques parfois extrêmement urgents.

Critères d'hospitalisation.

1. Liés à la crise :
• Signes de gravité immédiats : – Fréquence respiratoire > 30/mn (grand), > 60/mn (nourrisson) – Irrégularité du rythme respiratoire, pauses – Cyanose, sueurs, hypertension artérielle, tachycardie – Abolition du murmure vésiculaire, blockpnée inspiratoire – Troubles de conscience, agitation, parole scandée ou inaudible • Signes de gravité de la maladie asthmatique : – Traitement de fond « lourd », corticoïdes per os au long cours +++, ou arrêt récent d'une corticothérapie orale prolongée. – Antécédent d'état de mal, de séjour en réanimation – Crises antérieures d'évolution rapidement sévère
2. Critères liés au contexte :
– Première crise (sauf si très légère) – Jeune âge (moins de 6 ans), hyperanxiété de l'enfant – Pathologie chronique associée – Famille inadéquate pour surveillance et/ou application du traitement au domicile – Éloignement +++ ou impossibilité d'accès rapide aux services d'urgence.

Traitement de la crise d'asthme

Privilégier la voie inhalée avec la chambre d'inhalation (CI) pendant la crise.

Médicaments utilisables

2 familles : les broncho-dilatateurs (théophylline, bêta 2 stimulants et anticholinergiques de synthèse) et les anti-inflammatoires (corticoïdes ++). Le recours à un bronchodilatateur est toujours nécessaire dans le traitement de la crise ; ils peuvent être associés entre eux et aux corticoïdes.

• *Les bronchodilatateurs*

– Xanthines : 3 formes de théophylline :

• per os :

→ sirop à 10 %, 1 ml = 10 mg (ex Dilatrane®)

→ Chez un patient ne prenant pas de théophylline retard : 1re prise de 6 à 7 mg/kg puis 16 mg/kg/jour en 3 prises (4 prises chez le jeune enfant) pendant 3 à 5 jours.

• voie rectale : à déconseiller.

• Injectable pour administration IV aminophylline

→ ampoules à 250 mg (usage hospitalier).

→ Dose de charge : 5 à 7 mg/kg diluée dans 20 ml de G 5 % à perfuser en 20 mn, puis relais par une perfusion continue de 0,5 à 1 mg/kg/heure. Le contrôle de la théophyllinémie à H 2 permet d'adapter la posologie.

Ce traitement est efficace mais potentiellement dangereux et exige une grande rigueur dans la prescription (cf traitement de fond).

– Les bêta 2 stimulants (tableau) :

Les bêta 2 stimulants

	Nom Générique	*Nom Commercial*	*Présentation*	*Posologie*
Per Os	Salbutamol	Ventoline	sirop 2 mg/ 5 ml	0,2 à 0,3 mg/kg/j en 3 prises
	Terbutaline	Bricanyl	comprimés LP (forme retard)	1 cp x 2/j si > 5 ans et > 20 kg
Voie Aérienne	Salbutamol	Ventoline	aérosol-doseur 1 bouffée = 100 mcg	2 bouffées x 3/j
		Ventodisk	poudre + appareil en inhalation 1 dose = 200 mcg	1 dose 3 fois/j
		Ventoline délivré par PCH ou service hôpital	solution à 5 % pour aéroliseur 1 ml = 5 mg	150 mcg/kg = 0,03 ml/kg + 4 ml sérum phy + 6 l/mn O2 ou aérosoliseur ultra sonique
	Terbutaline	Bricanyl	aérosol-doseur 1 bouffée = 100 mcg	2 bouffées x 3/j
		Bricanyl–Terbuhaler	poudre, 1 dose = 200 mcg	1 dose 3 fois/j
	Fénotérol	Berotec	aérosol-doseur 1 bouffée = 50 mcg	2 bouffées : 3 fois/j

• *Les corticoïdes*

– Agissent sur l'état inflammatoire avec un certain délai et doivent donc toujours être associés à un traitement broncho-dilatateur.
– Traitement intensif de brève durée per os (2 mg/kg/jour 2 jours chez le jeune enfant, 1 à 1,5 mg/kg/jour après 12 ans) pour contrôler rapidement une crise grave. Parfois, pour les crises récidivantes plusieurs jours de suite, un traitement dégressif de 10 à 15 jours est alors utile.
– Les principes sont :
• privilégier la voie inhalée si possible
• tenir compte des effets habituels
• si traitement de fond : corticothérapie précoce systématique
• si crise sous corticoïdes hospitalisation précoce
• ne pas hésiter à utiliser de fortes doses de corticoïdes dès qu'une crise est sévère ou durable.

Moyens d'administration des médicaments dans l'asthme

Moyens d'administration des médicaments dans l'asthme

Mode d'administration	*Médicaments*	*Âge*	*(+) avantages (–) inconvénients*
Inhalateurs de poudre sèche	Pulmicort® (Turbuhaler) Bricanyl® (Turbuhaler) Ventodisk® Lomudal® (Spinhaler)	> 5 ans	(+) peu encombrant (+) coordination main-bouche non nécessaire (+) plus facile que les sprays (–) difficile si crise
Sprays	Ventoline® Bricanyl® Bérotec® Sérévent® Foradil® Atrovent® Tergisat® Bronchodual® Pulmicort® Bécotide® 250	< 7-8 ans avec chambre d'inhalation (masque puis embout buccal après 2-3 ans) > 7-8 ans sans chambre	(+) plus facile (–) encombrant (–) plus lent (+) plus rapide (–) plus difficile
Nébulisations	Ultrasonique ou pneumatique – Ventoline® – Bricanyl® – Atrovent® – Lomudal® Pneumatique – Pulmicort®	tous	(+) plus rapidement efficace (–) plus long (–) plus encombrant (–) certains produits en pharmacie hospitalière

Les chambres d'inhalation (CI)

Type de CI	*Médicaments*	*Moyens de raccordement*	*Âge*
Babyhaler® (Glaxo)	Ventoline® Bécotide® Sérévent® Lomudal®	Masque facial	Nourrissons (fragile)
Volumatic® (Glaxo)	Idem + Bronchodual®	Embout buccal	de 4-5 ans à l'âge adulte
Nébuhaler® (Astra)	Bricanyl® Pulmicort®	Embout buccal ou masque	de 5-6 ans à l'âge adulte
Aéroscopic® (Boehringer)	Tous	Embout bucal ou masque	Nourrissons (fragile)

Les indications thérapeutiques de la crise

Conduite à tenir devant une crise légère

CI= chambre d'inhalation

entre 1 et 3 ans	de 3 à 7 ans	plus de 7 ans
B 2 + en CI	B 2 + en spray + CI ou poudre sèche	B2+ en spray +/– CI ou poudre sèche
ou	ou	ou
	Théophylline sirop avec dose de charge	

ÉVOLUTION

FAVORABLE

poursuite bronchodilatateurs
5 à 8 jours
+/– antibiotiques
+/– kinésithérapie

DÉFAVORABLE

1) redonner ou ajouter
B 2+ sous-cutané si besoin
Théophylline (si non encore donnée)
2) Corticoïdes IM ou IV

Favorable
Corticoïdes 2-5 jours

Défavorable
Urgences hôpital
ou SAMU
(Traitement
crise sévère)

(B 2+ : bêta 2 stimulant)

Conduite à tenir devant une crise sévère

(sévère d'emblée ou s'aggravant)

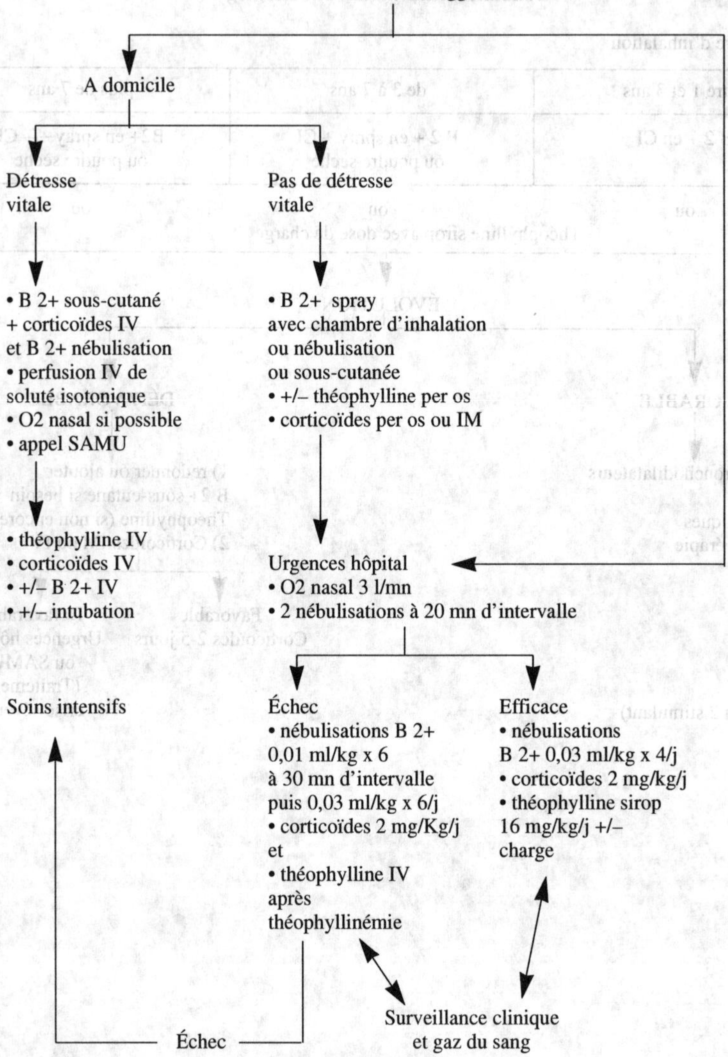

Prise en charge de la maladie asthmatique

Classification après un bilan lésionnel

• *Interrogatoire :* âge (si < 3 ans ++), âge de début, évolutivité spontanée et/ou réponse aux traitements, retentissement scolaire et familial, état inter-critique (toux ?, dyspnée ?, la nuit ?, à l'effort ?), antécédents familiaux, personnels d'allergie, atopie, RGO.

• *Examen intercritique :* aspect du thorax (distension, mobilité) sibilants spontanément ou en expiration forcée

• *Radiographies et explorations fonctionnelles (EFR) intercritiques*

• *Classification selon Vialatte*

– Stade I : crises trimestrielles et E.F.R. normales
– Stade II : crises mensuelles et E.F.R. normales
– Stade III : crises hebdomadaires et E.F.R. anormales
– Stade IV : crises pluri-hebdomadaires et E.F.R. anormales
(repère à l'instauration d'un traitement de fond).

Bilan étiologique : l'asthme est multifactoriel

• *Atopie*

– éosinophilie (hémogramme et mucus nasal)
– IgE totales, Phadiatop (pneumallergènes)
– consultation allergologique (tests cutanés)

• *Reflux gastro-œsophagien*

– pH métrie ou TOGD voire scintigraphie

• *Facteur infectieux « local »*

– radio de cavum, radio des sinus après 5 ans
– consultation ORL

• *Facteurs infectieux généraux*

– VS, fibrine, hémogramme, ferritine
– dosage pondéral des immunoglobulines sériques
– IgA sécrétoires ?

• *Facteurs d'environnement*

– tabagisme, animaux, poussières, collectivité…

• *À titre de diagnostic différentiel :*

– test de la sueur (mucoviscidose ?), dosage de l'alpha 1 anti-trypsine
– bronchoscopie ?

Traitement de fond

• *Principe général*

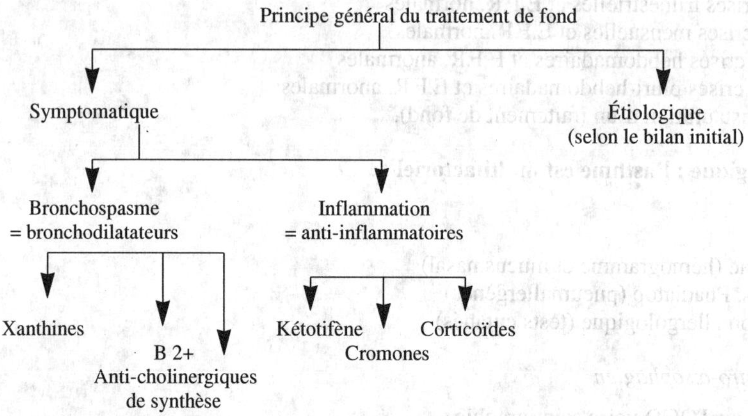

• *Médicaments utilisables*

– Les bronchodilatateurs
• théophyllines L.P. (à libération prolongée)
→ en 2 à 3 prises, 16 à 20 mg/kg/jour
→ théophyllinémie augmentée par la fièvre, les macrolides (sauf Josamycine), des aliments (thé, café,…), par l'obésité et les régimes riches en hydrates de carbone ; diminuée par les anti-acides, les inducteurs enzymatiques, mucoviscidose, hyperthyroïdie. Prévoir cycle théophyllinémie avant 2 ans.
→ effets indésirables : digestifs et neurologiques.
→ toxicité : hémorragie digestive, tachycardie, troubles du rythme, H.T.A., collapsus, hallucinations, convulsions, coma
• les bêta 2 stimulants : action immédiate ou retardée (à réserver aux asthmes sévères)
→ en pratique : aérosols-doseurs (spray) +/– chambres d'inhalation
→ effets indésirables : tachycardie, tremblements
→ toxicité : pas de tachyphylaxie vraie, risque de surutilisation par mauvaise appréciation de l'aggravation, risque d'hypokaliémie si fortes doses et en association avec théophylline et corticoïdes.
• anticholinergiques de synthèse en aérosols-doseurs, aucun effet secondaire, effet potentialisé par un bêta 2 stimulant (à tester aux E.F.R.).

– Les anti-inflammatoires
• kétotifène (anti-H1) : facile à administrer, parfois efficace seul, ou permet de diminuer la posologie des autres médicaments à utiliser à partir de 6 mois
• cromones (cromoglycate disodique et nédocromil) sans effets secondaires même en traitement prolongé : Tilade® ou Lomudal® spray (2 bouffées x 2 par jour) ou Lomudal® solution (3 à 4 nébulisations/ jour par aérosol ultrasonique pendant 2 mois puis 2/j)
• corticoïdes :
→ voie aérienne préférable 20 à 25 mcg/kg/j en 2 à 3 prises (Bécotide® en aérosol-doseur « faible » à 50 mcg/bouffée et Bécotide® à 250 mcg/bouffée) éventuellement au moyen d'une chambre d'inhalation possible, Pulmicort® 100 et 200 mcg/dose, Aldecine® 50 mcg/dose
→ voie orale (Célestène® gouttes ou Solupred® ou Cortancyl®)

→ soit cure intense et brève per os (1 à 2 mg/kg 48 heures, arrêt sans doses dégressives), soit cure plus longue (8-15 jours) relayée par Bécotide® inhalé, voir Bécotide® d'emblée
→ si asthme grave rebelle : corticothérapie orale prolongée à jours alternés et à dose minimale efficace en attendant l'effet d'une modification de prise en charge.

• *Indications thérapeutiques* ***(jamais les B2+ seuls en continu)***

– Nourrisson :
• asthme léger : bronchodilatateurs intermittents per os ou mieux inhalés avec CI
• crises moyennes intermittentes : B 2+ inhalés intermittents et Lomudal® ou corticoïdes inhalés avec CI
• asthme moyen permanent ou fréquent grave : corticostéroïdes inhalés associés à B 2+, puis après essai de théophylline retard essai anticholinergiques

– Enfant de 3 à 5 ans :
• asthme léger : B 2+ per os ou mieux inhalés à la demande avec CI
• asthme moyen : lomudal® inhalé ou corticothérapie inhalée + B 2+ inhalés +/– anticholinergiques
• asthme sévère : corticoïdes inhalés et B 2+ inhalés (bilan après 2-3 mois) puis théophylline retard ou B 2+ retard per os, puis fortes doses de corticoïdes inhalés et enfin au maximum corticoïdes per os (à doses minimales efficaces)

– Enfant de plus de 5 ans :
• asthme léger : B 2+ inhalés intermittents
• asthme moyen : lomudal® inhalé puis corticoïdes inhalés + B 2+ inhalés
• asthme sévère : corticothérapie inhalée + B 2+ retard per os ou spray ou théophylline LP +/– anticholinergiques de synthèse, puis fortes doses de corticoïdes inhalés et enfin au maximum corticoïdes per os (jours alternés).

Stade	*traitement symptomatique*	*traitement étiologique*
Stade I	bronchodilatateur à la demande	allergologique et/ou R.G.O.
Stade II	bronchodilatateur id + kétotifene ou Lomudal ou corticothérapie inhalée +/– anticholinergique ou TH.LP	allergologique + R.G.O + anti-infectieux
Stade III	bronchodilatateur inhalé continu (ou TH.LP en continu) + corticoïdes inhalé continu + kinésithérapie systématique +/– anti-cholinergique	allergologique R.G.O. + contrôle efficacité + anti-infectieux +/– séjour intermittent ou au long cours
Stade IV	idem corticoïde inhalé forte dose association B2 et TH.LP environnement discussion séjour climatique longue durée corticothérapie orale	idem situation psy familiale

• *Kinésithérapie +++*

– drainage bronchique au décours d'une crise
– apprentissage des thérapeutiques inhalées
– rééducation de la respiration et de la statique dorso-lombaire
– techniques d'entraînement adapté à une pratique sportive
– techniques de relaxation

• *Stade III et IV :* auto-surveillance par peak-flow meter et autojournal

• *Soutien psychologique*

Cas particuliers

• *Asthme d'effort*

Les E.F.R doivent éliminer au préalable les faux asthmes d'effort. 10 mn avant la séance de sport : B2 + inhalé puis Lomudal® spray.

• *Asthme saisonnier* (si séjour inévitable en milieu pathogène)

7-15 jours avant : lomudal® inhalé + anti-histaminique per os à poursuivre jusqu'à la fin de la période incriminée, et si traitement de fond Bécotide® + anti-histaminique per os.

• *Asthme et sport*

– La pratique sportive régulière doit être encouragée : amélioration de la respiration, de la résistance en cas de crise, renforcement de la musculature thoraco-abdominale.
– Intérêt particulier de la natation, de la gymnastique, danse, escalade.
– Traitement adéquat, kinésithérapie de réentraînement à l'effort, suivi en médecine du sport.
– Contre-indication absolue : plongée sub-aquatique, équitation si syndrome clinique et allergie certaine au poil de cheval.
– Asthme et cures climatiques : « mise au repos » des bronches, mise au point sur l'éducation et le traitement, bilan et prise en charge dans les asthmes se révélant d'emblée sur un mode sévère. Évaluer les difficultés du retour.

CORPS ÉTRANGER BRONCHIQUE

Accident fréquent, doit être systématiquement évoqué après l'âge de 6 mois.
Nature du corps étranger variable : lésions par lui-même si acéré, obstruction bronchique si volumineux ou par œdème pariétal (de constitution rapide), réaction du tissu pulmonaire (pneumopathie huileuse sur cacahuète fragmentée).

Corps étranger à révélation aiguë

Tableau typique

• *Syndrome de pénétration*

– Trouble respiratoire d'installation brutale en période d'éveil chez un enfant bien portant.

– Témoin direct de l'accident : brusque accès de suffocation dramatique avec cyanose, toux, agitation, ou impression que l'enfant a « avalé de travers »

• *Signes cliniques*

– La persistance de signes respiratoires au décours est une urgence diagnostique et thérapeutique : toux spasmodique sèche, parfois émétisante ou hémoptoïque, ou une dyspnée plutôt expiratoire (si aux 2 temps évoque un corps étranger trachéal)
L'accès asphyxique conduit parfoit au décès, malgré les tentatives de secours.
– À l'inverse, le corps étranger peut être totalement asymptomatique et de découverte fortuite, le syndrome de pénétration ayant pu être méconnu ou minimisé et oublié.
• L'interrogatoire évoque le diagnostic : le signe d'appel est la toux persistante.
• L'auscultation est normale lorsqu'il s'agit d'un corps étranger bloqué dans une bronche distale. Si le corps étranger est bloqué dans une bronche de plus gros calibre, l'auscultation trouve un murmure vésiculaire asymétrique et/ou des sibilants expiratoires localisés.

• *La radiographie de thorax de face inspiration + expiration s'impose dans ce contexte*

– Le trapping expiratoire localisé signe le diagnostic.
– La constatation d'un déplacement médiastinal à l'expiration atteste de l'urgence au traitement.
– Un cliché normal n'exclue pas la possibilité d'un corps étranger.

Tableaux aigus trompeurs fréquents

– Dyspnée aux 2 temps par corps étranger mobile dans la trachée,
– Corps étranger à bascule d'une bronche souche à l'autre : accès de toux récidivante ou de dyspnée expiratoire spontanément résolutive mais à répétition.
– Bronchiolite anormalement persistante.
– Complications aiguës révélatrices : pneumomédiastin, emphysème sous-cutané certivo-thoracique spontané, blocage sous-glottique d'un corps étranger secondairement mobilisé.

Le traitement de ces formes aiguës est urgent

– Parfois en situation de détresse vitale et uniquement dans ce cas (danger sinon) :
• trachéotomie, ou implantation de deux gros cathlons en cas de corps étranger sous-glottique haut situé asphyxiant,
• intubation après ventilation au masque en O2, pour repousser un corps étranger trachéal dans la bronche souche droite,
• tenter la manœuvre de Heimlich : patient maintenu fortement dos contre soi, l'entourer des bras et exercer une forte et rapide pression au creux épigastrique avec les deux poings superposés. Un équivalent efficace de cette manœuvre chez le jeune enfant notamment consiste à coucher l'enfant en procubitus sur la cuisse du sauveteur, lui-même étant assis et exerçant une pression forte et rapide sur le dos de l'enfant (toux > Heimlich)
Dans tous les cas, l'administration de corticoïdes (Soludecadron® 0,3 mg/kg) est utile pour lutter contre l'œdème bronchique et faciliter l'extraction du corps étranger.

– Dans tous les cas où le corps étranger persiste dans les voies aériennes, il doit être extrait par bronchoscopie en urgence dans les cas symptomatiques avec gêne respiratoire ou avec menace de mobilisation secondaire. En l'absence de moyens techniques immédiatement disponibles, la bronchoscopie peut être différée de quelques heures dans un cas de corps étranger récent bien toléré et enclavé dans une bronche distale, l'enfant étant impérativement hospitalisé pour surveillance.
Dans les cas exceptionnels de tableau clinique évocateur à bronchoscopie normale, se méfier d'un corps étranger bloqué dans l'œsophage qui doit être systématiquement exploré.

Corps étranger à révélation secondaire

Lorsque le syndrome de pénétration est absent, méconnu ou minimisé et que le corps étranger ne donne pas de symptomatologie aiguë, il peut entraîner dans un délai variable de quelques jours à quelques semaines, parfois de plusieurs mois ou années, une pathologie sub-aiguë ou chronique.
– Récidive dans un même territoire d'un foyer broncho-pulmonaire avec nécessité d'antibiothérapies récidivantes et d'intensité croissante. Les caractéristiques radiologiques ont valeur d'orientation si le bord supérieur de l'atélectasie est convexe.
– Toux grasse de bronchite purulente, évoluant parfois vers l'abcédation.
– Ou au contraire toux sèche coqueluchoïde. L'hémoptysie révélatrice est exceptionnelle.
– Pleurésie purulente d'évolution chronique.
– Bronchectasie (risque si corps étrangers restent en place plus de 8 jours) de découverte fortuite ou révélée par une complication notamment infectieuse.

CONCLUSION
Toute suspicion d'un syndrome de pénétration, d'un corps étranger bronchique récent doit faire pratiquer systématiquement, outre un examen clinique attentif à une asymétrie de l'auscultation, une radiographie de thorax en inspiration et expiration, ainsi qu'un A.S.P. qui peut retrouver un corps étranger radio-opaque recraché et dégluti. La certitude est apportée par la bronchoscopie effectuée au moindre doute.

BRONCHIOLITE DU NOURRISSON

Correspond au premier épisode d'infection respiratoire brutale associée à des sifflements chez un nourrisson de moins de 24 mois.

Aussi appelé bronchite sifflante, bronchite asthmatiforme, bronchopneumopathie aiguë dyspnéisante.
D'origine virale, elle est due dans 75 % des cas au Virus Respiratoire Syncitial (VRS).
Survient par épidémies hiverno-printanières, une tous les ans, avec atteinte de plus en plus précoce des nourrissons.
Elle pose 3 problèmes :
– diagnostique, surtout chez le petit nourrisson à la phase de début,
– thérapeutique : certaines formes sévères, malgré un traitement adapté ne peuvent échapper à la ventilation assistée,
– pronostique, problème le plus important : seuls 20 % des nourrissons en contact avec le VRS pour la première fois font une bronchiolite. Mais après cette première bronchiolite, ils ont 5 à 10 fois plus de risque d'être asthmatique. En effet les lésions muqueuses dues au virus favorisent la sensibilisation aux allergènes et l'hyper-réactivité bronchique.

Physiopathologie
Le VRS atteint toutes les voies respiratoires mais les bronchioles terminales et respiratoires sont plus particulièrement touchées car les plus étroites. A cause de leur petit diamètre, l'obstruction sera donc plus importante au niveau distal avec une gêne à l'écoulement de l'air, prédominant à l'expiration, d'où une distension importante.

Diagnostic

• *Clinique*

Évolue en 2 temps : une phase sèche, courte, puis une phase sécrétante.
Non ou peu fébrile, bon état général.
Début par une rhinopharyngite banale, puis rapidement apparition d'une toux qui doit inquiéter.
24 à 48 heures plus tard s'installe :
– une tachypnée > 40 par minute, superficielle
– des signes de détresse respiratoire : tirage intercostal, sus sternal, balancement thoraco-abdominal.
– le sifflement expiratoire ou wheezing réalise un véritable freinage expiratoire
– des crépitants en cas d'atteinte alvéolaire

À l'examen on retrouve :
– une distension thoracique avec thorax bombé hyper sonore
– à l'auscultation pulmonaire, des râles sibilants expiratoires, qui peuvent être discrets au début de l'évolution nécessitant un examen soigneux, des crépitants traduisants une atteinte alvéolaire concomittante, le murmure vésiculaire peut être diminué traduisant une hypo ventilation alvéolaire
– une éruption, des adénopathies sont en faveur d'une origine virale
Il faut alors d'emblée **rechercher des signes de gravité :**
– âge < 3 mois car risque d'apnée
– terrain : cardiopathie congénitale, insuffisance respiratoire chronique (mucoviscidose, dysplasie broncho-pulmonaire…), déficit immunitaire, hypotrophie, ancien prématuré…
– intensité des signes de lutte surtout si ceux-ci diminuent traduisant un épuisement de l'enfant
– tachypnée > 60 par minute
– troubles digestifs : difficultés à prendre le biberon, refus, toux émétisante ou pendant le biberon
– signes d'hypoxie : cyanose unguéale et/ou péri buccale, battement des ailes du nez
– signes d'hypercapnie : pâleur, teint gris, sueurs, hypertension artérielle, troubles de la conscience (somnolence, hypotonie), encombrement.
Un ou plusieurs de ces signes imposent l'hospitalisation

• *Radiologique*

Radiographie de thorax : seulement dans les formes graves, hospitalisées ou les formes traînantes
– distension : horizontalisation des côtes, visualisation de plus de 8 espaces intercostaux postérieurs, aplatissement des coupoles, hyperclarté prédominant aux bases
– traînées hilifuges, d'origine bronchique
– opacités floconneuses, péri-hilaire, d'origine alvéolaire
– recherche de complicaton : infection avec foyer alvéolaire et bronchogramme, atteinte interstitielle due au virus ou à un chlamydiae ou un mycoplasme, trouble de ventilation avec atélectasie due à l'encombrement, à l'inefficacité de la toux, pneumothorax, pneumomédiastin.

• *Gazométrique*

Gaz du sang artériels ou en capillaire artérialisé :
Ils peuvent montrer :
– une hypoxie
– une hypocapnie, témoin de la tachypnée

– une normocapnie, premier signe de gravité
– une hypercapnie, secondaire à un encombrement important et/ou à un épuisement, pouvant conduire à la ventilation assistée

• *Biologique*

Numération Formule Sanguine : normale ; une hyperleucocytose à polynucléaires évoque une surinfection.
Ionogramme sanguin : recherche d'une hyponatrémie
à faire en cas d'atteinte sévère et chez les petits nourrissons car possibilité de sécrétion inappropriée d'ADH.
Augmentation de la fibrine ou de la CRP : signe de surinfection

• *Virologique*

Recherche virale dans les sécrétions nasopharyngées :
se fait par immunofluorescence, résultat rapide, mais de peu d'intérêt en pratique courante, sauf en cas de doute diagnostique (coqueluche), ou de recherche épidémiologique, ou en milieu hospitalier pour mettre en route un traitement spécifique.

• *Diagnostic différentiel*

– myocardite : peut se révéler au début par une tachypnée, tachycardie, toux, râles crépitants. Rechercher une cardiomégalie, en cas de doute demander une échographie cardiaque ;
– coqueluche : la toux est souvent atypique au début de la maladie. Valeur d'un contage familial, de l'absence de vaccination ;
– pneumopathie à chlamydiae : le tableau clinique est en général moins sévère que les signes radiologiques. Notion de conjonctivite en période néo-natale ;
– infection bactérienne : hémophilus influenzaé ou pneumocoque. Donnent un foyer radiologique net. Se méfier surtout d'une staphylococcie pleuro-pulmonaire, qui touche le petit nourrisson avec altération de l'état général, ballonnement abdominal, vomissements, foyer pulmonaire et atteinte pleurale ;
– décompensation d'une maladie chronique passée inaperçue : mucoviscidose, arc vasculaire anormal, cardiopathie, malformation pulmonaire ;
– corps étranger chez le grand nourrisson ;
– rachitisme.

Conduite à tenir

• *Forme simple*

À domicile s'il n'existe pas de signe de gravité, si les parents sont fiables, si le médecin peut passer au domicile régulièrement :
– position proclive ou demi-assise sur un plan incliné,
– alimentation fractionnée et épaissie (pour diminuer le risque de fausses routes), sans forcer, traitement anti-reflux (la distension favorise les reflux),
– kinésithérapie dès la phase catarrale, par vibrations, accélération de flux, toux provoquée et aspiration, biquotidienne, à distance du repas,
– antibiothérapie : discutée : à prescrire si :
• fièvre > 38°5
• sécrétion épaisses, purulentes
• atélectasie ou foyer pulmonaire

• hyper leucocytose à polynucléaires ou augmentation de la fibrine ou CRP
les deux germes les plus fréquents lors des surinfections étant le pneumocoque et l'hémophilus influenzaé, on prescrira de amoxicilline + acide clavulanique,
– les bronchodilatateurs type béta-2-mimétiques peuvent être tentés après l'âge de 6 mois, mais ne sont pas toujours efficaces. On utilise le salbutamol : Ventoline® sirop à la dose de 0,2 à 0,4 mg/kg/24 heures. 1 cuillère mesure = 2 ml = 0,02 mg, ou en chambre d'inhalation,
– ne jamais donner d'anti-tussif, malgré la demande des parents car risque de dépression respiratoire et la toux reste la meilleure méthode de drainage,
– les fluidifiants bronchiques sont peu efficaces, donc non nécessaires,
– les corticoïdes oraux n'ont pas prouvé leur efficacité.

• *Les formes sévères nécessitent l'hospitalisation*

– Positionnement : idem.
– Les troubles de l'alimentation imposent par ordre de gravité croissante : un fractionnement des repas, un gavage gastrique discontinu, ou continu, une perfusion intraveineuse. La quantité perfusée dépend de l'état d'hydratation du patient : 110 à 120 ml/kg/jour dans la forme typique, 80 ml/kg/jour si participation alvéolaire.
– Oxygénothérapie :
• par enceinte de hood en vérifiant que le débit total délivré est suffisant (6 litres dans un hood de nouveau-né, 10 litres dans un moyen, 20 litres dans un grand)
• par aérosol, ou mieux
• par lunettes nasales
En fonction de l'âge et de la gravité, surveillace de la FiO2, surveillance des gaz du sang et/ou de la saturation par oxymètre de pouls et/ou de la PO2-PCO2 transcutanée.
– Kinésithérapie pluriquotidienne.
– Essai de béta-2-mimétiques même chez les petits nourrissons de moins de 6 mois en présence d'un médecin, pour juger de l'efficacité thérapeutique et sous surveillance de la TcPo2 ou SaO2 car risque d'aggravation des shunts intra-pulmonaires avec hypoxie. Salbutamol : Ventoline® pour nébulisation, 0,03 ml/kg par prise (150 mcg/kg) + 4 ml de sérum physiologique + 6 litres d'O2 en 10 mn.
– Bases xanthiques : théophylline : chez le nourrisson de plus de 6 mois per os, à utiliser comme dans une crise d'asthme (cf posologie)
l'efficacité thérapeutique semble d'avantage liée à l'effet musculaire (augmentation de la contractilité du muscle diaphragmatique) qu'à la broncho-dilatation.
– Corticoïdes : per os : Célestène® 10 gouttes/kg/jour ou Cortancyl® 1 à 2 mg/kg/jour en cure courte : peuvent être tentés, efficacité non prouvée.

• *Formes très sévères*

– avant le passage en réanimation : Solumédrol IV
– théophylline IV
– traitement antiviral spécifique : Ribavirine=Virazol®. Il écourte l'évolution. Il doit être utilisé le plus précocement possible. Il s'agit d'un produit non encore commercialisé. Il est pour le moment réservé aux terrains particuliers : mucoviscidoses, déficits immunitaires, cardiopathies congénitales, se discute chez les petits nourrissons et les nouveau-nés.

• *Critères de ventilation assistée*

– hypercapnie > 60 mmHg
– hypoxémie < 60 mmHg sous FiO2 à 60 %
– pH < 7,20
– signes d'épuisement : irrégularité respiratoire, pauses, apnées, diminution de la fréquence respiratoire, diminution des signes de lutte.

• *Pas de traitement préventif* en dehors des règles d'hygiène pour limiter l'épidémie dans les collectivités (infections nosocomiales)

PNEUMOPATHIES INFECTIEUSES

Virales

Elles constituent l'immense majorité des broncho-pneumopathies infectieuses de l'enfant : 70 à 90 % des cas

Principaux virus en cause :
– Virus Respiratoire Syncytial (VRS)
– MyxoVirus (ParaInfluenzae 1 et 3)
– AdénoVirus
– Grippe (Influenzae A et B)
– Varicelle, Rougeole

Sémiologie différente selon l'âge :
– chez le petit nourrisson : sémiologie surtout bronchiolaire avec tableau de bronchiolite ou broncho-alvéolite (cf.)
– chez l'enfant plus grand : forme habituelle.

Diagnostic

• *Clinique*

– Peu fébrile
– Bon état général, mais asthénie importante
– Toux au premier plan, souvent invalidante
– Contrastant avec cette toux, l'auscultation pulmonaire est normale ou retrouve des ronchi.

• *Radiologique*

– Distension
– Opacités en traînées hilifuges, avec élargissement des hiles pulmonaires (aspect en ailes de papillon), opacités nodulaires disséminées, aspect se rapprochant parfois d'une miliaire
– Parfois aspect de foyer unique ou multiple non homogène à contours flous
– Possibilité d'atteinte pleurale minime : ligne bordante, épaississement scissural.

Les signes radiologiques peuvent être plus importants que ne le laisse penser la clinique

• *Biologique*

Peu contributifs
NFS : pas d'hyper leucocytose, parfois neutropénie
CRP : peut être élevée en cas d'atteinte virale : non discriminatif

• *Virologique*

Recherche du virus par immunofluorescence : ne se fait pas en pratique courante car pas d'implication thérapeutique, sauf si doute diagnostique avec une pneumopathie bactérienne (coqueluche par exemple)
Titrage des anticorps : diagnostic différé, aucun intérêt

Thérapeutique
Uniquement symptomatique
– Antithermiques
– Antitussifs si toux irritative, insomniante, émétisante, chez les plus de 2 ans :
Clobutinol : Silomat® 1 goutte/kg 3 fois par jour ; si > 3 ans : 1 ou 2 cuillères à café 3 fois par jour.
si âge < 30 mois ne pas utiliser de codéïne ou dérivés
– L'antibiothérapie n'est pas systématique : uniquement en cas de fièvre prolongée, d'hyperleucocytose à polynucléaires ou de foyer pulmonaire évoquant une surinfection bactérienne. On préconise l'association amoxicilline + acide clavulanique.
L'évolution peut être prolongée

Bactériennes

Pneumocoque

• *Diagnostic*

– Plus souvent chez l'enfant de plus de 3 ans
– Début brutal, fièvre élevée, altération de l'état général, asthénie
– Douleur thoracique ou abdominale, trompeuse
– L'examen retrouve un méningisme, une rougeur de la pommette, des signes pulmonaires souvent discrets mais présents à rechercher : toux sèche irritative, tachypnée sans détresse respiratoire, un foyer de râles crépitants, un souffle tubaire, une matité.
Devant l'association fièvre douleur thoracique ou abdominale il est important de réaliser une radiographie du thorax :
– Elle montre (parfois avec 24 heures de retard sur la clinique imposant alors de refaire la radio) : un foyer alvéolaire systématisé à un lobe ou un segment, non rétractile, triangulaire à sommet hilaire.
– Les signes biologiques sont en faveur d'une infection bactérienne : hyperleucocytose > 20 000, polynucléose > 80 %, augmentation de la fibrine et de la C Reactive Proteine.
– Le diagnostic bactériologique est porté sur les hémocultures et les antigènes solubles.
– Il n'est pas réalisé d'examen de l'expectoration sauf pour les sujets immunodéprimés ou en réanimation.

• *Conduite à tenir*
– L'hospitalisation n'est pas indispensable
– Antibiothérapie obligatoire :
Péni V orale : Oracilline®
Péni G IV si troubles digestifs ou altération importante de l'état général : 100 000 Unités/kg/jour en 4 à 6 prises ou Amoxicilline : 50 à 100 mg/kg/jour en 3 prises pendant 10 jours.
– Critère d'efficacité thérapeutique : diminution de la fièvre en 12 à 24 heures.
si doute diagnostic avec un Hémophilus : prescrire l'association amoxacilline + acide clavulanique.
– Si persistance de la fièvre ou réascension thermique à 72 heures de traitement rechercher une autre bactérie, une complication (pleurésie purulente, péricardite) ou une résistance à la pénicilline.
– Kinésithérapie.
– Restitution radiologique en 2 à 3 semaines à contrôler impérativement, sinon, chercher un corps étranger ou une obstruction extra ou endo-bronchique.

Hémophilus influenzaé

• *Diagnostic*

tableau voisin de la pneumonie à pneumocoque mais
– surtout avant 3 ans,
– début moins brutal,
– diagnostic bactériologique sur les hémocultures, les antigènes solubles (urines et/ou sang pour hémophilus influenzaé B),
– le germe en cause étant l'hémophilus influenzae B encapsulé, la vaccination devrait être efficace.

• *Conduite à tenir*

Antibiothérapie : en fonction de l'état général, des troubles digestifs :
par voie intraveineuse : céfotaxime = Claforan® 100 mg/kg/jour en 3 injections ou associaton amoxicilline + acide clavulanique = Augmentin® : 100 mg/kg/jour en 3 injections.
per-os : Augmentin® : 40 mg/kg/jour

Staphylocoque : Staphylococcie pleuro-pulmonaire (SPP)
Gravité particulière liée :
– au germe : le Staphylocoque doré sécrète de nombreuses toxines et enzymes responsables de la gravité générale (état toxi-infectieux), et locale (thrombose vasculaire et nécrose tissulaire)
– à l'âge : touche plus particulièrement le nourrisson surtout avant 6 mois et c'est dans cette population qu'il existe une évolution bulleuse caractéristique et péjorative.
Un traitement adapté donné suffisamment précocement permet une guérison totale : y penser +++ mais de plus en plus rare

• *Diagnostic*

À l'âge de la bronchiolite, le tableau clinique est d'emblée plus inquiétant par la sévérité et la brutalité d'apparition d'un syndrome septique :
– altération de l'état général, faciès gris, toxique, collapsus périphérique avec augmentation du temps de recoloration cutanée, marbrures,
– signes digestifs pouvant prendre le devant de la scène : ballonnement abdominal important, diarrhée, vomissements,
– signes respiratoires pouvant être discrets : polypnée superficielle, toux, ou plus rarement détresse respiratoire avec asphyxie révélant un pneumothorax suffocant. L'examen pulmonaire est pauvre : quelques râles, une matité,
– la radiographie de thorax est évocatrice devant l'association de lésions pleurales et parenchymateuses unilatérales :
• pleurales : ligne bordante, épanchement, pneumothorax, pyopneumothorax
• parenchymateuses : opacités non systématisées souvent multiples, poumon blanc unilatéral, bulle caractéristique : image arrondie, claire, finement cerclée, unique ou multiple, en périphérie, parfois avec niveau hydro-aérique, évolutives.

• *Conduite à tenir*

– Toute suspicion de SPP impose une hospitalisation.
– Bilan biologique :
• NFS : hyperleucocytose à polynucléaires, myélémie, gravité d'une neutropénie, thrombopénie (CIVD)
• augmentation de la VS, CRP, fibrine
• gaz du sang

• ionogramme sanguin (hyponatrémie)
– Bilan bactériologique : il faut traquer le germe
• dans les hémocultures
• dans la plèvre (ponction pleurale)
• dans toute porte d'entrée potentielle pour s'assurer du diagnostic, surtout pour étudier sa sensibilité aux antibiotiques : antibiogramme, CMI.
– Traitement symptomatique : du choc :
• 1 ou mieux 2 voies d'abord solides
• remplissage par : Plasmion : 20 ml/kg en 20 mn ou Albumine à 20 % : 1,5 à 2 g/kg en 20 mn diluée de moitié dans du Sérum glucosé à 5 %
• correction des troubles hydro-électrolytiques : perfusion de glucosé plus électrolytes
• arrêt de l'alimentation
• oxygénation en fonction des besoins : enceinte de Hood, ventilation assistée
• surveillance :
→ monitoring cardio-respiratoire constant
→ de l'oxygénation par voie transcutanée ou oxymètre de pouls
→ radiographie de thorax 2 fois par jour
→ préparation du matériel d'exsufflation et de drainage dans la chambre
• traitement antibiotique : bi-antibiothérapie par voie intraveineuse, synergique et bactéricide :
→ Oxacilline : Bristopen® : 100 à 200 mg/kg/24 h en 3 injections IVD
→ Nétilmycine : Nétromycine® : 7,5 mg/kg/24 h en 3 injections IVL sur 30 mn
→ En cas de forme d'emblée très sévère et/ou de forme nosocomiale
Vancocin : Vancomycine : 40 mg/kg/24 h en 4 injections IVL sur 60 mn
→ Amikacine : Amiklin® : 22,5 mg/kg/24 h en 3 injections IVL sur 30 mn
si doute diagnostic : association : Claforan® : 100 mg/kg/j et Fosfocine® : 200 mg/kg/j
• Durée du traitement IV : 2 à 3 semaines
• Relai per-os : par monothérapie, jusqu'à normalisation radiologique :
Pristiniamycine : Pyostacine® 50 mg/kg/jour
Virginiamycine : Staphylomycine®, oxaciline : Bristopen®

Germes apparentés

Mycoplasme : bactérie non invasive

• *Diagnostic*

– Incubation 5 à 10 jours
– Touche les enfants surtout entre 5 et 10 ans mais existe avant
– Fièvre, malaise général, asthénie
– Toux sèche tenace
– Peu ou pas de signes physiques : rechercher un foyer de crépitants,
en faveur du diagnostic : éruption type érythème polymorphe, arthrite réactionnelle, otite avec bulle ou phlyctène sur le tympan
– Signes radiologiques : plus importants que ne le voudrait la clinique
• opacités alvéolaires segmentaires ou lobaires mal limitées, intéressant les lobes inférieurs, souvent unilatéral,
• parfois épanchement pleural minime qui serait hémorragique si on le ponctionnait,
• infiltrat réticulo-nodulaire interstitiel
– Signes biologiques :
hypoxie
VS très augmentée

Présence d'Agglutinines froides
Test de Coombs +
Possibilité de recherche de PCR dans les sécrétions naso-pharyngées
Sérologie spécifique : possible mais diagnostic tardif

• *Conduite à tenir*

– Soit suspicion d'emblée : Erythocine : Erythromycine® ou Josacine® : 50 mg/kg/24 heures 15 à 21 jours.
– Soit devant une pneumonie aiguë toujours fébrile 36 heures après le début du traitement par Pénicilline ou Augmentin® : doit être considérée comme une pneumopathie virale ou à mycoplasme et nécessite un traitement par Macrolides.
– L'évolution est lente : amélioration clinique en 8 jours, radiologique en 2 à 4 semaines. Possibilité de séquelles pulmonaires et d'une hyperréactivité bronchique résiduelle.

Chlamydiae

Trachomatis : agent pathogène de transmission sexuelle : donne une atteinte oculaire lors de l'accouchement (conjonctivite du nouveau-né) puis contamination du nez, des voies aériennes supérieures, puis des voies aériennes inférieures.

• *Diagnostic*

– conjonctivite purulente néo-natale, rebelle au traitement local
– intervalle libre de 1 à 3 mois
– apyrexie
– toux sèche rebelle, tachypnée
– troubles de l'alimentation et augmentation des besoins : d'où stagnation pondérale
parfois otite associée
– les signes radiologiques sont souvent impressionnants : opacités réticulo-nodulaires interstitielles bilatérales
– biologiquement on note une hyper leucocytose à neutrophiles et éosinophiles
gazométriquement : hypoxie et normocapnie
– diagnostic bactériologique difficile : isolement sur milieux spéciaux ou recherche par immuno-fluorescence spécifique, au niveau conjonctival, pharyngé ou du lavage broncho-alvéolaire. Sérologie

• *Conduite à tenir*

– traitement symptomatique : dépend de l'âge, de l'importance de la tachypnée et de l'hypoxie
– antibiotiques : Macrolides : type Josacine® 2 à 3 semaines.
Amélioration clinique et radiologique lente

Psittaci (ornithose)
Germe transmis par les oiseaux (100 espèces sont infectées)

• *Diagnostic*

– Âge préscolaire
– Toux tenace, intense, sèche puis productive
– Râles bronchiques prédominants aux bases
– Valeurs d'adénopathies périphériques, d'une splénomégalie, d'une conjonctivite, d'un énanthème

– Radiologiquement : images réticulo-nodulaires diffuses non spécifiques
– Diagnostic suspecté sur l'interrogatoire
– Diagnostic biologique sur la sérologie

• *Conduite à tenir*

Traitement antibiotique par macrolides, ou tétracyclines après 12 ans.

Pneumoniae
– De connaissance récente
– Enfant de plus de 5 ans surtout
– Pneumonie atypique avec toux, dyspnée, fièvre inconstante ;
– Peut être responsable de toux prolongée, de bronchite, de sibilances
– Infiltrats parenchymateux sur la radio de thorax
– Syndrome inflammatoire biologique
– Diagnostic sur la présence d'antigènes dans les sécrétions pharyngées et sur la sérologie
– Traitement : macrolides ou tétracyclines au moins 15 jours

PARTICULARITÉS PÉDIATRIQUES DE LA TUBERCULOSE

La primo-infection tuberculeuse (PIT) correspond au premier contact de l'organisme avec le bacille de Koch (BK), Mycobactérium Tuberculosis le plus souvent Hominis.
Le premier contact se fait le plus souvent par voie aérienne (par les gouttelettes de salive) : les bacilles inhalés réalisent une lésion alvéolaire minime. A partir de cette lésion (chancre d'inoculation), les bacilles vont diffuser par voie
– lymphatique : vers les ganglions
– sanguine : vers de nombreux viscères : foie (hépatite granulomateuse), rate, os, cerveau, rein.

80 % des primo-infections sont latentes : (pas de signes cliniques, pas de signes radiologiques, BK tubages négatifs, seule IDR positive)
Elles sont découvertes devant le virage d'une réaction tuberculinique chez un enfant non vacciné. Les réactions type timbre ou Monotest doivent être confirmées par une intra-dermo réaction (IDR) à la tuberculine de 10 unités. Celle-ci est considérée comme positive si supérieure à 7 à 10 mm, négative si inférieure à 5 mm, douteuse entre les 2. Une IDR phlycténulaire est toujours positive.
Mais une IDR peut être faussement négative :
– pendant la phase de début : il faut 6 à 8 semaines après le contage pour que l'IDR se positive
– après une virose(rougeole), qui déprime transitoirement l'immunité cellulaire
– en cas de tuberculose sévère (miliaire)
– en cas de malnutrition, déficit immunitaire congénital ou acquis.
En cas de doute l'IDR sera refaite dans un délai de 6 semaines.
La découverte d'une tuberculose latente impose le même bilan que pour une forme patente.

20 % des tuberculoses sont patentes
Il faut savoir évoquer la tuberculose devant des tableaux différents :
– signes généraux modérés mais installés depuis plusieurs semaines : fièvre, toux persistante, asthénie, anorexie, amaigrissement, stagnation pondérale.

– érythème noueux
– kérato-conjonctivite phlycténulaire
– atteinte ganglio-pulmonaire sur une radiographie de thorax : nodule intra-parenchymateux associé à un ou plusieurs ganglions inter bronchique ou latéro-trachéal. Ces ganglions peuvent être une véritable urgence : risque de fistulisation avec tableau d'asphyxie aiguë. Ils peuvent fistuliser dans la trachée, les bronches, le péricarde, la plèvre, l'œsophage. Toute tuberculose avec adénopathie latéro-trachéale doit avoir une bronchoscopie à la recherche d'une zone pré-fistuleuse ou d'une obstruction, et un scanner thoracique. En cas de ganglion pré-perforatif une corticothérapie est contre-indiquée. Le traitement anti-tuberculeux est urgent et une intervention chirurgicale est parfois nécessaire pour l'ablation du ganglion.
– atteinte miliaire
– épanchement pleural
– méningite tuberculeuse : à évoquer devant des signes minimes tels : des céphalées persistantes, des petits troubles du comportement, une baisse du rendement scolaire. Plus tard apparaissent les troubles neuro-végétatifs. La ponction lombaire montre une méningite lymphocytaire avec une hypo-glycorachie. Un scanner cérébral doit être systématiquement réalisé à la recherche de tuberculome.
Si le diagnostic n'est pas porté à la phase primaire risque de tuberculose secondaire, en particulier osseuse.

Dès que le diagnostic est suspecté il doit être affirmé ou infirmé par la recherche de BK
– par tubage gastrique 3 jours de suite, à jeun
– sur l'expectoration chez le grand enfant
– sur le prélèvement endoscopique quand une bronchoscopie est réalisée. Faire également un tubage gastrique le lendemain de la fibroscopie
– par ponction de toute lésion : cutanée, liquide pleural, articulaire, liquide céphalo-rachidien.

Toute tuberculose latente ou patente doit avoir un bilan qui comporte
– une radiographie de thorax face et profil
– des BK tubages 3 jours de suite
– une NFS, VS, CRP
– un fond d'œil
– bilan d'avant le traitement : bilan hépatique avec transaminases, et si mise sous Pyrazinamide : uricémie, étude de la vision des couleurs

• *En fonction des cas*

– une ponction lombaire avant trois ans ou si forme grave
– une bronchoscopie et un scanner thoracique si adénopathie médiastinale et/ou trouble de ventilation
– un scanner cérébral si atteinte méningée
– un scanner rachidien ou une IRM si atteinte rachidienne (scintigraphie souvent négative : lésion froide).

Traitement
Toute tuberculose, patente ou latente, doit être traitée.
– médicaments usuels : à prendre le matin à jeun en une prise :

• *Bactéricides*

– Isoniazide (INH) : Rimifon® : comprimé à 50 et 150 mg. Ampoules à 500 mg.
posologie : 5 à 7 mg/kg/j en 1 prise

la posologie mg/kg/j est ensuite adaptée à l'isoniazidémie prélevée 3 heures après la prise, 10 jours après le début du traitement (1 seul dosage suffit).
– Rifampicine (RIF) : Rifadine® : gélules à 300 mg, suspension : 1 mesure de 5 ml = 100 mg
Rimactan® : gélules à 300 mg, sirop : 1 mesure de 5 ml = 100 mg
posologie : 10 à 15 mg/kg/j
– Pyrazinamide (PYR) : Pirilène® : comprimés à 500 mg
posologie : 20 à 30 mg/kg/j

• *Bactériostatique*

– Ethambutol (ETH) : Myambutol® : comprimés à 100 et 400 mg
posologie : 20 mg/kg/j

Traitement curatif

• *PIT latente et*

– pas de risque de BK résistance
– contaminateur connu (antibiogramme du BK possible)
sont actuellement discutés : soit INH + RIF 6 mois voire 3 mois soit RIF + PYR 2 mois, soit INH seul 9 mois.

• *PIT patente : 2 schémas possibles*

PYR + INH + RIF 2 mois puis INH + RIF 4 à 7 mois. Soit une durée de 6 à 9 mois en tout (9 mois pour les formes graves : miliaires, lésions étendues, formes multi-viscérales).
Association de l'ETH si tuberculose grave, si résistance connue ou supposée à l'INH

• *Isolement :* uniquement si bacillifère (BK + au direct dans l'expectoration et/ou un BK tubage) pendant 1 à 2 mois.

• *Surveillance du traitement*

clinique : J0, J15, M1, puis tous les mois
radiologique : J0, M1, M3, M6, M9
bactériologique : J0, et tous les mois jusqu'à négativation
biologique :
– transaminases : J0, J15, M2, M6
– uricémie (si PYR) : J0, J15, M2
– vision des couleurs (si ETH) : J0, M2

Indication des corticoïdes : TOUJOURS SOUS TRAITEMENT ANTI-TUBERCULEUX
– trouble de ventilation
– après ablation endoscopique d'un granulome obstructif
– épanchement pleural
– épanchement péricardique
– miliaire sauf si bulles
– méningite à discuter

Contre-indication des corticoïdes : adénopathie latéro-trachéale

Traitement préventif
BCG : obligatoire avant 6 ans
contre-indications : déficit immunitaire. Chez les nourrissons de mère HIV + il est conseillé de ne le faire que lorsque l'on a la certitude que l'enfant n'est pas atteint.
Monovax ou vaccin intra-dermique, plus efficace
Contrôle systématique de l'efficacité 2 à 3 mois plus tard par IDR

Enquête sociale systématique +++

Forme particulière du nouveau-né
Il peut être atteint par tuberculisation de l'œuf (tuberculose congénitale), ou par contamination aérienne post-natale.

• *Diagnostic*

– mère ayant une tuberculose connue et traitée pendant les premiers mois de la grossesse : pas de séparation, vaccination précoce du nouveau-né.
– mère contagieuse :
séparation
bilan au nouveau-né (cf)
traitement par INH : 5 à 7 mg/kg/j jusqu'au résultat du bilan :
si bilan positif : traitement : cf supra
si bilan négatif : traitement par INH : 5 à 7 mg/kg/j jusqu'à l'âge de 3 mois, puis vaccination
– nouveau-né atteint : y penser devant : une détresse respiratoire inexpliquée, avec cyanose, miliaire, ou une atteinte abdominale avec hépato-spléno-mégalie.
– bilan : traitement par INH + RIF + ETH 3 mois puis INH + RIF 6 mois

MANIFESTATIONS PULMONAIRES DE LA MUCOVISCIDOSE

Les lésions pulmonaires apparaissent plus ou moins rapidement mais sont quasi-constantes (99 %).
Ce sont elles qui conditionnent le pronostic vital et la qualité de la survie
Les lésions atteignent toute la muqueuse respiratoire, du rhinopharynx et sinus aux bronchioles terminales.
Il existe à cause d'une hyperproduction de mucus, une obstruction des petites voies aériennes, favorisant l'association de zones d'atélectasie et de distension.
Puis les lésions se surinfectent.
Les lésions progressent et atteignent l'ensemble des 2 poumons.
La destruction du lit capillaire pulmonaire aboutit à une hypertension artérielle pulmonaire et à une défaillance cardiaque droite.

Diagnostic
Il faut toujours y penser car plus le diagnostic est fait précocement, meilleure sera la prise en charge.

Clinique

• *Typiquement*

– atteinte digestive et pulmonaire apparaissant dans la première année de vie
– toux persistante, rapidement productive
– expectoration à la faveur d'une kinésithérapie, très évocatrice
– selles abondantes, fréquentes, graisseuses, nauséabondes
– mauvaise prise de poids

• *Mais y penser aussi devant*

– des bronchites à répétition, de réelles bronchites sifflantes, particulières par l'absence de retour à un état strictement normal entre les poussées

• *À un stade plus tardif, les signes généraux sont plus importants*

– hypotrophie, pâleur
– les signes pulmonaires sont au stade d'insuffisance respiratoire
– dyspnée d'effort, puis permanente
– polypnée et tirage
– déformation thoracique : thorax globuleux, coup de hache sous-mammaire
– cyanose, hippocratisme digital

Radiologie

• *Précocement*

la radio de thorax peut être quasi normale, ou montrer une distension

• *Secondairement*

– augmentation de la distension, hyperclarté périphérique (due à l'obstruction des voies aériennes distales)
– apparition d'opacités nodulaires, isolées ou confluentes, ou linéaires traduisant l'obstruction bronchique, images en rails péri-bronchiques, opacités aréolaires (dilatations des bronches)

Bactériologie
– L'examen cyto-bactériologique de l'expectoration oriente le diagnostic
– Présence de Stapylococcus Aureus et/ou d'Hémophilus Influenzae au début de l'évolution
– La présence de Pseudomonas Aeruginosa dans sa souche mucoïde marque un tournant dans l'évolutivité et la gravité de la maladie

Le diagnostic de certitude est fait grâce au test de la sueur
– Augmentation du taux de Chlore dans la sueur
• mucoviscidose si Cl > 70 mEq/l
• normal si < 40
• entre 40 et 70 : à vérifier
– Il faut 2 tests positifs pour affirmer la maladie
– Analyse génétique : systématique. Sur le chromosome 7. Plusieurs mutations possibles. La plus fréquente : delta F 508.
– Diagnostic anténatal possible après identification du cas index.

Conduite à tenir
– au plan digestif (cf)
– au plan pulmonaire : prise en charge la plus précoce possible pour retarder le plus possible l'apparition de lésions bronchiques irréversibles

• *Kinésithérapie de drainage bronchique :* importance capitale :
au minimum une séance par jour, par vibration, accélération de flux, toux provoquée, expectoration.

• *Lutte contre l'infection*

– Traitement antibiotique dès la moindre surinfection, per os au début de l'évolution, adapté au germe, d'où nécessité de réaliser de examens cyto-bactériologiques des crachats

– Antibiothérapie IV dès apparition de germes résistants, association de 2 antibiotiques synergiques et bactéricides.
– Les cures deviennent ensuite de plus en plus régulières
dans l'intervalle : possibilité d'antibiothérapie en nébulisation
• prévention : vaccination : BCG, rougeole, coqueluche, grippe
• favoriser l'exercice physique
• au stade d'insuffisance respiratoire : oxygénothérapie nocturne.

BRONCHITES À RÉPÉTITION

Conduite à tenir

Quand entreprendre un bilan étiologique ?
– à partir de la troisième bronchite sifflante
– si bronchites répétées, plus de 3 par an même non sifflantes
– bronchite ou bronchiolite persistante
– toux prolongée en dehors des épisodes aigus
– encombrement persistant

Le bilan commence par l'interrogatoire

• *antécédents familiaux*

– asthme, rhinite, rhume des foins, toux
– allergie alimentaire, médicamenteuse
– consanguinité, recherche de maladies pulmonaire : mucoviscidose, maladie ciliaire. Si tel est le cas, faire un arbre généalogique.

• *environnement*

– animaux : chat, chien, oiseaux, chevaux …
– revêtement de sol : moquette
– revêtement de mur : tissu, moquette, rideaux épais, tentures
– literie : plumes, laine
– humidité, moisissures, mode de chauffage
– tabagisme passif
– mode de garde : parents, nourrice, collectivité (crèche)

• *antécédents personnels*

– néo-nataux :
• prématurité
• pathologie pulmonaire (maladie des membranes hyalines, inhalation de liquide méconial, infection)

– digestifs :
• reflux en période néo-natale (exploration, traitement, efficacité, durée), troubles de déglutition
• allaitement maternel : durée
• introduction de lait adapté : tolérance
• selles : rechercher une diarrhée chronique
– cutané :
• eczéma
• urticaire, éruption type allergique, alimentaire ou médicamenteuse
– ORL :
• otites
• rhinopharyngites
• laryngites
– pulmonaires
• âge de la première bronchite et type : sifflante ou non, gravité, hospitalisation, durée d'évolution
• nombre de bronchites, sifflantes ou non, à quantifier : par mois, trimestre ou année, absentéisme scolaire ou de la crèche
• prédominance saisonnière : printemps, hiver
• mode de début : infection ORL, fièvre, début brutal
• facteur favorisant : poussière, pollen, poils d'animaux, humidité
• traitements habituellement prescrit et efficacité
• traitement de fond

L'examen clinique

• *Pendant l'accès*

– type de dyspnée : inspiratoire ou expiratoire ou aux 2 temps

• *En dehors*

– ronflements, pauses, sueurs, cauchemars
– auscultation
– déformation thoracique
– cyanose, hippocratisme digital
– courbe staturo-pondérale
– recherche de grosses amygdales et examen ORL complet

Examens complémentaires
– Radiographie de thorax face et profil : recherche d'une distension, d'un foyer persistant, de bronchectasies, d'une compression trachéale
– Radiographie du cavum de profil couché : recherche d'une hypertrophie des végétations adénoïdes, de grosses amygdales obstructives en position couché
– Test de la sueur : systématique
– Dosage de l'alpha 1 anti-trypsine
– Dosage des immunoglobulines : IgG, IgA, IgM.
et en fonction des résultats, bilan immunitaire plus approfondi avec dosage des anticorps vaccinaux, complément, bilan de l'immunité cellulaire, IgG1,2,3,4.
– IgE totales et tests cutanés et en fonction du résultat : RASTS ; en sachant que le bilan allergologique peut être négatif chez le petit nourrisson et qu'il faut savoir le refaire
– Fer sérique et ferritinémie
– pHmétrie sur 24 heures surtout si toux nocturne, antécédents de reflux en période néonatale, vomissements faciles
– TOGD (compression œsophagienne)

• *En fonction de l'interrogatoire*
– étude de la déglutition en radio-cinéma ou électro-myogramme si fausses routes fréquentes ou toux pendant le biberon
– bronchoscopie si foyer persistant ou syndrome de pénétration, si dyspnée d'allure trachéale, si encombrement persistant en dehors des épisodes aigus

Principales causes
– asthme du nourrisson
– mucoviscidose
– hypertrophie des végétations adénoïdes
– hypertrophie des amygdales
– reflux gastro-œsophagien
– corps étranger
– dyskinésie trachéale et/ou bronchique (malacie)
– compression trachéale par un arc vasculaire ou une malformation
– déficit en alpha 1 anti-trypsine
– déficit en IgA, IgG

Traitement
– en fonction de la cause
– dans l'asthme du nourrisson débuter un traitement de fond si
• plus de 1 crise par mois
• plus de 3 par hiver
• il existe des signes inter-critiques
• les crises sont prolongées
Le traitement comporte
– éviction des facteurs de risque : animaux, tabac, poussières, crèche
– une kinésithérapie : vibration, accélération de flux, toux provoquée (le nourrisson asthmatique est souvent très encombré)
– traitement d'un éventuel reflux gastro-œsophagien surajouté ou favorisé par la distension
– antibiothérapie facile et prolongée pour diminuer l'inflammation bronchique
– Lomudal® et Bécotide® en chambre d'inhalation Babyhaler : bonne efficacité et utilisation facile. +/- Ventoline®
– Théophylline à libération prolongée, d'utilisation difficile chez le petit nourrisson : nécessité d'administrer en 3 prises par jour, toutes les 8 heures.

15

ORTHOPÉDIE

T. MARTIN, F. FAYAD

LUXATION CONGÉNITALE DE HANCHE (L.C.H.)

Fréquence environ 17 p. 1000. 2/3 de filles 1/3 de garçons.
Facteurs « héréditaires » + facteurs positionnels.
L'instabilité néo-natale de l'articulation permet à la tête fémorale d'entrer et de sortir du cotyle du fait de la laxité capsulaire. Dans les mois qui suivent la naissance, l'articulation se stabilisera par rétraction capsulaire :
– avec une tête fémorale dans le cotyle = guérison spontanée,
– avec une tête fémorale à moitié dans le cotyle = subluxation plus ou moins réductible (hanche instable). L'évolution peut alors se faire vers la guérison tardive ou vers la luxation
– avec une tête fémorale hors du cotyle = luxation complète (hanche luxée irréductible).
La L.C.H. est aujourd'hui exceptionnellement découverte à l'âge de la marche dans la situation de hanche luxée irréductible. La majorité des L.C.H. sont actuellement :
– soit détectées à la naissance
– soit détectées entre 1 et 5 mois, au stade de subluxation.
Le traitement est d'autant plus facile que précoce (d'où l'importance du dépistage néo-natal) : il consiste en une mise en abduction des hanches par des moyens variés dans leur application, mais identiques dans leur but : lange mou, physiopointe, coussin ou culotte d'abduction souple, harnais de Pavlick, attelles à hanches libres. Arrivée au stade de subluxation accentuée ou de luxation complète, les traitements sont beaucoup plus difficiles et contraignants, et les résultats moins satisfaisants.

Diagnostic

L'évolution d'une hanche instable se fait progressivement en 6 à 7 mois vers une luxation fixée irréductible, le dépistage doit donc s'exercer dès la naissance, puis à chaque examen de l'enfant pendant les 6 premiers mois : au-delà, la hanche est guérie, ou luxée.

Dépistage à la naissance

• *Hanches à risques*

– antécédents familiaux de L.C.H. (parents, fratrie,…)
– naissance par le siège : le siège décomplété « mode des fesses » est le plus dangereux pour la hanche
– anomalies des membres inférieurs et surtout des pieds.

• *Le dépistage est clinique*

La recherche de l'instabilité de hanche se fait en recherchant le signe du ressaut et le signe du « piston ».

Le ressaut peut se produire :
– de dedans en dehors (d'avant en arrière) : c'est le ressaut d'expulsion quand on porte la cuisse fléchie en adduction en poussant légèrement dans l'axe de la cuisse,
– de dehors en dedans (d'arrière en avant) : c'est le ressaut de réintégration, quand on porte la cuisse fléchie en abduction en poussant légèrement le grand trochanter en avant.

• *La radiographie du bassin* peut être demandée quand un doute persiste après l'examen clinique : difficile à réaliser et à interpréter, elle peut être normale ou montrer une hanche luxée. Elle n'est déterminante que si elle montre une hanche luxée.

• *L'échographie,* actuellement aussi galvaudée que la radiographie l'a été dans la période précédente, peut être, elle aussi, demandée quand un doute persiste après l'examen clinique. Elle est de réalisation difficile, et nécessite un échographiste entraîné. Elle donne de précieux renseignements sur les structures cartilagineuses de la hanche. Quand l'échographie est réalisée de façon dynamique, elle objective l'instabilité de façon indiscutable.

Radiographie et échographie sont des examens complémentaires à l'examen clinique. L'entraînement clinique à la recherche de l'instabilité de hanche est indispensable.

Dépistage après le premier mois de vie

• *Évolution naturelle*

– Si la hanche instable est positionnée en adduction, la réduction et la stabilisation en bonne place ne se produisent pas. La hanche passe alors par une période de « subluxation » qui dure plusieurs mois et aboutit, à partir du 5e-6e mois, à la subluxation invétérée, puis à la luxation vraie. Le ressaut peut persister pendant plusieurs mois, mais il est de plus en plus rare au fur et à mesure que les semaines puis les mois s'écoulent.
– Cette évolution défavorable se traduit cliniquement par une position spontanée du membre inférieur en adduction due à la rétraction des muscles adducteurs de hanche, qui augmente et se fixe au fil des jours.

• *Dépistage clinique*

– L'examen clinique du nourrisson, répété tous les mois, est le meilleur moyen de dépistage semi-précoce de la L.C.H.
– À partir du 1er mois, le tableau se constitue progressivement, chaque signe étant plus ou moins accentué :
• attitude asymétrique des membres inférieurs (côté pathologique en adduction spontanée),
• diminution de la mobilité active spontanée
• diminution de l'abduction passive à l'examen,
pour devenir évident à partir du 3e mois.

• *Examens complémentaires*

– L'échographie de hanche, en présence de l'orthopédiste, est pratiquée entre 3 semaine et 1 mois si la hanche était « à risque ».
– Le cliché du bassin dit « systématique » à 4 mois n'a pas de raison d'être si le dépistage clinique est compétent et consciencieux. A cet âge, une L.C.H. s'accompagne obligatoirement, et depuis longtemps, de signes à l'examen clinique.
Schéma d'Hilgenreiner :
– ligne des Y = tangente au point le plus bas des os iliaques
– angle acétabulaire ou angle alpha est en moyenne inférieur ou égal à 20° à 6 mois (en fait sujet à de très grandes variations)

– les noyaux épiphysaires fémoraux apparaissent à 6 +/– 1 mois : retard d'apparition dans la L.C.H.
– hauteur H et distance D variant en sens inverse si la hanche est en position de luxation

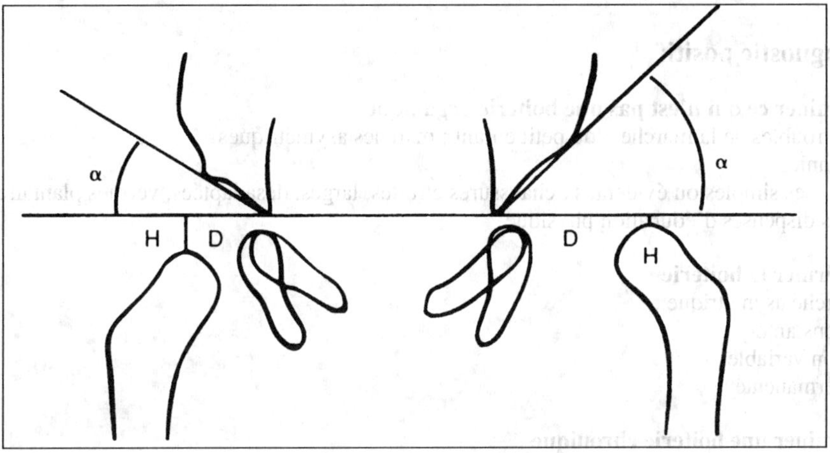

H ↘ (ascension) }
D ↗ (excentration) } = hanche luxée ou subluxée
α ↗ dyplasie cotyloïdienne

Traitement

À la naissance

– La position de réduction d'une hanche néo-natale instable est l'abduction. Une fois réduite et gardée réduite, la stabilisation se produit en 2 à 3 mois.
– La mise en abduction à la naissance peut se faire par lange mou ou culotte d'abduction non baleinée comportant des bretelles. La surveillance doit être soigneuse pendant le premier mois.
– Schéma du traitement et de sa surveillance :
• Naissance : mise en abduction + contrôle radio de recentrage
• 8e jour : 2e contrôle radio de recentrage
• 3 semaines ou 1 mois : 3e contrôle radio de recentrage
• 2 mois 1/2 : contrôle clinique de stabilité et radiologique de développement cotyloïdien ; arrêt du traitement en abduction
• 4 à 5 mois : contrôle clinique et éventuellement radiologique.

Après le premier mois

– Le traitement devient beaucoup plus délicat et affaire de spécialiste, d'autant plus que l'enfant est plus âgé. À partir de 1 mois 1/2 à 2 mois, la mise en abduction sans préparation peut entraîner des lésions de la tête fémorale d'autant plus à craindre que la limitation de l'abduction passive est plus importante.
– À cet âge, la mise en abduction doit être progressive, contrôlée et prudente. Les moyens employés sont variés : harnais de Pavlick, attelles à hanches libres, réduction lente par traction au lit. Ces moyens ont en commun la progressivité d'action et la douceur, et une surveillance très étroite. La durée du traitement est de 3 à 5 mois.

BOITERIE AIGUË DE L'ENFANT

Boiterie aiguë = apparition récente (différent de boiterie chronique).
Problème d'interrogatoire, d'examen et de réflexion

Diagnostic positif

Éliminer ce qui n'est pas une boiterie organique

– « troubles de la marche » du petit enfant : marches asymétriques
– manies
– causes simples ou évidentes : chaussures étroites, larges, désadaptées, verrues plantaires
– les dispenses d'éducation physique

Affirmer la boiterie

Marche asymétrique :
– constante
– non variable
– permanente

Éliminer une boiterie chronique

– Hémiplégie cérébrale infantile encore non diagnostiquée
– Maladie de Little
– Poliomyélite antérieure aiguë
– Inégalité de longueur

Localiser la boiterie

– Par l'examen chez le petit : recherche points douloureux, palpation des épiphyses, examen des mobilités articulaires
– Par l'interrogatoire chez le plus grand, penser qu'une douleur de genou peut révéler un problème de hanche.

Examens complémentaires

– Radio : 2 incidences perpendiculaires
si négatif, refaire clichés 10 jours après
– Scintigraphie : hypervascularisation ? ou hypovascularisation ?

Diagnostic étiologique : se rapporter à l'âge

Traumatiques (tous âges)

– entorses : cheville, genou (Pellegrini-Stieda)
– tendinites
– fractures partielles (« fissures »)
– fractures de fatigue : tibia, métatarsien
– hématomes sous-périostés

Infectieuses (tous âges)

– ostéomyélite chronique d'emblée
– arthrite hématogène du genou : (5 ans ?)
– cellulites sous-cutanées

Tumorales (tous âges)

– cortical defect : jamais douloureux
– tumeurs osseuses primitives bénignes ou malignes

– « tumeurs » articulaires : kystes synoviaux, tumeurs synoviales
– tumeurs des parties molles

Dystrophiques

• *Les ostéochondrites ou épiphysites (4 à 11 ans)*

– tête second métatarsien
– scaphoïde tarsien
– calcaneum : tubérosité postérieure
– genou : ostéochondrite condylienne, tubérosité tibiale antérieure
– hanche : maladie de Legg-Perthes-Calve (L.P.C.) ; (coxa-plana) ;
• début progressif, 5-10 ans, boiterie constante « d'esquive »
• examen : limitation des amplitudes articulaires, diminution du ballottement de la hanche, douleurs
• radio (incidence de face + Lauenstein) : négative pendant 1 à 2 mois
• scintigraphie précoce : hypovascularisation (nécrose ischémique)
• évolution radio : 4 stades en 12 à 18 mois : muet, densification, fragmentation (encoche), régénération
• traitement : traction d'assouplissement, décharge, chirurgie
– « rhume » de hanche :
• synovite aiguë, environ vers 5 ans
• boiterie : diminution mouvements hanche, douleurs
• radio : élargissement interligne articulaire, épaississement parties molles, tête fémorale normale
• scintigraphie : hypervascularisation
• évolution : favorable, +/– rechutes, surveiller à distance (ostéochondrite ?)

• *Epiphysiolyse fémorale supérieure (E.F.S.)*

– siège : cartilage cervico-céphalique
– durant la phase de croissance rapide pré-pubertaire (après 10 ans)
– facteurs mécaniques et facteurs hormonaux
– mécanisme : glissement de la tête fémorale sur le col en arrière (coxa retorsa), en dedans (coxa vara)
– évolution : plus ou moins rapide, plusieurs mois
• progressive : boiterie constante, à l'examen membre inférieur en rotation externe, flexion en abduction obligatoire, à la radio (face et profil) bascule de la tête en arrière et en dedans + déformation du col → glissement maximum
• aiguë : possible à tout moment, après un traumatisme minime, douleur ++, impotence complète, l'examen est identique à celui obtenu après fracture du col fémoral, la radio est celle d'une « fracture » sous-capitale chez un enfant
– traitement : dans tous les cas décharge immédiate.
• EFS progressive :
Formes mineures : fixation vissage extra-articulaire
Formes majeures : réduction sanglante
• EFS aiguë :
traction immédiate
réduction orthopédique + vissage extra-articulaire
réduction sanglante-fixation
Le pronostic dépend de la précocité du diagnostic

Démarche diagnostique dans tous les cas
– se rapporter à l'âge
– serrer l'interrogatoire
– apprécier le contexte
– refaire l'examen clinique
– refaire les radios
– apprécier la gravité et l'urgence

SCOLIOSES

– Maladie du rachis survenant pendant la période de croissance, et qui peut s'aggraver pendant toute la durée de celle-ci.
– La période d'aggravation rapide prend fin avec la maturation rachidienne.
– L'âge de début est variable : la scoliose est d'autant plus grave que son début est plus précoce.

Définitions
– La scoliose comporte une courbure rachidienne accompagnée d'une rotation des corps vertébraux vers la convexité de la courbure.
Elle doit être distinguée de la simple attitude scoliotique.
La rotation des corps vertébraux entraîne, à l'étage dorsal, un recul de la cage thoracique qui saille en arrière et forme la gibbosité (toujours latérale).
– La désignation de la scoliose fait intervenir le segment rachidien intéressé et le côté de la convexité.
On distingue ainsi des courbures : dorsales, lombaires, dorso-lombaires (une seule courbure étendue aux deux segments rachidiens), dorsales et lombaires (deux courbures en S)
– La courbure est limitée par deux vertèbres extrêmes (les plus inclinées sur l'horizontale), et une vertèbre sommet (dont la rotation est maximum).
La rotation des vertèbres diminue de la vertèbre sommet, aux vertèbres extrêmes.
– L'importance de la courbure se mesure par la méthode de COBB, angle formé par les tangentes aux plateaux vertébraux des vertèbres extrêmes.

Évolutivité
– L'évolutivité (aggravation) de la scoliose est une notion capitale décelée par une surveillance régulière.
– Mis à part les scolioses du nourrisson qui sont la plupart du temps régressives, l'âge de début permet de distinguer les scolioses :
• infantiles : début avant 6 ans
• juvéniles : début entre 6 et 11 ans
• de l'adolescence : début vers la puberté, qui sont d'autant plus graves que précoces.
– L'aggravation n'est pas automatique, mais l'évolution générale suit la courbe de Mme Duval-Beaupère, qui comprend 3 paliers : (voir courbe)
• une 1re phase d'aggravation lente, en phase de croissance
• une 2e phase d'aggravation rapide (point M = 1res règles)
• une 3e phase d'aggravation très lente, au cours de la vie adulte, qui débute quand la maturation rachidienne est complète.
– La maturation rachidienne est mesurée par le test de Risser (degré d'ossification de la crête iliaque).

Étiologie
La scoliose peut être primitive ou secondaire
– Primitive ou idiopathique 85 %

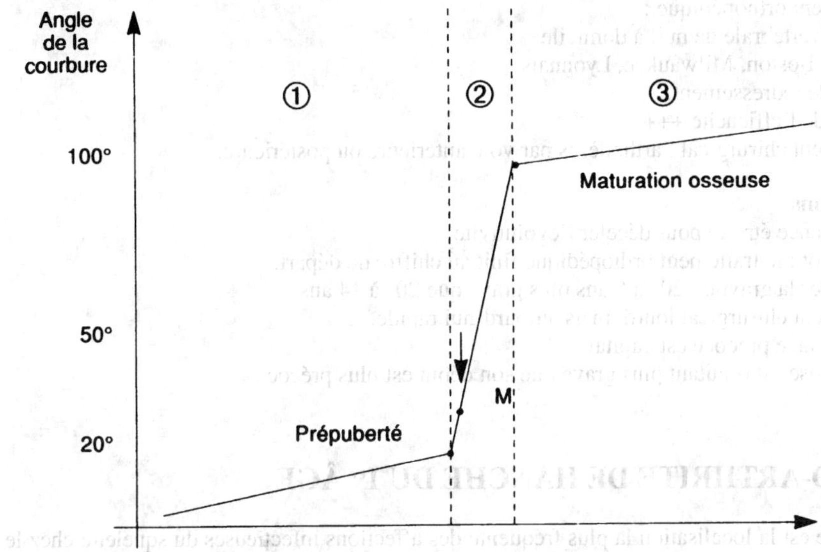

La plus fréquente, prise comme type de description, survient le plus fréquemment chez la fille (2/3 des cas)

– Secondaire de causes très nombreuses 15 %

paralytique : poliomyélite, Spina bifida, dysraphismes

neurologique : myopathies

thoracogéniques, post-radiothérapiques, etc.

congénitale : ou malformative.

tumorales (raide et douloureuse)

Dépistage

• *Examen de l'enfant debout*

– de face et de dos : chute latérale, asymétrie de hauteur des épaules, asymétrie thoracique, asymétrie du pli de taille

– de profil : importance ou disparition de la cyphose dorsale

• *Penché en avant :* la gibbosité (saillie latérale de la cage thoracique), mousse ou angulaire, est la traduction de la rotation des corps vertébraux vers le côté convexe, qui entraînent le recul de la cage thoracique de ce même côté.

• *Permet de faire la différence avec une attitude scoliotique*

chute latérale, asymétrie des épaules, pas de gibbosité, pas de rotation des corps vertébraux (par inégalité de longueur, ou purement fonctionnelle).

Orientations thérapeutiques

• *Dépendent :* de l'âge, du type de la scoliose, de son importance

• *3 types de traitement*

– surveillance régulière (tous les 6 mois) : si découverte d'une scoliose mineure, précise l'évolutivité (si aggravation le traitement orthopédique s'impose).

– Traitement orthopédique :
• traction vertébrale de nuit à domicile
• corsets : Boston, Milwaukee, Lyonnais
• plâtres de redressement
Contrôle de l'efficacité +++
– Traitement chirurgical : arthodèses par voie antérieure ou postérieure.

Conclusions
– Surveillance étroite pour déceler l'évolutivité
– Traiter tôt : le traitement orthopédique finit au chiffre de départ.
– Apprécier la gravité : 20° à 5 ans plus grave que 20° à 14 ans.
– Traitement chirurgical lourd, mais aujourd'hui rapide.
– Le dépistage précoce est capital.
– La scoliose est d'autant plus grave que son début est plus précoce.

OSTÉO-ARTHRITE DE HANCHE DU 1er ÂGE

La hanche est la localisation la plus fréquente des affections infectieuses du squelette chez le nouveau-né et le nourrisson (1/3 des cas). De la précocité du diagnostic, donc de la mise en route du traitement, dépend le pronostic final.

Physiopathologie
– Staphylocoque doré = germe le plus fréquent, mais augmentation de fréquence des germes « hospitaliers ».
– Portes d'entrée nombreuses : ORL, peau, tube digestif, cathéters vasculaires…
– Les germes arrivent dans l'articulation par voie hématogène, la synoviale réagit par une réaction inflammatoire et un épanchement purulent qui va provoquer une hyperpression intra-articulaire. Les conséquences de cette hyperpression sont : dislocation de l'articulation et diminution de l'apport vasculaire au niveau des surfaces articulaires ; de plus le cartilage de croissance peut être lésé surtout chez le nouveau-né (réaction immunologique ?)

Diagnostic positif

• *Signes généraux :* pyrexie, perte de poids, fléchissement de l'état général.
b. Signes physiques : impotence fonctionnelle, douleur à la mobilisation, œdème à la racine de la cuisse.

• *Signes biologiques :* hyperleucocytose, VS accélérée, fibrinémie et CRP élevées.

• *Signes radiologiques :* clichés de bassin (de face et incidence de Lauenstein) :
– aspect de subluxation
– effacement des espaces de glissement inter-musculaires
– parfois images d'atteinte osseuse.

• *Échographie :* épanchement intra-capsulaire.

• *La scintigraphie a peu d'intérêt ici.*

Conduite à tenir

• *Ponction de l'articulation* sous anesthésie générale, par voie obturatrice : elle a plusieurs buts :

– affirmer le diagnostic : présence du pus dans l'articulation
– déterminer le germe responsable et antibiogramme
– première étape thérapeutique et souvent la seule : permet de vider l'articulation et donc de supprimer l'hyperpression et de faire un lavage articulaire.

• *Immobilisation plâtrée :* pelvi-pédieux, afin de mettre la hanche au repos et de maintenir les apports articulaires normaux.

• *Antibiothérapie :* d'emblée massive, par voie générale, elle utilise deux antibiotiques synergiques et sera adaptée secondairement selon les données de l'antibiogramme (exemple = céfotaxime + fosfomycine).

• *Au huitième jour :* contrôle radiologique, clinique et biologique.
– Évolution favorable : nouveau contrôle au quinzième jour
• la bi-antibiothérapie est remplacée alors par une mono-antibiothérapie par voie orale, maintenue jusqu'à trois semaines après le retour des indices biologiques de l'inflammation à la normale.
• plâtre maintenu pendant un mois à partir du début.
– Arthrotomie indiquée devant la non amélioration ou devant la reprise de l'infection.

16
CHIRURGIE VISCÉRALE

F. FAYAD

APPENDICITE AIGUË

L'appendicite aiguë est fréquente chez l'enfant. Sa particularité vient de son expression sournoise et de l'absence de parallélisme anatomo-clinique.
Étiopathogénie : deux facteurs sont retenus :
• l'obstruction de la lumière appendiculaire : débris, stercolithe ou même éléments lymphoïdes.
• l'infection endogène.

Étude clinique

L'appendicite iliaque droite de l'enfant de plus de 4 ans réalise la forme clinique typique ; elle associe :
– douleur abdominale, plus ou moins diffuse, se localisant rapidement à droite
– vomissements ou nausées
– élévation thermique à 38°-38°5
L'examen physique :
– une douleur provoquée à la palpation de la fosse iliaque droite, au point de Mc Burney ; sa persistance et son évolution dicteront la conduite thérapeutique
– parfois d'emblée, ou dans les formes vues tardivement, cette douleur peut se transformer en défense localisée
– voire même une contracture, traduisant une réaction péritonéale intense.

Le tableau clinique varie selon

• *La situation anatomique de l'appendice :*

– rétro-caecale : la douleur est postérieure ou dessus de la crête iliaque, avec parfois une psoïtis traduisant l'irritation du muscle psoas,
– sous-hépatique : la douleur siège dans l'hypochondre droit,
– pelvienne : la fosse iliaque droite est libre, et la douleur de siège hypogastrique avec des signes d'irritation vésicale et rectale,
– très rare, dans la fosse iliaque gauche, en cas de mésentère commun.

• *L'âge de l'enfant*

– l'appendicite chez le nouveau-né : rare, elle simule le tableau d'une gastro-entérite. Elle est souvent découverte au stade de complication avec un plastron de la fosse iliaque droite,
– l'appendicite du nourrisson : elle n'est pas exceptionnelle ; la symptomatologie, là encore, ressemble souvent à celle d'une gastro-entérite fébrile, et l'évolution risque alors d'être dramatique d'autant plus qu'elle est souvent masquée par une antibiothérapie intempestive.

• *Le stade évolutif*

– péritonite généralisée : défense abdominale diffuse ou contracture, hyperthermie à 39°, et altération de l'état général.
– péritonite localisée : abcès appendiculaire.

Les examens complémentaires ont un intérêt limité
– ASP : peut montrer un iléus du carrefour iléo-caecal, ou une coprolithe (son existence justifie l'appendicectomie même en cas d'absence de douleur).
– La numération-formule : montre une hyperleucocytose avec prédominance des polynucléaires, mais ce n'est pas pathognomonique.
– Échographie : elle peut parfois visualiser un abcès appendiculaire
– Le lavement opaque : s'il est classique de dire qu'un appendice vu au lavement est un appendice sain, il n'en demeure pas moins que cet examen est contre-indiqué en cas de suspicion d'appendicite.

Le diagnostic différentiel

Une fosse iliaque droite peut se révéler douloureuse dans bon nombre de cas :
– une infection pulmonaire : la radiographie montre l'image d'un foyer
– les maladies infectieuses au stade inaugural
– infections urinaires et uropathies malformatives
– infections de la sphère ORL
– l'hépatite virale
– adénite mésentérique : +++ diagnostic opératoire

Traitement de l'appendicite

– Appendicectomie par voie d'abord dans la fosse iliaque droite ou une voie médiane en cas de péritonite généralisée.
– Pour certains, intérêt de la cœlioscopie : éliminer une pathologie annexielle chez la grande fille, ou traiter une péritonite généralisée.

Les complications de l'appendicectomie

– Abcès de paroi
– Hémorragie due à un lâchage du méso-appendice
– La péritonite : soit généralisée due à un lâchage du moignon ou un traitement insuffisant dès le départ, soit localisée : abcès de la fosse iliaque droite, abcès sous-phrénique
– Péritonite postopératoire à foyers multiples : ++ grave
– Le syndrome du 5e jour : correspond à une péritonite postopératoire localisée ou généralisée survenant au 5e jour, généralement après intervention sur appendice sain. Sa pathogénie est imprécise
– L'occlusion sur bride : survient généralement à distance de l'appendicectomie (intérêt diagnostic de la cœlioscopie)

CRYPTORCHIDIE - ECTOPIE TESTICULAIRE

Terminologie

Le terme « cryptorchidie » désigne l'anomalie de position du testicule sur son trajet normal de migration vers le fond du scrotum.
Le testicule est « ectopique » quand il est dévié de sa trajectoire normale.
Cette définition exclut les testicules « oscillants » ou « ascenseurs », qui sont capables de se trouver spontanément ou après traction légère dans les bourses. Il s'agit là d'une simple exagération du réflexe crémastérien et non pas d'une anomalie anatomique.

Étiopathogénie

Le mécanisme responsable des troubles de migration testiculaire n'est pas univoque. Plusieurs théories ont été avancées :
– l'obstacle anatomique : brièveté du pédicule vasculaire, insertion anormale du gubernaculum testis, persistance du canal péritonéo-vaginal,
– le dérèglement hormonal : insuffisance de stimulation du testicule par l'axe hypothalamo-hypophysaire ou un déficit en L.H.,
– les anomalies du testicule lui-même : empêchant l'action de la dihydrotestostérone,
– l'origine iatrogène : par exemple après une cure de hernie.

Complications

Le traumatisme

Le testicule cryptorchide est plus exposé au traumatisme que le testicule normal, cars il se situe le plus souvent en regard du pubis sur lequel il peut être écrasé.

La cancérisation

Le risque de dégénérescence est plus important en cas de cryptorchidie.

La stérilité

Les hypofertilités masculines sont fréquentes chez les anciens cryptorchides.

Examen clinique

Il doit être attentif et prolongé, dans une position de relâchement musculaire. Cet examen élimine tout d'abord le diagnostic de « testicule oscillant », et précise ensuite la position du testicule (inguinale, intra-abdominale).
La taille des deux testicules doit être précisée, une hernie inguinale est systématiquement recherchée, de même que les associations pathologiques tel que l'hypospadias ou une malformation génitale complexe, micropénis et insuffisance hypophysaire, et enfin les syndromes polymalformatifs.

Traitement

Traitement hormonal

– gonadotrophine charionique (HCG) à partir de l'âge de 5 ans : 9 injections de 1 000 à 1 500 unités à raison de 3 injections par semaine. Le résultat est apprécié 2 mois après la fin du traitement.
– LH-RH en pulvérisations nasales.

Traitement chirurgical
Consiste en une intervention minutieuse, d'autant plus qu'elle peut être pratiquée chez un enfant jeune (à partir de 2 ans).
L'unanimité est loin d'être faite, concernant le traitement ou son moment. On peut proposer le schéma suivant :
– cryptorchidie + hernie : chirurgie, à n'importe quel âge
– testicule non palpable unilatéral : chirurgie, à n'importe quel âge
– à partir de l'âge de 4 ans : soit traitement hormonal suivi de chirurgie en cas d'échec, soit traitement chirurgical d'emblée pour certains
– en cas de testicule non palpable bilatéral : faire une recherche de chromatine sexuelle, un caryotype, un dosage de testostrone après stimulation par HCG. Si la courbe de testostérone reste plate, il s'agit alors d'une anorchidie ; s'il existe une sécrétion de testostérone, le problème est de trouver les deux testicules et de les abaisser (cœlioscopie ?).

STÉNOSE HYPERTROPHIQUE DU PYLORE

Cette affection se caractérise par une hypertrophie des fibres musculaires circulaires du pylore, provoquant progressivement l'obstruction du canal pylorique.
Fréquence : 1/1 000 naissances, elle frappe le garçon trois fois sur quatre.
Le facteur terminal semble évident, mais la cause exacte reste inconnue.

Diagnostic clinique

Les signes apparaissent chez un nourrisson âgé de 3 semaines à 2 mois, jusque là en bonne santé (intervalle libre).

Signes fonctionnels

• *Vomissements*

– abondants, faciles, en jet
– non teintés de bile
– à distance des repas
– faits parfois du repas de la veille

• *Perte de poids malgré un appétit conservé*

• *Parfois ictère*

• *Vomissements striés du sang* en cas d'œsophagite associée

Signes physiques

• *La palpation de l'olive pylorique (difficile)*

• *Des ondulations péristaltiques gastriques* sous-costales de gauche à droite

Signes biologiques

• *Alcalose métabolique hypochlorémique*

• *Acidification des urines*

• *Anémie hypochrome microcytaire*

Diagnostic radiologique

L'échographie
Canal pylorique hypertrophié de longueur supérieure à 19 mm et d'épaisseur supérieure ou égale à 4 mm, mais une échographie normale chez un enfant vomisseur n'exclut pas le diagnostic.

Le transit baryté œsogastro-duodénal :
– si échographie douteuse
– image de sténose : un défilé pylorique étroit et allongé
– estomac distendu avec ondulations exagérées
– stase gastrique
– recherche un R.G.O. (fréquent) ou une malposition cardio-tubérositaire

Traitement

Préparation à l'intervention
– position proclive
– sonde gastrique au sac
– correction des troubles hydro-électrolytiques

Chirurgie (après la 1re phase) : pylorotomie extra-muqueuse de Fredet ; la réalimentation est commencée progressivement 2-3 heures après le réveil anesthésique.

PATHOLOGIE DU CANAL PÉRITONÉO-VAGINAL (HERNIE, KYSTE DU CORDON, HYDROCÈLE)

Ces trois anomalies constituent les conséquences de la même pathologie : le défaut de fermeture du canal péritonéo-vaginal.

Hernie inguinale

Chez le garçon : la hernie est souvent à droite et bilatérale dans 20 % des cas. Son contenu habituel est l'intestin.

• *Le diagnostic ne pose guère de problème*

– masse oblongue inguinale
– opaque à la transillumination
– réductible avec sensation de gargouillement signalant le contenu intestinal.

• *L'étranglement est la complication majeure*

– masse irréductible, douloureuse
– vomissements,
– parfois, dans les cas vus tardivement : tableau d'occlusion du grêle.

• *Le traitement*

Il n'y a aucune possibilité de guérison spontanée. Si la hernie disparaît, elle réapparaîtra plus tard à la suite d'un effort physique.
Le bandage herniaire n'est qu'une solution palliative en attendant l'intervention.
Devant une hernie étranglée, une réduction manuelle par taxis doit être tentée en s'aidant par des bains chauds et du Valium® en intra-rectal.

Chez la fille : la hernie, assez fréquente, est très souvent bilatérale.

• *Elle s'observe assez souvent chez le nourrisson ;* le contenu, dans la grande majorité des cas, est l'ovaire.

• *Diagnostic*

– une masse palpable dans la région inguinale, à la racine de la grande lèvre
– dans de rares cas, où les deux ovaires sont palpables simultanément dans les régions inguinales, un sexe chromatinien doit être pratiqué afin d'éliminer le diagnostic de testicules féminisants.

• *Le traitement est chirurgical ;* la réduction manuelle est dangereuse, car elle risque de léser l'ovaire.

Hydrocèle

Épanchement liquidien dans la vaginale, transparent à la transillumination. Selon la persistance ou non d'une communication avec la cavité abdominale, on distingue l'hydrocèle communicante (volume variable dans le temps) ou non communicante (volume stable). Devant la possibilité d'une régression spontanée, le traitement chirurgical ne doit être entrepris qu'à partir de l'âge de 2-3 ans.

Kyste du cordon

Persistance de la partie moyenne du canal péritonéo-vaginal. Son traitement est chirurgical, vers l'âge de 2-3 ans, en raison de l'absence de complication possible et des possibilités de guérison spontanée.

TORSION DU CORDON SPERMATIQUE

Définition
La rotation du bloc épididyme-testicule autour du cordon spermatique.

Conséquences
L'interruption de la vascularisation testiculaire, qui est de type distale, entraîne dès la 8e heure d'évolution des lésions pratiquement irréversibles :

– altération de la spermatogénèse
– nécrose des cellules de Leydig
– atteinte du testicule sain, causée par des anticorps anti-testiculaires libérés à partir du testicule tordu
– nécrose testiculaire totale dans les formes vues tardivement.

La forme typique est la torsion chez le grand enfant (torsion intra-vaginale provoquée par des anomalies de la vaginale).

Signes généraux
– douleur scrotale d'apparition brutale, souvent pendant le sommeil, irradiant dans l'aine et la fosse iliaque
– nausées, voire même vomissements
– la fièvre et la symptomatologie mictionnelle sont absentes au début

Signes physiques
– bourse augmentée de volume, œdémaciée non transilluminable
– testicule très douloureux, ascensionné (signe de gouverneur)
– cordon spermatique infiltré et douloureux
– le testicule contro-latéral est souvent horizontalisé, signalant ainsi l'anomalie de disparition vaginale

Interrogatoire
Retrouve parfois quelques épisodes douloureux résolus spontanément.

Explorations paracliniques
Aucun examen ne peut ni affirmer ni infirmer le diagnostic, en plus l'heure de la chirurgie se trouve retardée.
Ces examens peuvent néanmoins avoir un intérêt dans les cas vus tardivement :
– échographie : le testicule est gros, hétérogène ; cet aspect se rencontre dans les orchites,
– écho-doppler : montre l'absence de circulation sanguine dans le testicule, malheureusement cet examen n'est pas fiable,
– scintigraphie au Tc99 : absence de fixation du traceur au niveau du testicule (examen non fiable et impossible à obtenir en urgence).

Diagnostic différentiel
– Épididymite ou orchi-épididymite : moins fréquente que la torsion, et survient généralement dans le cadre d'infection urinaire ou d'une malformation urologique, et s'accompagne de fièvre et d'écoulement urétral ; en l'absence de ce contexte, le diagnostic ne peut être affirmé.
– Orchite ourlienne : est généralement bilatérale et s'accompagne d'une parotidite, mais une atteinte unilatérale et isolée peut se rencontrer.
– Les tumeurs à début aigu : exceptionnelles.
– Torsion des résidus embryonnaires (hydatide de Morgagni) souvent de découverte opératoire.
– L'œdème aigu idiopathique du scrotum : d'origine allergique et s'étend au-delà des bourses.

La torsion du nouveau-né : elle est supravaginale

La symptomatologie se résume à une grosse bourse, dure, non transilluminable, avec parfois une ombilication à la partie inférieure de la bourse. La torsion se produit souvent, in utero, et le testicule est déjà complètement nécrosé au moment de l'intervention.

Torsion du testicule intra-abdominal

Le diagnostic est difficile mais ce syndrome aigu abdominal associé à une bourse vide et une masse perceptible au toucher rectal doit faire suspecter le diagnostic.

Traitement

Toute bourse aiguë, chez un enfant, justifie, en dehors de quelques cas précis, une exploration chirurgicale à la recherche d'une torsion du testicule. La chirurgie vise à détordre le testicule, le fixer et à fixer préventivement le testicule opposé. La castration est indiquée devant une nécrose testiculaire totale.

INVAGINATION INTESTINALE AIGUË

L'invagination intestinale est une urgence chirurgicale fréquente. Diagnostiquée à temps, son traitement est facile et le pronostic est excellent. Par contre, sa méconnaissance conduit à des gestes thérapeutiques parfois disproportionnés par rapport à la bénignité de la lésion.

Anatomo-pathologie

L'invagination se définie par la pénétration d'un segment intestinal dans le segment qui lui fait immédiatement suite, formant ainsi le boudin qui continue à progresser dans le sens du péristaltisme.
Selon le segment invaginé et le segment invaginant, différents types anatomiques ont été décrits :
– iléo-colique : le grêle terminal entre dans le côlon droit à travers la valvule iléo-caecale qui reste en place
– iléo-caecale : par rapport à la forme précédente, la valvule entre dans le côlon, entraînant avec elle le caecum et l'appendice
– iléo-iléale : rare
– côlo-colique, exceptionnelle
– les formes combinées : une invagination peut être le point de départ d'une deuxième invagination (iléo-iléo-colique…)

Étiologie

– L'invagination idiopathique est la plus fréquente ; la cause serait un réflexe neuro-végétatif déclenché par une adéno-lymphite.
– L'invagination secondaire à un polype, lymphome, duplication, ou un diverticule de Meckel ; les ondes péristaltiques venant lutter sur l'obstacle ; cette forme se voit surtout chez le grand enfant et le nouveau-né.
– L'invagination postopératoire : généralement de siège jéjunal.
– L'invagination au décours d'un purpura rhumatoïde : elle est iléo-iléale.
– L'invagination au cours de chimiothérapie.

Diagnostic positif

La forme habituelle est réalisée par l'invagination chez un nourrisson âgé de 3 à 9 mois

Signes fonctionnels

– douleurs abdominales et pâleur évoluant par crise, l'enfant étant calme entre deux crises
– refus du biberon ou vomissement

– selles sanglantes ou rectorragies
– la température est souvent normale.

Signes physiques
– le boudin : perçu à la palpation douce et patiente sous forme de tumeur oblongue, mobile et douloureuse
– la situation du boudin est variable sur le cadre colique mais le plus souvent il se trouve dans l'hypochondre droit
– à défaut de palper le boudin, une défense abdominale localisée est notée
– au TR, le doigt revient souillé de sang ou de selles glairo-sanglantes, parfois le boudin est perçu au rectum.

La simple notion de crises douloureuses abdominales chez un nourrisson doit faire pratiquer
– un cliché d'abdomen sans préparation : qui montre la disparition du granité cæcal ou même un aspect d'occlusion du grêle, mais un cliché considéré comme normal ne doit pas faire récuser le diagnostic
– une échographie : n'est valable qu'entre des mains expertes avec un appareil en temps réel
– le lavement opaque : fait avec un produit tiède et en présence d'un chirurgien ; son but est double : diagnostique et thérapeutique
• diagnostic d'arrêt du produit réalisant de face une image en cocarde et de profil une image en pince de homard
• thérapeutique : sous la pression de la colonne opaque, les images progressent jusqu'au bas fond cæcal ; leur disparition avec passage du produit de contraste dans le grêle terminal signale la désinvagination
• malgré ses intérêts, le lavement a des contre-indications :
→ état général précaire
→ syndrome péritonéal franc et fébrile
→ tableau d'occlusion du grêle manifeste
→ rectorragies abondantes

Le traitement chirugical : se déroule en même temps qu'une rééquilibration hydro-électrolytique. Il est indiqué d'une manière formelle :
– en cas d'absence de réduction par le lavement opaque
– en cas de récidive
– chez le nouveau-né et le grand-enfant de plus de 3 ans à la recherche d'une cause organique

Pour certains auteurs, l'intervention est indiquée même en cas de succès de réduction afin de vérifier l'état de l'intestin et rechercher éventuellement une cause. L'appendicectomie est toujours faite au cours de l'intervention.
Statistiquement, il semble que la récidive soit moins fréquente après intervention systématique, mais ceci est à mettre en balance avec le risque anesthésique et les complications propres à l'intervention.

OCCLUSION INTESTINALE NÉO-NATALE (À L'EXCEPTION DES MALFORMATIONS ANO-RECTALES)

L'occlusion intestinale néo-natale est une urgence chirurgicale fréquente. Elle nécessite une prise en charge rapide et adaptée afin de mettre en route le traitement dans un centre spécialisé.

Diagnostic positif

Signes d'appel

• *Vomissements*

– Bilieux, verts : obstacle situé en dessous de l'ampoule de Vater
– Alimentaires ou incolores : obstacle duodénal sus-vaterien
– Hémorragiques : entérocolite ulcéro-nécrosante, volvulus suraigu du grêle.

• *Retard ou absence d'élimination du méconium*

Le méconium s'élimine normalement entre la 24e et la 36e heure ; mais une élimination normale du méconium peut se voir dans les occlusions hautes.

• *Signes physiques abdominaux*

– abdomen plat : occlusion haute
– abdomen distendu : occlusion basse
– douloureux
– défense et/ou contracture
– coloration grisâtre ou cyanotique
– circulation veineuse collatérale
– auscultation : bruits hydro-aériques ou silence

• *Signes généraux*

– troubles respiratoires
– déshydratation
– instabilité hémodynamique

L'existence d'un ou plusieurs signes d'alarme entraîne

• *Radiographies*

– thorax
– abdomen sans préparation (A.S.P.) couché, de face, et de profil à rayons horizontaux, à la recherche : de niveaux hydro-aériques, d'anomalies de répartition des clartés digestives ou de calcifications.

• *Recherche poussée dans l'anamnèse :* histoire familiale de mucoviscidose, de diabète maternel

• *Transfert dans un service spécialisé :* en couveuse, sonde gastrique déclive, contrôle hémodynamique et de l'état respiratoire, débuter la rééquilibration hydroélectrolytique, parfois antibiothérapie.

Diagnostic topographique et étiologique

Occlusion duodénale

• *Étiologie*

– atrésie
– diaphragme complet
– volvulus sur malrotation intestinale
– pancréas annulaire

• *Signes évocateurs*

– symptomatologie habituellement bruyante, dominée par les vomissements verts (++), le ventre est plat et le méconium peut être éliminé normalement,
– à l'A.S.P. : image en double bulle (duodénum dilaté et estomac), absence d'air dans le reste du tube digestif.

Occlusion du grêle

• *Atrésie du grêle, unique ou multiple*

Les vomissements sont bilieux, la distension abdominale est considérable et le méconium est absent. L'A.S.P. montre des anses intestinales dilatées et des niveaux hydro-aériques plus larges que hauts.

• *Iléus méconial*

Peut constituer le mode de révélation néo-natale de la mucoviscidose. Le tableau clinique est celui d'une atrésie iléale et l'obstacle intrinsèque est formé par le méconium desséché et collé sur la paroi intestinale.
L'existence d'image de granité méconiale dans la fosse iliaque droite sur l'A.S.P., et l'histoire familiale de mucoviscidose orientent le diagnostic. L'iléus méconial peut être associé à une atrésie du grêle et se compliquer d'un volvulus.

• *Autres causes*

– duplication du grêle
– invagination intestinale aiguë
– volvulus primitif du grêle

Occlusion colique

• *Atrésie colique*

Les vomissements et le ballonnement abdominal ne font jamais défaut. Le méconium est toujours absent. L'A.S.P. confirme la dilatation intestinale considérable et le lavement opaque montre un côlon de petit calibre avec interruption de la continuité.

• *Maladie de Hirschsprung*

Due à l'absence des plexus de Meissner et d'Auerbach dans un segment colique qui commence au niveau rectal et s'étend plus ou moins haut sur le côlon.
Le météorisme et les vomissements sont présents et le méconium est absent ou éliminé à retardement. L'A.S.P. montre une dilatation colique ou même du grêle. Le lavement opaque montre une disparité de calibre du côlon. La biopsie rectale confirme le diagnostic.

• *Syndrome de petit côlon gauche*

Dû à l'immaturité des plexus intra-muraux. L'A.S.P. montre une dilatation aérique et le lavement opaque objective un petit côlon gauche avec une disparité de calibre sous-angulo-colique gauche, l'évacuation assure la guérison.

• *Syndrome du bouchon méconial*

Dû à une viscosité excessive du méconium : la guérison est obtenue après l'évacuation d'un méconium rubané après un toucher rectal ou un lavement opaque.

Autres causes

• *Entérocolite nécrosante*

Touche surtout les prématurés et les « petit poids ». Cette pathologie associe des troubles digestifs et des signes généraux qui peuvent aller jusqu'à l'état de choc. Le traitement est essentiellement médical et la chirurgie intervient secondairement en cas de complication.

• *Pseudo-obstruction intestinale chronique*

• *Dilatation segmentaire du côlon et du grêle*

17
HÉMATOLOGIE

M. NATHANSON

ANÉMIES DU NOURRISSON ET DE L'ENFANT

Diagnostic

Apprécier les chiffres de l'hémogramme en fonction des normes pour l'âge : cf. chapitre correspondant.

Affirmer l'anémie sur un chiffre d'hémoglobine inférieur d'au moins 1 gramme/100 ml au chiffre normal pour l'âge

Orienter le diagnostic d'après les chiffres du volume globulaire, de la CCMH et surtout de la TCMH définissant la normo- ou l'hypochromie.

Anémie hypochrome microcytaire

• *Fer sérique abaissé :* anémie hypochrome hyposidérémique due à :
– une carence martiale
– un saignement chronique, avant tout digestif (œsophagite par reflux) mais parfois autre (saignement pulmonaire d'une hémosidérose)
– une anémie inflammatoire

• *Fer sérique normal ou augmenté :* syndrome thalassémique, anémies sidéroblastiques.

Devant une anémie normochrome normo – ou macrocytaire, apprécier la réticulocytose

• *Anémie arégénérative :* faire un médullogramme :
– moelle pauvre : la biopsie médullaire peut montrer un envahissement par des cellules tumorales, une aplasie ou une fibrose
– absence isolée d'érythroblastes :
• érythroblastopénie aiguë bénigne (due à une infection à parvovirus B 19 chez un enfant ayant une anémie hémolytique constitutionnelle, ou à une crise aiguë de microsphérocytose)
• maladie de Blackfan– Diamond
– moelle normale :
• carence associée en fer et en acide folique
• insuffisance rénale
• endocrinopathie
– moelle envahie (métastases, leucémie)
– présence de mégaloblastes :
• carence en acide folique
• carence en vitamine B12

• *Devant une anémie normochrome régénérative*

– hémorragie aiguë, extériorisée ou non
– ou anémie hémolytique : faire un test de Coombs :
• Coombs positif : anémie hémolytique auto-immune
• Coombs négatif : anémie hémolytique constitutionnelle

ANÉMIES PAR CARENCE MARTIALE

C'est la plus fréquente des anémies du nourrisson

Métabolisme du fer chez l'enfant

Le stock de fer se constitue pendant les 3 derniers mois de la grossesse à partir des stocks maternels.
Les apports alimentaires : 1 litre de lait de femme apporte 1 mg de fer (absorbé à 50 %), 1 litre de lait de vache 0,5 à 1,4 mg (absorbé à 20 %).
Les besoins en fer sont de 0,07 mg/kg/24 h jusqu'à l'âge de 2 ans.
Les facteurs de risque de la carence martiale sont :
– la prématurité
– la multiparité (stocks maternels insuffisants)
– le gain de poids très rapide (même si l'enfant n'est pas prématuré)
– les apports alimentaires insuffisants : lait non supplémenté en fer après 4 mois, alimentation exclusivement lacto-farineuse, alimentation végétarienne ou, pire, végétalienne.

Diagnostic

Positif

• *Clinique*

– pâleur cutanée et/ou muqueuse
– infections répétées banales, infléchissement de la courbe de croissance pondérale ;
– un splénomégalie discrète est fréquente
– parfois rien : l'anémie est une découverte fortuite lors d'examens biologiques

• *Biologique :* anémie hypochrome, microcytaire, hyposidérémique (< 10 micromol/l), avec ferritine basse, coefficient de saturation de la sidérophylline abaissé, capacité totale de fixation de la sidérophylline augmentée

Étiologique

• *Voir les facteurs de risque ci-dessus*

• *Il peut s'y ajouter*

– une hémorragie latente (digestive)
– une géophagie entraînant une chélation du fer
– un saturnisme (ingestion de vieilles peintures)++

Traitement

Traitement curatif

• *Fer per os :* Fumafer®, Glucofer®, Ascofer®..., à la dose de 5 à 10 mg/kg/jour en 2 ou 3 prises, entre les repas, pendant 3 mois, même si l'anémie est corrigée bien plus rapidement. On peut vérifier au bout de 8 jours l'apparition d'une « crise réticulocytaire ». La numération sera de toute façon contrôlée après 1 mois.

• *Si l'anémie ne se corrige pas, vérifier*

– que le traitement est bien donné
– qu'il n'existe pas une cause d'anémie associée (œsophagite)

• *Il est très rare qu'on ait à utiliser du fer injectable, ou à faire une transfusion*

Traitement préventif

• *Donner du fer à la mère* le dernier trimestre de la grossesse s'il y a des facteurs de risque

• *Donner de 4 mois à 1 an* un lait supplémenté en fer (lait 2e âge)

• *Donner un apport de fer systématique* en cas de facteur de risque

• *Diversifier suffisamment tôt l'alimentation,* en sachant que seul le fer d'origine animale est bien absorbé

NEUTROPÉNIE

Conduite à tenir

Affirmer la neutropénie

• *Chez le nourrisson et le grand enfant*

– agranulocytose : absence de polynucléaires à la numération-formule sanguine ; les neutropénies extrêmes (moins de 100 PN/mm^3) entrent dans le même cadre
– neutropénie : < 1500 PN/mm^3.

• *Chez le nouveau-né,* on parle de neutropénie au-dessous de 2500 PN.

Apprécier son intensité : risque d'infection significativement majoré au-dessous de 500 PN/mm^3 ; si le chiffre est inférieur à 100 : risque d'infection grave.

Diagnostic différentiel : pseudo-neutropénie par margination des leucocytes sur les parois vasculaires, observée chez les Noirs, et sans aucune conséquence.

Diagnostic étiologique

• *La neutropénie* s'intègre dans un tableau pathologique éventuellement déjà connu.
– Maladies héréditaires : syndromes de Wiskott-Aldrich, de Schwachman, de Chediak-Higashi, de Fanconi…
– Maladies systémiques : lupus érythémateux disséminé, pathologies hépatiques (cirrhose), endocriniennes (dysfonctionnement thyroïdien, maladie d'Addison).
– Un état préleucémique traduit par une neutropénie peut précéder une leucémie de plusieurs années.

• *Neutropénies secondaires*

– À une cause infectieuse ou parasitaire :
• maladie bactérienne : salmonelloses et septicémie à germe Gram négatif, brucellose, tuberculose, chlamydiose
• maladie virale : hépatite, infection à virus d'Epstein-Barr, à cytomégalovirus, poliomyélite, rougeole, varicelle
• rickettsiose
• mycoses : histoplasmose
• maladies parasitaires : paludisme, leishmaniose
– À une cause toxique :
• médicamenteuse : antibiotiques (chloramphénicol, sulfamides), anticonvulsivants (diphénylhydantoïne), anti-inflammatoires (amidopyrine, phénylbutazone), anti-rhumatismaux (sels d'or, D- Pénicillamine), AZT, médicaments cytotoxiques ;
• non médicamenteuse : thérapeutique (irradiation) ou accidentelle (benzène, métaux lourds).

• *Neutropénies primitives*

– Neutropénie chronique bénigne de l'enfant : découverte pendant le 2e trimestre de la vie, chez un enfant (plus souvent une fille) développant des infections récidivantes de gravité modérée. L'anomalie se corrige spontanément en quelques années. La moelle est normale ou riche.
– Agranulocytose congénitale (syndrome de Kostmann, héréditaire ou sporadique) : se traduit dès les premiers mois de vie, par des infections bactériennes ou mycotiques sévères, qui ont tendance à se raréfier avec l'âge. Il existe un blocage médullaire précoce au stade de promyélocyte.
– Neutropénie cyclique de l'enfant : cette maladie génétique rare se traduit par des cycles de 21 jours en moyenne, avec chute des différents éléments du sang, et infections ORL et cutanées
– Syndrome du « leucocyte paresseux » ; neutropénie périphérique sévère et moelle normale (anomalie du chimiotactisme ; phagocytose et bactéricidie normales).

Thérapeutique

• *Neutropénies bénignes :* pas de traitement spécifique

• *Neutropénie chronique*

– prévention des infections : soins dentaires, pas d'injection intra– musculaire ni de prise de température rectale
– parfois antibiothérapie préventive : Bactrim® à la dose de 20 à 30 mg/kg/jour
parfois injections régulières de gammaglobulines intraveineuses

• *Traitement de fond des agranulocytoses congénitales sévères :* en service spécialisé : transplantation médullaire, injections régulières de facteur de croissance médullaire (G-CSF).

APLASIES MÉDULLAIRES

Diagnostic et traitement

L'aplasie médullaire se définit par un arrêt plus ou moins complet du fonctionnement des cellules hématopoïétiques entraînant une pancytopénie.

Diagnostic positif

• *Clinique*

– Signes d'anémie : pâleur cutanéo-muqueuse, asthénie, tachycardie
– Syndrome hémorragique, purpura
– Infection grave, parfois révélatrice

• *Biologique*

– À la numération formule sanguine :
• anémie plus ou moins intense, normochrome, normo- ou macrocytaire, non régénérative,
• leucopénie plus ou moins profonde : polynucléaires neutrophiles inférieurs à $500/mm^3$ dans les cas sévères, correspondant souvent à des formes aiguës,
• thrombopénie inférieure à $50\,000/mm^3$,
– sur le médullogramme : insuffisance quantitative majeure des éléments des 3 lignées, avec souvent lymphocytose et plasmocytose,
– la biopsie ostéo-médullaire est indispensable pour confirmer les données du médullogramme et évaluer l'architecture de la moelle (transformation adipeuse de la trame).

Diagnostic biologique de gravité : sur l'association de deux au moins des signes suivants :
– réticulocytes < $20.10^9/l$
– polynucléaires < $0,5.10^9/l$
– plaquettes < $20.10^9/l$
– diminution de plus de 30 % de la cellularité médullaire.

Diagnostic différentiel

Les examens permettent d'éliminer un envahissement de la moelle par une leucémie ou un processus métastatique (sympathoblastome)

Diagnostic étiologique

• *Aplasies constitutionnelles (souvent familiales)*

– Maladie de Fanconi, de transmission autosomique récessive :
• signes hématologiques, apparaissant progressivement entre 4 et 10 ans, et portant au début sur une ou plusieurs lignées (thrombopénie constante). L'évolution spontanée est mortelle,
• syndrome malformatif (inconstant) : hyperpigmentation cutanée : en général taches café au lait ; retard staturo-pondéral ; anomalies osseuses du pouce et du rayon radial (hypo- ou aplasie), autres malformations éventuellement,
• anomalies chromosomiques : fragilité chromosomique, avec des cassures, des remaniements. Elles permettent le diagnostic anténatal des formes homozygotes. Elles s'accompagnent d'un risque accru d'affection malignes : leucémies aiguës non lymphoblastiques, adénocarcinomes, tumeurs hépatiques,
– Dyskératose congénitale, ou syndrome de Zinsser-Engman-Cole, de transmission autosomique récessive : dystrophie unguéale, leucoplasie buccale, pigmentation cutanée avec télangiectasies, signes hématologiques inconstants et tardifs (2e ou 3e décennie).
– L'amégacaryocytose peut se compliquer d'aplasie.

• *Les aplasies médullaires acquises*

– Aplasies d'étiologie retrouvée (cas le moins fréquent) :
• Causes toxiques : nécessité d'un interrogatoire extrêmement poussé, d'autant que le délai entre la prise médicamenteuse et la survenue de l'aplasie peut être très prolongé (plusieurs semaines ou mois)
→ radiations ionisantes
→ toxiques industriels
→ médicaments :
chloramphénicol, à l'origine d'une toxicité immuno-allergique, retardée (au moins 6 semaines) et non dose-dépendante ; ou d'une toxicité médullaire directe, contemporaine du traitement, dose-dépendante et cédant à l'arrêt du traitement.
sulfamides
anticonvulsivants (hydantoïnes, carbamazépine…)
sels d'or, colchicine, anti-thyroïdiens…
• Aplasies post-infectieuses
→ hépatite virale, responsable après un intervalle libre de 2 mois en moyenne d'une aplasie souvent très sévère.
→ autres viroses : varicelle, mononucléose infectieuse, rubéole, infection à cytomégalovirus
• Parmi les autres causes :
→ l'hémoglobinurie paroxystique nocturne (maladie de Marchiafava-Micheli) peut précéder ou suivre une aplasie,
→ le syndrome de Schwachman (insuffisance pancréatique externe, dysostose métaphysaire, anomalies sanguines),
→ les leucémies aiguës peuvent être précédées d'une aplasie, régressive spontanément ou sous corticoïdes, plusieurs mois avant la révélation de la maladie.
– Malgré une enquête approfondie, la majorité des aplasies acquises restent idiopathiques.

Traitement

• *Traitement symptomatique*

– Les transfusions se font selon les chiffres donnés par la numération : culots globulaires déleucocytés, phénotypés, CMV négatifs, si possibles irradiés, prélevés en dehors de la famille si une greffe est envisagée ; culots unitaires plaquettaires au-dessous de 20 000 plaquettes/mm^3 ou si hémorragie grave.
– Traitement anti-infectieux parentéral, antifongique, en cas de fièvre.

• *Traitement curatif : 3 moyens*

– Greffe de moelle osseuse à partir d'un donneur familial HLA identique, possible dans 1/3 des cas, guérit environ 70 % des enfants. Les complications sont celles de l'allogreffe. Les autres greffes possibles entraînent une mortalité élevée.
– Le traitement immuno-suppresseur :
• sérum anti-lymphocytaire(peut être suivi de rechute)
• ciclosporine : met en rémission 15 à 35 % des enfants non améliorés par le sérum anti-lymphocytaire
– Androgènes : surtout utiles dans les aplasies constitutionnelles ; leurs effets secondaires sont d'autant plus gênants qu'il faut souvent prolonger leur administration pendant de nombreux mois.

PURPURA

Diagnostic et conduite à tenir

Diagnostic positif

– Suffusion intra-cutanée de sang, non traumatique, ne s'effaçant pas à la vitro-pression ou à l'étirement.
– Sous formes de pétéchies, d'ecchymoses ou de vibices.
– Pouvant s'accompagner d'hémorragies muqueuses ou viscérales.

Diagnostic différentiel

Les diverses éruptions non purpuriques, et les anomalies d'origine vasculaire s'effaçant à la vitro-pression : angiomes, télangiectasies

Diagnostic étiologique

• *Éliminer*

– Une urgence : purpura infectieux (purpura fulminans) syndrome hémolytique et urémique
– Une thrombopénie constitutionnelle

• *Rechercher les principales causes*

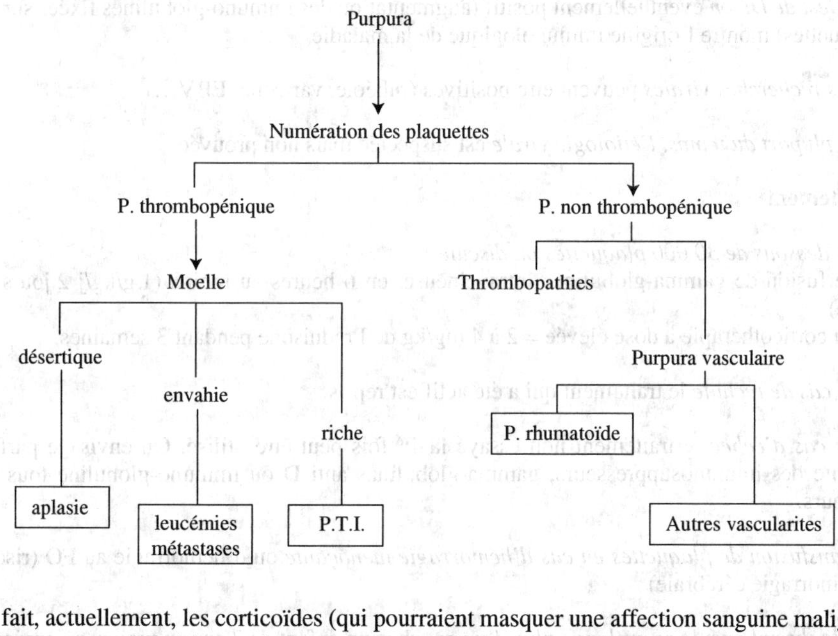

En fait, actuellement, les corticoïdes (qui pourraient masquer une affection sanguine maligne) n'étant pas en général le premier traitement, le médullogramme n'est la plupart du temps pas fait d'emblée si le tableau est celui d'un PTI.

PURPURA THROMBOPÉNIQUE AIGU DIT IDIOPATHIQUE

Diagnostic positif

• *Clinique*

– purpura pétéchial et ecchymotique diffus
– avec parfois hémorragies muqueuses
– rarement hémorragie viscérale (surveillance du FO)

• *Biologique*

– Thrombopénie habituellement inférieure à 50 000/mm^3
– Myélogramme (qui n'est pas toujours fait) : moelle normale, riche en mégacaryocytes
– Hémostase normale, sauf le temps de saignement, allongé.

Diagnostic différentiel : les autres causes de thrombopénies :

• *Centrales, diagnostiquées au médullogramme*

• *Périphériques :* toxiques, auto-immunes (recherche d'anticorps anti-DNA), par hypersplénisme, associé à une anémie dans le syndrome d'Evans, virales (en fait assimilées au P.T.I.)

Diagnostic étiologique

• *Le test de Dixon* éventuellement positif (augmentation des immuno-globulines fixées sur les plaquettes) montre l'origine immunologique de la maladie

• *Des recherches virales* peuvent être positives (rubéole, varicelle, EBV…)

• *La plupart du temps, l'étiologie virale* est suspectée mais non prouvée

Traitement

• *Au-dessous de 30 000 plaquettes on discute :*
– perfusion de gamma-globulines intraveineuse, en 6 heures au moins (1 g/kg/j 2 jours de suite)
– ou corticothérapie à dose élevée = 2 à 4 mg/kg de Prednisone pendant 3 semaines.

• *En cas de rechute* le traitement qui a été actif est repris.

• *En cas d'échec* le traitement non essayé la 1re fois peut être utilisé. On envisage parfois ensuite des immunosuppresseurs, gamma-globulines anti D ou immuno-globuline tous les 15 jours.

• *Transfusion de plaquettes en cas d'hémorragie menaçante* ou d'hémorragie au FO (risque d'hémorragie cérébrale)

• *Si la thrombopénie se prolonge plus d'un an,* chez un enfant de 7 ans au moins, on envisage une splénectomie

LEUCÉMIE LYMPHOBLASTIQUE AIGUË

Diagnostic et conduite à tenir

C'est la plus fréquente des leucémies de l'enfant.

Diagnostic positif

• *Clinique*

– Début
• parfois apparemment brutal : pâleur, altération de l'état général
• parfois plus lent et trompeur : infections variées, état général médiocre, douleurs articulaires ou osseuses
– Les signes
• les signes traduisant l'atteinte des 3 lignées sanguines :
→ signes d'anémie : pâleur, tachycardie…
→ syndrome hémorragique : purpura, hémorragies muqueuses
→ fièvre, témoin possible de la neutropénie
• le syndrome tumoral : adénopathies superficielles ou profondes (médiastinales), splénomégalie, hépatomégalie ; douleurs osseuses (ostéoporose possible), céphalées d'une éventuelle atteinte méningée.

• *Biologique*

– L'hémogramme : il existe habituellement :
• une anémie normochrome normocytaire arégénérative
• une thrombopénie
• un nombre variable de leucocytes : augmenté (formes très hyperleucocytaires au-dessus de 100 000/mm^3, de pronostic sévère), normal, ou bas. Le pourcentage de blastes varie également ; il peut être nul dans le sang périphérique.
– L'étude de la moelle permet :
• d'affirmer le diagnostic : infiltration monomorphe de cellules blastiques
• de préciser :
→ le type de leucémie dans la classification FAB (études cytologiques et cytochimiques)
→ le type immunologique (T, B, préB, pré préB)
→ le caryotype des blastes, important pour le pronostic.

Diagnostic différentiel

• *Avant les examens complémentaires,* c'est le diagnostic d'une pâleur, d'adénopathies (mononucléose infectieuse), de douleurs osseuses (considérées parfois à tort comme « douleurs de croissance »)

• *Sur les examens complémentaires*

– À la numération, confusion des blastes avec des lymphocytes normaux ou stimulés par une maladie virale
– Le médullogramme permet d'éliminer un envahissement par des cellules métastatiques (neuroblastome)

Bilan

Basé sur des éléments cliniques (taille des adénopathies, du foie et de la rate, sexe, âge, atteinte méningée…) et paracliniques (l'absence d'anémie, les formes hyperleucocytaires, la présence d'hypodiploïdie ou de certaines translocations au caryotype, sont de mauvais pronostic).
Il permet de classer la leucémie selon un score correspondant à la gravité, et d'adapter le traitement.

Traitement

Basé essentiellement sur la chimiothérapie, seule ou associée à une radiothérapie.

• *Il comprend une chimiothérapie intraveineuse et intra-rachidienne, décomposée en*

– une phase d'induction, aboutissant dans 95 % des cas à une rémission complète
– une phase de consolidation
– une phase d'intensification
– un traitement d'entretien entrecoupé de réinductions régulières.

• *Il aboutit dans la moitié des cas au moins à la guérison.*

• *Les rechutes sont surtout méningées ou testiculaires.*

• *Leur survenue ou l'existence de formes d'emblée de très mauvais pronostic* peut faire discuter une greffe de moelle (allogreffe HLA compatible, ou autogreffe).

ANÉMIES HEMOLYTIQUES CONSTITUTIONNELLES

Classification selon le type d'anomalies

• *Anomalies membranaires :* maladie de Minkowski-Chauffard (microsphérocytose héréditaire), ellipsocytose

• *Anomalies de l'hémoglobine :* thalassémies, drépanocytose

• *Enzymopathies :* déficit en G6PD, en pyruvate-kinase

Diagnostic positif

• *Clinique*

– L'anémie : chronique ou aiguë lors d'une crise de déglobulisation (entre autres causes : érythroblastopénie transitoire chez un enfant atteint d'une anémie hémolytique constitutionnelle due au parvovirus B 19)
– Ictère signe de l'hémolyse
– Splénomégalie

• *Biologie*
– Anémie normocytaire régénérative (plus de 150 000 réticulocytes/mm^3)
– Hyperbilirubinémie à bilirubine libre et diminution de l'haptoglobine sérique
– Tests propres au dépistage de l'anomalie causale : électrophorèse de l'hémoglobine, dosages des enzymes intra-érythrocytaires, étude de la résistance osmotique des globules rouges

• *Antécédents familiaux et ethnie sont essentiels à connaître*

Diagnostic différentiel

• *En période néo-natale :* l'ictère par incompatibilité Rhésus

• *À tout âge :* les anémies hémolytiques acquises, parasitaires (paludisme) ou auto-immunes, rares chez l'enfant : test de Coombs positif, recherche d'agglutinines froides.

Drépanocytose homozygote

• *Clinique*

– Signes à partir de 3 mois (protection avant cet âge par l'hémoglobine fœtale) chez des enfants d'origine le plus souvent africaine. La transmission est autosomale récessive.
– Ce sont les signes d'anémie, l'ictère, la splénomégalie
– Complications, de fréquence variable :
• séquestration splénique chez le nourrisson et le jeune enfant : splénomégalie douloureuse et anémie aiguë, nécessitant un traitement transfusionnel de toute urgence (apprendre à la mère à palper la rate : danger ++ si augmentation brutale)
• les crises vaso-occlusives
→ crises douloureuses abdominales, thoraciques, osseuses, articulaires,
→ accidents vasculaires cérébraux, thromboses pulmonaires ou des corps caverneux (priapisme),
• complications infectieuses : septicémies ou ostéites à tous germes, mais sensibilité particulière au pneumocoque, aux salmonelles. Aucun signe clinique, aucun examen complémentaire ne permet de distinguer à coup sûr ostéite et crise vaso-occlusive
• syndrome thoracique aigu : tout signe thoracique (douleur, dyspnée…) associé à une image radiologique nouvellement apparue
• complications dégénératives, plus tardives : rétinopathie, nécrose aseptique de la tête fémorale, myocardiopathie, complications rénales, endocriniennes (retard de croissance et de puberté)

• *Nécessité d'hospitaliser un drépanocytaire si*

– fièvre > 38°5
– signes d'anémie importante, brusque splénomégalie douloureuse
– syndrome douloureux intense ou durant depuis plus de 24 heures
– syndrome thoracique aigu
– apparition de signes neurologiques, d'un priapisme, de troubles de la vision.

• *Traitement*

– Préventif des complications : boissons abondantes ; éviter les refroidissements ; vaccins contre le pneumocoque, l'hépatite, l'Hémophilus (ne pas oublier les vaccins usuels) ; prescription d'Oracilline® et Foldine® continus ; échange transfusionnel ou transfusion avant intervention
– Des complications :
• antibiothérapie intra-veineuse des infections sérieuses
• hyperhydratation et antalgiques (majeurs si nécessaire) lors des crises vaso-occlusives
• on discute des échanges transfusionnels répétés chez les enfants ayant eu des accidents vasculaires cérébraux, des crises douloureuses très fréquentes
• des traitements visant à augmenter le pourcentage d'hémoglobine fœtale (hydroxyurée) ou une greffe de moelle sont parfois envisagés dans les formes à complications sévères ou très invalidantes.

• *Un dépistage prénatal* est fait dans de nombreux départements et doit se généraliser en France pour tous les enfants à risque (ethnies exposées)

CE QUI EST URGENT : la séquestration splénique, le syndrome thoracique aigu, causes de mortalité ; le traitement de la douleur de la crise vaso-occlusive.

Thalassémies, de transmission récessive autosomique, chez les habitants du pourtour méditerranéen ou des asiatiques ; les plus fréquentes sont les ß-thalassémies.

• *Diagnostic positif*

– ß-thalassémie hétérozygote : pas de signe clinique ; taux d'hémoglobine et réticulocytose à peu près normaux ; microcytose et augmentation de l'hémoglobine A_2.
– La thalassémie homozygote (maladie de Cooley) :
• cliniquement : retard staturo-pondéral, signes d'anémie intense, hépatosplénomégalie, faciès mongoloïde
• biologie :
→ anémie hypochrome microcytaire moyennement régénérative (100 à 150 000 réticulocytes)
→ hypersidérémie
→ taux d'hémoglobine A variable, augmentation de HbF
→ moelle riche, avec érythropoïèse inefficace.
– La thalassémie intermédiaire est une thalassémie homozygote à symptomatologie atténuée : pas d'anémie majeure, sauf en cas d'hypersplénisme.

• *Prise en charge*

– Transfusions régulières de sang phénotypé, déleucocyté, déplaquetté, pour maintenir l'hémoglobine au-dessus de 10g/l.
– Vaccin Hévac B.
– Chélation du fer par le Desféral, lors des transfusions et quotidiennement par perfusion sous-cutanée nocturne par pompe.

• *Diagnostic prénatal possible*

DÉFICITS IMMUNITAIRES – SIGNES ET PRINCIPALES VARIÉTÉS

Schématiquement, 4 ordres de signes

Infections

Manifestations d'allergie, par déficit fonctionnel des lymphocytes T (syndrome de Buckley, avec hyper IgE)

Phénomènes d'auto-immunité (déficits partiels de l'immunité cellulaire) ou association à des maladies auto-immunes (déficit en IgA)

Risque accru de cancer

Explorations (liste non exhaustive)

Explorations de l'immunité non spécifique
– Cellules phagocytaires : NFS, réduction du nitrobleu de tétrazolium (NBTZ), étude de l'adhésion
– Étude du complément et de ses fractions

Exploration de l'immunité cellulaire
– Radio de thorax (thymus), IDR à tuberculine, phytohémagglutinine, candidine, anatoxine tétanique
– NFS, marqueurs CD3,2,4,8 ; TTL induite par des antigènes des anticorps monoclonaux

Explorations de l'immunité humorale
Dosage des immunoglobulines, mise en évidence d'anticorps après vaccination, numération des lymphocytes B

Principaux déficits immunitaires

Déficits immunitaires primitifs

• *Déficits de l'immunité cellulaire (+/– humorale)*
– déficits immunitaires combinés sévères (alymphocytose, absence de lymphocytes T) : diarrhée chronique, infections très précoces, infections mortelles après vaccination par vaccin vivant, mort avant 1 an en l'absence de traitement
– syndrome de Di George : absence de thymus et de parathyroïdes, malformations
– déficit fonctionnel des lymphocytes T.

• *Déficits immunitaires mixtes*
– syndrome de Wiskott-Aldrich, lié à l'X : eczéma, infections bactériennes et virales, thrombopénie, lymphomes
– ataxie-télangiectasie : ataxie cérébelleuse, infections broncho-pulmonaires, déficit en IgA et IgG2 fréquent, cancers

• *Déficits de l'immunité humorale*
– agammaglobulinémie (maladie de Bruton), liée à l'X : infections respiratoires et digestives, infection chronique à entérovirus, infection polio après vaccin vivant
– déficit en IgG, IgM, hyper IgM : conséquences identiques à l'agammaglobulinémie
– déficit en IgA, souvent asymptomatique
– syndrome lymphoprolifératif lié à l'X (syndrome de Purtilo) : infections chroniques graves par le virus d'Epstein-Barr

• *Déficit des cellules phagocytaires*
– agranulocytose : arrêt de maturation des leucocytes au stade promyélo- ou myélocytaire
– granulomatose septique chronique, souvent liée à l'X : défaut de destruction des microorganismes phagocytés : infections bactériennes et fongiques du foie, des poumons, des ganglions, de l'intestin
– maladie de Chediak-Higashi

• *Déficits du complément :* infections bactériennes, infections à Neisseria lors des déficits en C6, C7, C8

Déficits immunitaires acquis

• *Par pertes excessives :* syndrome néphrotique, lymphangiectasies intestinales

• *Par défaut de production :* traitements immuno-suppresseurs, malnutrition

• *Par infection virale*

– cytomégalovirus, rougeole (immunodépression temporaire)
– VIH

TUMEURS ABDOMINALES DE L'ENFANT

Circonstances de découverte

La plupart du temps, découverte d'une masse abdominale antérieure par la maman, lors de la toilette ou de l'habillage (difficulté pour fermer la jupe ou le pantalon)
Découverte « par hasard » par le médecin lors d'un examen systématique ou motivé par une pathologie quelconque.
Découverte lors d'un examen pour symptômes abdominaux (douleur), urinaires, douleurs des membres, altération de l'état général.
Échographie anténatale ayant dépisté une masse abdominale.
Découverte d'une métastase (métastase hépatique d'un neuroblastome chez un petit nourrisson).

Nature des masses abdominales de l'enfant

Avant 1 an, les 3/4 sont d'origine malformative (rein, tube digestif, organes génitaux externes, foie et voies biliaires). Les tumeurs malignes sont, par ordre de fréquence décroissante : le néphroblastome, le neuroblastome, l'hépatoblastome.
Entre 1 et 6 ans, il s'agit d'une tumeur maligne dans plus de la moitié des cas (même ordre de fréquence qu'avant 1 an).
Entre 6 et 15 ans, les tumeurs bénignes sont les plus fréquentes (kystes ovariens, tumeurs rénales) ; mais on peut voir aussi : lymphosarcomes abdominaux, sarcomes…

Néphroblastome (tumeur de Wilms) : 20 % des tumeurs solides de l'enfant - 1 pour 100 000 naissances

Terrain : Surtout entre 1 et 5 ans. Sex ratio = 1

Découverte
– Surtout : masse abdominale volumineuse, non douloureuse, fixée, antérieure, à développement rapide.
– Parfois : douleur abdominale, hématurie macroscopique, HTA, altération de l'état général.
– Exceptionnellement : rupture tumorale, gravissime (tableau chirurgical).

Association possible à des malformations : aniridie, hémihypertrophie corporelle. Ou : fait partie d'un syndrome : Wiedemann-Beckwith (omphalocèle, macroglossie), Drash (glomérulopathie, ambiguïté sexuelle)

Examens complémentaires
– Échographie
– UIV et cavographie, scanner :
• masse intra-parenchymateuse désorganisant, désorientant les calices ou groupes caliciels
• calcifications dans 10 % des cas
• rein parfois muet (thrombose de la veine rénale ou compression du pédicule)
• peut montrer une atteinte bilatérale
• peut montrer la compression ou l'envahissement de la veine cave
– radio pulmonaire face et profil : recherche une métastase
– dosage des catécholamines : pour éliminer un neuroblastome

Traitement
– Avant 6 mois : chirurgie première
– Après 6 mois : chimiothérapie première (pour obtenir une réduction tumorale), puis chirurgie. Ensuite, chimiothérapie selon les résultats de la chirurgie et de l'histologie.

Pronostic
Si des métastases surviennent, c'est en règle les deux premières années : la survie (= pratiquement guérison), est de 93 % au stade I (tumeur intra-capsulaire enlevée totalement) ; 88 à 83 % au stade II (tumeur dépassant la capsule, enlevée ou non en totalité) ; 83 % au stade III (exérèse incomplète, ganglions au-delà de la chaîne aortique) ; 58 % au stade IV (métastases hématogènes, en particulier pulmonaires) ; 77 % au stade V (tumeur bilatérale)

Neuroblastome (sympathoblastome)

Il est abdominal dans 70 % des cas, mais peut être aussi thoracique, cervical, pelvien (en raison de son origine embryologique : dérivé de la crête neurale donnant la chaîne ganglionnaire sympathique)

Terrain : sex-ratio= 1. 50 % des cas avant 2 ans, 90 % avant 6 ans

Découverte (pour les formes abdominales)
– Métastases (dans 2/3 des cas environ) : douleurs ou tuméfaction osseuse, altération de l'état général
– Masse abdominale de découverte fortuite ou source de douleurs abdominales, de troubles du transit. La masse est dure, profonde, fixée, polylobée
– Chez le nourrisson de moins de 6 mois : syndrome de Pepper : volumineuse métastase hépatique, mais localisation initiale de petite taille. Le pronostic est bon (près de 80 % de guérison)

Examens complémentaires

• *À visée diagnostique*

– échographie
– scanner : analyse de la tumeur (extra-rénale), calcifications
– dosage des catécholamines(VMA, HVA, dopamine), augmentées dans plus de 90 % des cas
– on discute l'intérêt d'un diagnostic néo-natal

• *À visée parfois diagnostique, mais aussi pronostique*

– évaluation de l'extension : scintigraphie au MIBG, radio pulmonaire, radios du squelette, myélogrammes multiples.

– marqueurs : en plus des catécholamines : NSE (neuro specific enolase), VIP
– génétique : caryotype, nombre de copies de l'oncogène N-myc dans la tumeur

Pronostic et traitement

• *Meilleur pronostic si*

– diagnostic précoce (avant les métastases)
– caryotype triploïde, absence d'amplification du gène N-myc
– VMA/HVA élevé

• *Traitement :* associe de façon variable chimiothérapie et chirurgie. Le pronostic est à peu près analogue à celui du néphroblastome dans les formes dépistées tôt, mais c'est rarement le cas : d'où nécessité de traitements très lourds, pouvant obliger à la greffe de moelle.

SURVEILLANCE D'UN ENFANT SOUS CHIMIOTHÉRAPIE

Effets secondaires

Effets indésirables sur les cellules à développement rapide

• *Aplasie :* neutropénie et thrombopénie surtout maxima vers le 8ᵉ-10ᵉ jour du traitement
médicaments responsables : Endoxan, anthracyclines…
Traitement : selon les cas : transfusions de plaquettes, de rouges ; antibiotiques ; injection de « facteurs de croissance » des cellules médullaires (Neupogen®)

• *Stomatite, mucite*

due surtout au Méthotrexate
traitement : soins locaux, Zovirax parfois

• *Alopécie*

Troubles digestifs : vomissements surtout
Prévention par anti-émétiques avant les chimiothérapies :
Vogalène®, Primpéran®, Zophren®.

Toxicité spécifique d'organe

• *Toxicité cardiaque :* anthracyclines (effet cumulatif - surveillance par ECG, échographie cardiaque).

• *Toxicité hépatique :* Méthotrexate

• *Toxicité neurologique :* Oncovin : polynévrites, occlusion intestinale

• *Toxicité rénale :* Méthotrexate à fortes doses : prévention des effets toxiques par alcalinisation des urines, « rescue » par Lederfoline®

• *Toxicité vésicale :* de l'Endoxan, de l'Holoxan : prévention par injection concomitante d'Uromitexan® (Mesna)

Effets secondaires des corticoïdes : prévention habituelle (sirops de potassium, de calcium, vitamine D, pansements digestifs).

Surveillance entre les cures de chimiothérapie

Lors d'une aplasie

• *Isolement de l'enfant à la maison s'il n'y a pas de fièvre*

• *Antibiothérapie « facile » en cas de fièvre :*

– antibiothérapie classique per os s'il y a une raison évidente et banale à la fièvre
– antibiothérapie intraveineuse (céphalosporine de 3e génération + aminoside + antistaphylococcique +/– antifongique en cas de septicémie, d'infection grave ou s'il n'y a pas de cause nette à la fièvre.

Éviter un contage de rougeole ou varicelle. Si contage : prescription de Zovirax® 10 jours si contage de varicelle

Prescription du traitement d'entretien à adapter en fonction des hémogrammes selon le protocole

Surveillance à long terme de

– Croissance staturo-pondérale
– Développement de la puberté et fertilité ultérieure
– Développement psychologique et intellectuel
– Possibilité de cancer secondaire (après guérison d'une maladie de Hodgkin en particulier).

18

MALADIES SYSTÉMIQUES

M. NATHANSON

DERMATOMYOSITE ET POLYMYOSITE

Maladie inflammatoire, la polymyosite ne touche que les muscles ; la dermatomyosite atteint aussi la peau.
Elles sont 2 fois plus fréquentes chez la fille ; le début se situe souvent entre 4 et 8 ans

Définition

Critères diagnostiques

– éruption cutanée caractéristique
– déficit musculaire proximal symétrique
– élévation du taux sérique des enzymes musculaires
– atteinte myogène à l'électromyogramme
– signes d'inflammation et/ou nécrose à la biopsie musculaire

Si à l'atteinte cutanée, s'ajoutent

– 3 critères, le diagnostic est certain
– 2 critères, le diagnostic est probable

Clinique

Début

• *Aigu :* myalgies et arthralgies entraînant une impotence fonctionnelle, atteinte viscérale fréquente

• *Progressif plus souvent*

Signes

• *Atteinte cutanée :* érythème lilas périorbitaire avec œdème et télangiectasies, parfois exacerbé par le soleil ; les signes peuvent s'étendre à d'autres zones du visage, au thorax, aux faces d'extension des membres, aux fesses.

• *Atteinte musculaire :* myalgies et surtout déficit des racines des membres, du cou, de la musculature viscérale : atteinte de la motilité œsophagienne, risque de fausses-routes

• *Autres signes*

– généraux : fièvre, altération de l'état général

– viscéraux : myocardiques (troubles du rythme et anomalies à l'ECG), digestifs (hémorragies, perforations), pulmonaires (atteinte des muscles respiratoires), ophtalmiques (rétinite exsudative)

Examens complémentaires

– Enzymes musculaires élevées, parfois de façon dissociée
– Électromyogramme : atteinte myogène ; vitesse de conduction normale
– Biopsie musculaire (sur un muscle atteint) : inflammation et nécrose ; une atrophie périfasciculaire est fréquente
– Capillaroscopie souvent évocatrice
– Autres examens à visée surtout physio-pathogénique : découverte d'un groupe HLA B8 ou DR3 ; anticorps antinucléaires ou anti-tissus ; complexes immuns circulants.

Formes cliniques et évolution

On peut distinguer :
Une forme aiguë grave, multisystémique, avec selon les cas atteinte cardiovasculaire et surtout digestive, rétractions tendineuses, ulcérations cutanées ; le syndrome de Raynaud est rare. L'évolution peut être mortelle, mais il y a souvent aussi des rémissions sous forte corticothérapie ; des rechutes tardives sont possibles
Une forme proche des polymyosites chroniques de l'adulte, d'évolution lentement progressive, sans lésions viscérales ni syndrome biologique inflammatoire important, peu sensible à la corticothérapie
Dans les deux formes, dans à peu près la moitié des cas, des calcifications surviennent, au voisinage des articulations ou dans les muscles.

Traitement

Kinésithérapie et soutien psychologique

Traitement médicamenteux

– Prednisone 1 ou 2 mg/kg/j pendant 4 à 6 semaines ; une faible corticothérapie est contre-indiquée dans les formes aiguës
– Si bon résultat : poursuite 2 mois, puis diminution progressive en 1 an
– Si échec : corticoïdes IV à très forte dose ou échanges plasmatiques
– Évolutivité persistante à 6-12 mois : immuno-suppresseurs (Méthotrexate 0,8 à 3 mg/kg IV une fois par semaine ; ciclosporine…)

ARTHRITE CHRONIQUE JUVÉNILE (ACJ)

Critères diagnostiques

– Début avant 16 ans
– Évolution depuis au moins 3 mois
– Exclusion de nombreuses affections, en particulier : arthrites infectieuses, arthrites des affections immuno- hématologiques, affections générales non rhumatismales (hépatite chronique active, maladie périodique…), autres affections rhumatismales (RAA, collagénoses, vascularites…), affections non rhumatismales touchant les régions articulaires ou périarticulaires.

Trois formes principales

Formes mono- ou oligoarticulaires (50 % des ACJ) : pas plus de 4 articulations atteintes

• *Forme à début précoce :* surtout chez la fille entre 1 et 4 ans.
– Atteinte : du genou le plus souvent dans les formes monoarticulaires, des grosses articulations dans les formes oligoarticulaires
– Biologie : sédimentation normale, sérologie rhumatoïde négative, facteurs antinucléaires retrouvés dans 1/3 des cas
– Évolution :
• sur le plan articulaire : une ou plusieurs poussées, bon pronostic fonctionnel.
• risque d'atteinte oculaire +++ dans 1/3 des cas (irido-cyclite chronique, d'allure insidieuse) à rechercher par examens à la lampe à fente systématiques, répétés pendant plusieurs années ; l'évolution en est souvent grave (cécité ou séquelles)

• *Forme à début tardif :* surtout chez le garçon entre 8 et 12 ans. Sont surtout touchés : genoux, hanches, sacro-iliaques. Une entésopathie (atteinte des attaches tendineuses, des tendons) est fréquente. La sérologie rhumatismale est négative. L'évolution vers une spondylarthrite ankylosante est possible chez le garçon HLA B27.

Formes polyarticulaires (20 % environ des ACJ) : plus de 4 articulations atteintes ; début souvent après 10 ans, chez la fille surtout.

• *Formes séro-positives :* lésions osseuses rapidement évolutives, pronostic fonctionnel médiocre ou mauvais

• *Formes séro-négatives,* de meilleur pronostic

Formes systémiques (30 % des ACJ)

• *Début souvent avant 5 ans* (maladie de Still) par un tableau pseudo-infectieux

• *Tableau clinique complet,* souvent après quelques semaines :
– signes : fièvre élevée irrégulière, éruptions morbilliformes, rashs, adénopathies, splénomégalie, hépatomégalie, atteinte des grosses articulations
– complications : atteinte myo- ou péricardique, pleurale, digestive, plus rarement rénale, pulmonaire, neurologique.

• *Biologie :* syndrome inflammatoire majeur : polynucléose pouvant dépasser 60 000 GB/mm^3, hyperplaquettose, sédimentation souvent supérieure à 100 mm à H1.

• *Évolution :* le pronostic vital peut être en jeu.
Évolution imprévisible, souvent chronique, aboutissant après 10 ans à un handicap fonctionnel sévère dans 1/3 des cas ; le retard statural peut être majeur.

Traitement

Traitement médicamenteux

• *Formes mono- ou oligoarticulaires*
– traitement général : anti-inflammatoires : aspirine (5 à 8 cg/kg/j en 4 fois) ou autres anti-inflammatoires non stéroïdiens

– traitement local : injection intra-articulaire de corticoïde, ou synorviorthèse à l'acide osmique
– traitement des complications ophtalmiques : corticoïdes locaux ou généraux

• *Formes polyarticulaires*

– initialement : anti-inflammatoires non stéroïdiens
– après 6 mois : on discute parfois un traitement de fond : sels d'or, D-Pénicillamine, Méthotrexate

• *Formes systémiques*

– on essaie d'abord l'Aspirine : 10 cg/kg/j en 4 prises, en vérifiant qu'on obtient une salicylémie efficace : 150 à 300 mg/l.
– en cas d'échec au bout de 15 jours (ou avant) : Prednisone 2 mg/kg/j, diminués très progressivement
– une corticodépendance, fréquente, peut être diminuée par l'utilisation, à distance du début clinique, par l'utilisation d'autres médicaments : sels d'or, D-Pénicillamine, immunosuppresseurs, antipaludéens de synthèse.

Moyens physiques : ils sont une part essentielle du traitement : attelles de repos et exercices de contraction isométrique en phase inflammatoire, attelles de fonction, kinésithérapie passive et active ensuite.

La chirurgie peut avoir un rôle important dans certaines atteintes.

PURPURA RHUMATOÏDE

Vascularite touchant surtout l'enfant entre 2 et 8 ans, le purpura rhumatoïde survient surtout au printemps et en automne ; son étiologie est inconnue.
C'est une maladie habituellement bénigne, mais les complications peuvent menacer le pronostic vital.

Forme typique, non compliquée

Elle associe de façon variable :

Le purpura

Il est déclive : touche les membres inférieurs, les fesses, assez souvent la face d'extension des coudes : il peut être généralisé. Il débute souvent sous forme de papules ou de lésions urticariennes devenant secondairement ecchymotiques. Il est habituellement à la fois péléchial et ecchymotique.

Les douleurs abdominales, parfois intenses, peuvent faire croire à une urgence chirurgicale, surtout si elles précèdent le purpura (mais elles peuvent aussi annoncer une complication)

L'atteinte articulaire (arthralgies ou arthrites) touche surtout les grosses articulations ; elle est fixe pendant quelques heures ou jours ; elle ne laisse jamais de séquelle

Un œdème indépendant des signes articulaires est fréquent sur le dos des mains et des pieds, la région périorbitaire, le scalp ; il est d'évolution capricieuse, apparaît et disparaît sur de brèves périodes.

Le scrotum peut être gonflé, rouge ou violacé, douloureux ; cette manifestation non inaugurale ne pose en général pas de problème avec une torsion du testicule.

Biologie

Les signes ne sont pas spécifiques.
Seul examen indispensable au diagnostic : la numération des plaquettes, qui est normale.
Il peut exister un syndrome inflammatoire modéré ; les tests usuels de coagulation sont normaux.
La baisse du facteur XIII a une certaine valeur pronostique, lorsqu'il est inférieur à 50 %.

Complications

Les plus fréquentes sont digestives et rénales

• *Complications digestives*

– hémorragies hautes ou basses, exceptionnellement massives
– invagination intestinale aiguë, rare
– retentissement nutritionnel parfois intense, rapide (amaigrissement de plusieurs kilos) dû à l'anorexie, aux vomissements, à une entéropathie exsudative.

• *Complications rénales :* surviennent surtout pendant les 3 premiers mois de la maladie
– hématurie microscopique (banale) ou macroscopique, et protéinurie
– syndrome néphrotique, hypertension artérielle, insuffisance rénale parfois rapidement évolutive
– la ponction-biopsie rénale
• est obligatoire devant :
une protéinurie supérieure à 1 g/jour
un syndrome néphrotique
une insuffisance rénale
• car :
bonne corrélation entre le pronostic et l'histologie
un traitement précoce peut être indiqué.

Autres complications, très rares : urétérales (sténoses), neurologiques (convulsions, état confusionnel, accidents déficitaires), pleuro-pulmonaires, cardiaques

Évolution

Favorable dans les formes non compliquées : la poussée cède en quelques jours, mais il peut y avoir des récidives parfois nombreuses (toujours prévenir les parents de cette possibilité dès le début de la maladie).
De toute façon : surveiller les urines (ECBU ou HLM, protéinurie de 24 heures) pendant 6 mois en cas de poussée unique, à chaque poussée ultérieure sinon.

On a vu les risques évolutifs des formes compliquées

Traitement

Dans tous les cas : le repos au lit pendant les poussées est classique ; certains discutent sa nécessité

Complications digestives
– parfois corticothérapie en cas de douleurs abdominales très intenses et durables
– nutrition entérale continue ou parentérale pour prévenir ou traiter une dénutrition

Complications rénales : selon les résultats de l'histologie rénale :
– abstention thérapeutique
– corticothérapie (souvent avec doses de charge intraveineuses), isolée ou associée à des immunodépresseurs
– prise en charge d'une insuffisance rénale

Une forme particulière au nourrisson

L'œdème aigu hémorragique de la peau peut toucher tout le corps mais en particulier le visage et les oreilles ; il ne donne pas de complications rénales

MALADIE PÉRIODIQUE

Terrain et génétique

Transmission autosomique récessive

Se voit essentiellement chez
– les juifs sépharades (du bassin méditerranéen)
– les arméniens

Débute dans 85 % des cas avant 15 ans

Clinique

Signes les plus fréquents

• *Fièvre :* brutale, intense, avec frissons, mais parfois de durée très brève (1 heure)

• *Signes abdominaux, souvent révélateurs*

– typiquement : douleurs brutales, violentes, de l'épigastre ou de l'hypocondre droit, avec vomissements, défense ou contracture, pouvant mener à l'intervention ; un épanchement péritonéal minime peut se voir à l'échographie
– parfois, crises moins intenses, régressant en quelques heures

• *Signes articulaires*

– en général : mono- ou oligoarthrite aiguë touchant les grosses articulations du membre inférieur ou l'épaule, de durée brève (1 à 7 jours), ne laissant pas de séquelles
– plus rarement forme chronique, pouvant laisser des séquelles

• *Signes thoraciques :* douleur hémithoracique brutale avec dyspnée, minime épanchement pleural, régressant en 12-24 heures

Autres signes

- *Cutanés :* éruptions érysipélatoïdes, urticariennes, purpuriques
- *Atteinte de la vaginale testiculaire*
- *Splénomégalie*

Biologie
– Syndrome inflammatoire intense
– Il n'y a pas de signe spécifique de la maladie

Évolution
– Poussées de fréquence variable, associant de façon variable les divers signes
– La complication la plus redoutée est l'amylose rénale (surtout chez les juifs), aboutissant en quelques années à l'insuffisance rénale (mort avant 40 ans fréquente dans cette ethnie)

Traitement
– Traitement symptomatique des crises
– Surtout : traitement par Colchicine® : 1 ou 2 mg par jour de façon continue et indéfinie : atténue la fréquence des crises ; surtout : prévient de façon à peu près constante l'amylose.

LUPUS ÉRYTHÉMATEUX DISSÉMINÉ
Maladie auto-immune d'étiologie inconnue, le lupus se voit surtout à partir de 10 ans, et chez la fille.

Critères de la maladie
– Éruption malaire en ailes de papillon
– Éruption de lupus discoïde
– Photosensibilité
– Ulcérations buccales ou nasopharyngées
– Pleurésie ou péricardite
– Polyarthrite non érosive
– Atteinte rénale : protéinurie > 0,5 g/j ou cylindrurie
– Atteinte neurologique (convulsions) ou psychotique
– Atteinte hématologique : il peut y avoir :
• anémie hémolytique avec hyperréticulocytose
• leucopénie < 4 000/mm^3
• lymphopénie < 1 500/mm^3
• thrombopénie < 100 000/mm^3
– Désordres immunologiques : présence de cellules LE (peu recherchée maintenant), ou anticorps anti-DNA natifs, ou anti-Sm, ou fausse sérologie syphilitique positive
– Présence d'un titre anormal d'anticorps antinucléaires.
Pour porter le diagnostic de LEAD, il faut 4 critères ou plus.

Clinique (en dehors des manifestations viscérales) début souvent bruyant :

Signes généraux : quasi-constants : fièvre, anorexie, amaigrissement

Signes ostéo-articulaires et musculaires : arthralgies ou arthrites, aiguës, subaiguës ou chroniques, touchant surtout les mains ou les grosses articulations ; myosite

Signes cutanés

• *Lupus aigu :* érythème malaire en ailes de papillon avec parfois œdème facial, éruptions des régions découvertes (parfois bulleuses) ; photosensibilité ; ou lupus subaigu ou chronique (lupus discoïde)

• *Lésions de vascularite :* télangiectasies, phénomène de Raynaud, urticaire, érythème polymorphe

• *Atteinte des muqueuses, des phanères (alopécie)*

• *L'étude en immunofluorescence* de la jonction dermo-épidermique en peau saine est importante pour le diagnostic et le pronostic

Autres signes : adénopathies, splénomégalie, signes digestifs (douleurs abdominales), hépatomégalie

Manifestatons viscérales

Atteinte rénale

• *Clinique :* hypertension artérielle, œdèmes

• *Biologique :* hématurie, protéinurie, syndrome néphrotique, insuffisance rénale

• *Ou seulement histologique :* d'où la ponction-biopsie rénale quasi-systématique dans le lupus, qui distingue 5 stades : de l'histologie rénale normale aux glomérulo-néphrites mésangiale pure, segmentaire, diffuse, extra-membraneuse, ou avec sclérose avancée.

Atteinte cardiaque : péricardite surtout

Atteinte du système nerveux central : céphalées et migraines, syndromes déficitaires, diplopie, troubles du comportement, de la mémoire, de la conscience, méningite lymphocytaire ; les convulsions sont rares

Atteinte respiratoire : pleurésie, pneumopathie alvéolaire ou instertitielle

Biologie

Signes non spécifiques : anémie « inflammatoire », leucopénie, thrombopénie ; sédimentation très accélérée

Signes spécifiques ou assez spécifiques : présence d'anticorps antinucléaires et anti-DNA natifs ; anticorps anti-antigènes nucléaires solubles ; anticoagulants circulants ; baisse du complément sérique

Traitement

Formes d'activité modérée
– Anti-inflammatoires non stéroïdiens (dont l'acide acétylsalicylique), et antipaludéens de synthèse (hydrochloroquine)
– Éventuellement : corticothérapie faible de courte durée

Formes sévères (activité intense, atteinte viscérale importante)
– Corticothérapie per os (2 mg/kg/j, puis doses dégressives pendant plusieurs mois) ou intraveineuse au début
– Immunodépresseurs (azathioprine, cyclophosphamide)
– Échanges plasmatiques

De toute façon limitation de l'exposition solaire, exclusion des médicaments inducteurs possibles de lupus

Évolution

La survie à 10 ans d'évolution chez l'enfant est de :
80 à 100 % en l'absence de néphropathie
50 à 70 % en cas d'atteinte rénale.
La grossesse peut provoquer une poussée de la maladie (d'où prescription d'une contraception non œstrogénique si nécessaire)

Lupus néo-natal

– Se voit chez le nouveau-né de mère atteinte de connectivité
– Associe de façon variable des signes cutanés transitoires, des signes systémiques, des signes cardiaques (bloc de branche congénital)
– On retrouve chez l'enfant et la mère des anticorps anti-SSA (Ro), et anti-SSB (La).

SYNDROME DE KAWASAKI OU SYNDROME ADÉNO-CUTANÉO-MUQUEUX

Étiologie et terrain

Étiologie inconnue : infectieuse peut-être
50 % des malades ont moins de 2 ans ; 85 à 90 % ont moins de 5 ans
Il y a une légère prépondérance masculine

Diagnostic

Repose sur la présence d'au moins 4 des signes suivants :
– Fièvre d'apparition brutale, irrégulière, durant au moins 5 jours

– Hyperhémie conjonctivale bilatérale sans suppuration
– Chéilite ou rougeur oropharyngée ou langue framboisée
– Au moins une modification des extrémités : rougeur des paumes et des plantes, œdème induré des mains ou des pieds, desquamation de la pulpe des doigts ou orteils
– Éruption non vésiculeuse du tronc
– Adénopathies cervicales non suppuratives, habituellement bilatérales, d'au moins 1,5 cm de diamètre

Autres signes possibles

– Arthralgies ou arthrites aseptiques, myosite, atteinte digestive (diarrhée, hypoalbuminémie, hydrocholécyste), hépatique, méningée (méningite aseptique)
– Surtout : l'atteinte coronarienne possible fait la gravité de la maladie

Biologie

Syndrome inflammatoire majeur (ou qui devient majeur pendant l'évolution)

L'atteinte cardiaque survient à partir du 7e jour : atteinte des tuniques, mais surtout atteinte coronarienne : dilatation, anévrismes, infarctus.
Le score d'Asaï modifié par Rowe donne les facteurs prédictifs d'atteinte coronarienne :

	2	1	0
Âge < 1 an		+	
Sexe		Masculin	
Fièvre(jours)	> 16	14-15	13
VS à H1	> 100	60-100	< 60
Hb<10 g/100 ml		+	
GB *10^3/mm^3	> 30	26-30	< 26
Cardiomégalie	+		
ECG anormal	+		

Score > 6 = risque important
Score < 5 le rend peu probable, mais il y a des formes atypiques dans lesquelles le score d'Asaï peut être en défaut

Traitement

Gammaglobulines intraveineuses

1 g/kg 2 jours de suite en 6 heures (en commençant à faible débit), ou mieux 2 g/kg en 10 heures. À faire le plus tôt possible si le diagnostic paraît probable, pour prévenir l'atteinte coronarienne

Aspirine

- *À dose anti-inflammatoire* (80 à 100 mg/kg/jour en 4 prises) tant qu'il y a de la fièvre

• *À dose anti-agrégante plaquettaire* (3 à 5 mg/kg/jour en 1 prise) ensuite, jusqu'au retour à la normale du bilan biologique inflammatoire s'il n'y a pas d'atteinte coronarienne, ou pendant un an au moins s'il y en a

Parfois autre antiagrégant plaquettaire associé : dipyridamole

ARTHRITES ET ARTHRALGIES

Conduite à tenir

Anamnèse

Caractères de la douleur

• *Localisation*

– une ou plusieurs articulations
– fixe ou migratrice

• *Mode d'apparition*

• *Horaire*

– dans le nycthémère (réveille-t-elle l'enfant ?)
– constante ou intermittente

• *Intensité* (fait-elle interrompre ses activités à l'enfant ?)

Signes associés : fièvre ou autres

Antécédents

• *Personnels :* traumatisme, maladies, médicaments ou vaccins récents

• *Familiaux :* ethnie, antécédents pathologiques (hémophilie)

Examen physique

– Les articulations : mobilité, gonflement, rougeur, chaleur
– Signes cutanés : éruption, nodules sous-cutanés
– Hépato- ou splénomégalie, adénopathies
– Signes musculaires

Examens complémentaires

Quasi-systématiques

– Hémogramme
– Vitesse de sédimentation
– Radios si l'atteinte est uni- ou bi-articulaire (en général inutiles si polyarthralgies)

Le choix des autres examens dépend du contexte

Orientation diagnostique

Atteinte mono articulaire fébrile

• *Maladie infectieuse*

– arthrite aiguë septique et ostéo-arthrite (+++ en période néo-natale)
– synovite aiguë transitoire de hanche (« rhume de hanche ») chez l'enfant de 3 à 10 ans (habituellement peu fébrile) ; toujours faire une radio de hanche 3 semaines plus tard pour éliminer une ostéochondrose

• *Arthrite réactionnelle* lors d'une infection à Salmonelle, Shigelle, Yersinia, Campylobacter

• *Douleur projetée :* appendicite, abcès du psoas

Atteinte mono articulaire non fébrile

• *Traumatisme* (intérêt de la scintigraphie, et des radios trois semaines après, lorsque les premiers clichés ne montrent pas de lésion)

• *Ostéochondrose et épiphysiolyse*

• *Arthrite chronique juvénile* à forme mono-articulaire (faire un examen à la lampe à fente)

• *Rhume de hanche*

Atteinte polyarticulaire fébrile

• *Infection :* bactérienne (septicémie, gonococcie, maladie de Lyme), à Mycoplasme, virale (rougeole, hépatite, mononucléose infectieuse)

• *Maladie inflammatoire :* RAA, maladie de Kawasaki, connectivités, arthrite chronique juvénile à forme polyarticulaire, affections inflammatoires du tube digestif

• *Arthrite réactionnelle* (« maladie sérique ») après un traitement souvent antibiotique

• *Selon l'ethnie :* drépanocytose, maladie périodique

• *Leucémie et cancers*

Atteinte polyarticulaire sans fièvre

• *Arthrite chronique juvénile*

• *Purpura rhumatoïde*

• *Syndrome d'hyperlaxité ligamentaire*

19

PSYCHIATRIE

M. NATHANSON

ANOREXIE D'ORIGINE PSYCHOLOGIQUE

Anorexie du nourrisson

Débute le plus souvent au deuxième semestre, après un épisode pathologique banal ou une modification de l'alimentation.

Tableau clinique

À partir d'un épisode de refus alimentaire banal, le parent (la mère en général) a voulu forcer l'enfant à manger (alimentation sous la contrainte, par chantage affectif, ou par « distraction » : jeux, repas devant la télévision…). Celui-ci réagit par une conduite d'opposition active ou d'inertie.

Lors de la consultation, l'enfant est vif, attentif (même si ce n'est pas évident) à ce qui se dit à son sujet. Il ne manifeste pas « l'angoisse du 8e mois ». Il est menu, mais il n'y a pas d'arrêt net de la progression pondérale, ni de perte de poids (autre que minime et transitoire). L'examen clinique est normal.

Traitement

Il repose sur la modification de la conduite de l'entourage : arrêt total de toute forme de contrainte lors des repas, plats présentés dans l'ordre prévu, mais en les retirant dès que l'enfant n'en veut plus, quantités offertes en très petites quantités, faire « comme si » le sujet de la nourriture n'intéressait plus personne.

Ceci impose des entretiens répétés du médecin avec les parents : réassurance sur le fait que l'enfant est en bonne santé (avec examen clinique fait à chaque rencontre), qu'il n'y a aucun risque de maladie ou de mort lié à la conduite alimentaire, que la courbe de poids est régulièrement ascendante.

Le traitement médicamenteux (orexigènes) n'a aucune place.

Évolution

Souvent, grâce à la prise en charge précoce par le médecin, l'anorexie cède rapidement.

Elle peut aussi se prolonger pendant toute l'enfance, sans retentissement sur l'état de santé général.

Elle peut être suivie d'autres problèmes de comportement : spasmes du sanglot, troubles du sommeil, boulimie ultérieurement.

L'anorexie mentale de l'adolescente

Le tableau clinique classique comporte
– Refus alimentaire survenant sans cause apparente ou après un choc émotionnel, un régime amaigrissant banal ; il n'est pas toujours évident d'emblée : dissimulation de la nourriture non ingérée, vomissements induits.
– Aménorrhée à la période d'état, ne cédant qu'après reprise de poids.
– Peau sèche, hypotension, épigastralgies.

Diagnostic différentiel

• *Affections organiques :* maladies digestives chroniques, affections touchant l'hypophyse ou l'hypothalamus

• *Affections psychiatriques :* dépression (mais elle peut être présente dans l'anorexie mentale), entrée dans la schizophrénie.

On retrouve, chez une jeune fille jusque là normale, des perturbations dans les relations avec les parents, un désintérêt pour toute forme de sexualité génitale, une hyperactivité intellectuelle et motrice, le maintien d'une activité et d'une adaptation sociale apparemment normale, en fait superficielle. Il existe un désir de maîtrise chez la jeune fille, suscitant dans le couple parental (souvent dominé par la mère), et chez le médecin, un désir d'intervention parfois brutale.

Pronostic

• *À court terme,* il peut y avoir risque de mort par dénutrition, imposant parfois une réanimation d'urgence.

• *À plus long terme*

– Il est souvent bon dans les formes très liées à la crise d'adolescence, moins bon dans les formes survenant vers 18 ans.
– Il peut se faire vers une alternance de boulimie et d'anorexie, vers des comportements psychopathiques, ou vers une évolution névrotique de type hystérique.
L'évolution peut se faire vers la guérison après quelques années émaillées de rechutes, de périodes de boulimie, mais le comportement anorexique persiste parfois sous une forme moins évidente pendant toute la vie.

Prise en charge
– L'hospitalisation est parfois indispensable en cas de dénutrition importante ou pour réaliser une séparation de l'adolescente et de sa famille ; elle doit se faire sans culpabilisation de l'une ou de l'autre. Un contrat peut être passé entre la jeune fille et le médecin : les visites ou la sortie sont prévues lorsqu'un poids fixé d'avance sera atteint.
– La prise en charge psychologique est de toutes façons indispensable, mais souvent très difficile chez une jeune fille qui dit n'être pas malade : psychothérapie, psychodrame psychanalytiques ; prise en charge des parents (éventuellement par un autre thérapeute que celui de l'adolescente).
– Les médicaments sont rarement prescrits : antidépresseurs en cas de syndrome dépressif.

TENTATIVE DE SUICIDE

Conduite à tenir

Tentative de suicide de l'adolescent(e)

• *La reconnaître*

– C'est facile si la tentative est révélée par l'adolescent
(appel après ingestion de médicament) ou lorsque la volonté suicidaire est évidente (pendaison, défenestration…).
– Cela peut être plus difficile devant un trouble de la conscience sans explication : soupçonner une ingestion médicamenteuse volontaire devant tout état comateux, ataxique, confus inexpliqué ; demander à la famille de rechercher à la maison si un médicament manque, faire une recherche de toxiques dans le sang, les urines, et le liquide de lavage gastrique si celui-ci a pu être fait.

• *Traiter les conséquences du geste*
– Traitement chirurgical éventuel
– Traitement médical : selon le cas : lavage ou induction de vomissements (cf. chapitre intoxications médicamenteuses), induction d'une diurèse osmotique, réanimation. Penser que les intoxications multiples sont fréquentes (médicaments, alcool, oxyde de carbone).

• *Prise en charge*

– Toute menace de suicide, tout geste suicidaire doivent être pris au sérieux, même si la volonté de mourir paraît douteuse, et si l'adolescent ou sa famille banalisent.
– L'hospitalisation est hautement souhaitable pour permettre l'évaluation de la situation ; il faut parfois « dramatiser » la situation pour l'obtenir. S'il n'est pas possible d'obtenir l'hospitalisation, il importe d'organiser une surveillance et un suivi (médical, psychologique) en secteur non hospitalier.
– Le recours au psychiatre ou au psychologue doit être préparé par le médecin et être systématique chaque fois que l'adolescent l'accepte. L'intervention du médecin auprès de la famille peut permettre dans la situation nouvelle créée par la tentative de suicide, de rétablir un contact entre le jeune et sa famille.
– La prescription de médicaments (anxiolytiques) peut être nécessaire pour une courte période ; elle doit être mûrement réfléchie (risque de suicide ultérieur avec le médicament prescrit) et est plutôt du ressort du spécialiste.

Suicide de l'enfant
Les tentatives de suicide sont rares chez l'enfant ; ce sont souvent des actes impulsifs, survenant surtout chez le garçon. Ils doivent en tout cas être pris au moins autant au sérieux que chez les adolescents. Certains accidents peuvent être considérés comme des équivalents suicidaires.

TROUBLES DU SOMMEIL

Chez le nourrisson

Les réveils nocturnes sont normaux jusqu'à 2 mois

Au-delà, il faut essayer d'en trouver la cause : erreur diététique, temps de succion insuffisant (au biberon surtout), affection intercurrente banale. Certaines insomnies plus sévères semblent en relation avec une attitude très anxieuse de la mère.

Le médecin doit, dans le dialogue avec les parents, tenter d'apprécier leur relation avec leur enfant, en discuter avec eux, reconnaître la fatigue qu'entraîne cette situation ; cette analyse commune peut suffire à diminuer les problèmes de sommeil ; dans les cas les plus lourds le recours au psychologue ou psychiatre peut s'avérer nécessaire.

Les troubles du sommeil de la deuxième enfance

Ils doivent eux aussi faire analyser le mode de vie de la famille : activités de l'enfant avant l'heure du coucher, conditions de logement : l'enfant dort-il dans la chambre de ses parents ; si oui, ne peut-on faire autrement ?

Souvent il ne s'agit pas d'insomnie, mais de difficultés du coucher et de l'endormissement : enfant parfaitement réveillé à l'heure normale du coucher, rituels du coucher entre 2 et 5-6 ans, qu'il faut respecter s'ils ne paraissent pas excessifs, rythmies d'endormissement qui ne sont habituellement pas pathologiques et disparaissent avant 3 ans

Troubles du sommeil du grand enfant et de l'adolescent

Insomnie d'endormissement

Fréquente ; vérifier qu'on n'impose pas au jeune un coucher trop précoce par rapport à ses besoins de sommeil.

Cauchemars

Fréquents entre 2 et 6 ans. Ils sont le signe, s'ils se répètent, d'une anxiété importante.

Terreurs nocturnes

Peuvent se voir vers 5-6 ans ; à la différence du cauchemar, les parents n'arrivent pas à établir le contact avec l'enfant qu'ils ne peuvent consoler ; celui-ci reprend son sommeil normal après quelques minutes et ne se souvient de rien le lendemain.

Somnambulisme non exceptionnel

Chez le garçon surtout, entre 7 et 12 ans. L'épisode peut être unique ou se répéter ; l'enfant ne se souvient de rien au réveil.

Prise en charge générale des troubles du sommeil.

Dialogue avec l'enfant lorsque celui-ci est assez grand, et avec ses parents ; il constitue la partie la plus importante de la consultation

L'usage de médicaments doit être extrêmement prudent et limité à de brèves périodes ; des calmants légers (à base de plantes : aubépine, passiflore…) peuvent être prescrits ; les médicaments plus actifs ne sont pas forcément inoffensifs : modification de la succession normale des stades du sommeil ; risque accru (pour certains auteurs) de toxicomanie ultérieure.

Le recours au psychologue ou psychiatre peut être nécessaire.

TROUBLES DU LANGAGE

Troubles du langage oral

Éliminer un trouble de l'audition à l'origine d'une mutité (l'enfant a le gazouillis normal des premiers mois, mais n'acquiert pas ensuite le langage)

Le retard de langage oral peut porter sur certains sons, sur les mots, sur les phrases : contenu du discours et organisation syntaxique.

Pronostic : fonction du niveau mental et de la compréhension du langage. La rééducation (débutée souvent après la première année d'école maternelle) améliore le langage et aide à diminuer l'anxiété parentale.

Les troubles de l'articulation : celui qui amène le plus souvent à consulter est le bégaiement ; il survient surtout chez le garçon, qui parfois a eu un retard de langage et peut être mal latéralisé. Qu'il s'agisse d'une forme tonique ou clonique, le traitement associe rééducation et psychothérapie.

Dyslexie et dysorthographie s'accompagnent de problèmes psychologiques

Que ceux-ci soient la cause ou la conséquence du trouble. Il est donc important d'évaluer la souffrance psychologique de l'enfant, et la psychothérapie doit parfois précéder la rééducation proprement dite. La continuité dans la prise en charge est essentielle.

20

DIVERS

M. NATHANSON

LA DOULEUR CHEZ L'ENFANT ÉVALUATION ET PRISE EN CHARGE

Généralités

Les voies de la douleur et les neuropeptides qui ont un rôle pour la transmettre ou la moduler sont en place avant la naissance : les jeunes enfants et les nouveau-nés peuvent souffrir.
La douleur est importante à étudier en tant que symptôme, mais il n'y a aucune raison de la tolérer plus chez l'enfant que chez l'adulte, d'autant qu'elle a des effets négatifs (augmentation du stress, de la tension artérielle…).

Évaluation

Chez le grand enfant (à partir de 5-6 ans)

• *Appréciation par l'enfant :* il peut décrire sa douleur et son intensité

• *Appréciation par l'entourage :* demander si l'enfant interrompt ses jeux (ou est réveillé par la douleur), s'il pâlit ou rougit, s'il adopte une position antalgique. Mais ces deux évaluations sont faussées par la composante émotionnelle

• *D'où la nécessité, dans les douleurs récurrentes ou chroniques,* de tenter d'avoir une appréciation « objective », telle que la donne EVA ou Échelle de Visualisation Analogique : un curseur que l'on déplace sur une réglette va de « douleur absente », à : « douleur la plus forte que tu puisses t'imaginer ». Une cotation de 1 à 10 (que l'enfant ne voit pas) permet de « noter » la douleur

Chez le petit enfant (avant 4-5 ans), il existe différents scores, applicables au nouveau-né, à la douleur postopératoire du nourrisson, au petit enfant ayant une douleur chronique : pour ce dernier, le DEGR (échelle Douleur Enfants Gustave Roussy) note les signes directs de douleur, l'expression volontaire de la douleur, l'atonie psychomotrice (manque d'expressivité, désintérêt pour le monde extérieur, lenteur et rareté des mouvements)

Traitement d'une douleur aiguë ou prolongée

Les médicaments antalgiques généraux

• *Médicaments de palier I = antalgiques périphériques*

– Aspirine (Aspégic®, Catalgine®) : 50 à 100 mg/kg/j en 6 prises. À ne pas donner pendant les 8 jours précédant une intervention prévue
– Paracétamol (Efféralgan®, Doliprane®, Daffalgan®) : 60 mg/kg/j, en 4 prises (pour la forme IV : Prodaffalgan : dose de 24 heures = 120 mg/kg)

• *Médicaments de palier II = antalgiques centraux faibles : pas d'AMM pédiatrique*

– Codéine : 3 à 10 mg/kg/j en 4 à 6 prises. En association : Codoliprane®, Efféralgan Codéine®
– Dextropropoxyphène : 3 à 10 mg/kg/j en 3 ou 4 prises. En association : Di Antalvic®, Propofan®

• *Médicaments de palier III = antalgiques centraux forts = morphiniques*
– Nalbuphine (Nubain®) : 0,2 mg/kg/4 heures-SC, IM, IV, ou 0,3 mg/kg intrarectal
– Morphine
• @per os : 0,3 mg/kg/4 h
• @IV : 0,15 mg/kg/4 h (surveillance respiratoire++), en augmentant les doses de 1/3 toutes les 4 heures si effet insuffisant.

Peuvent être associés aux antalgiques selon les cas

• *Antispasmodiques :* Spasfon®, Viscéralgine®

• *Anti-inflammatoires :* ibuprofène (40 mg/kg/j en 4 prises per os, ou Voltarène® (3 mg/kg/j en 4 prises)

• *Des coanalgésiques* (antidépresseurs, psychotropes sédatifs), peu utilisés chez l'enfant

Règles générales
Commencer par un médicament de palier faible, puis passer à la classe supérieure sans trop attendre si l'effet est insuffisant
On peut associer des médicaments de classe différente, mais pas 2 médicaments de la même classe
Si la douleur est durable, donner l'antalgique systématiquement, sans attendre que la douleur revienne
Lorsque la douleur diminue, diminuer progressivement les doses, sans les espacer plus

Traitement préventif de la douleur
Localement, avant un geste douloureux (ponction veineuse ou artérielle, ponction lombaire, vaccination) : application de pommade EMLA à laisser sous pansement occlusif 1 heure à 1 heure et demie. En principe contre-indiqué avant 3 mois (risque de méthémoglobinémie)
Certains gestes douloureux peuvent être aussi être réalisés sous inhalation de protoxyde d'azote.

TRISOMIE 21 - MONGOLISME

C'est la plus fréquente des anomalies autosomiques ; le risque de survenue augmente beaucoup à partir d'un âge maternel de 40 ans.

Diagnostic positif

Avant la naissance

Diagnostic prénatal par caryotype
– réalisé par amniocentèse entre la 16e et la 20e semaine, ou biopsie des villosités choriales vers la 10e semaine
– devant :
• un âge maternel supérieur à 37 ans
• des signes d'appel échographiques (sténose duodénale, cardiopathie, hygroma…)
• des antécédents familiaux d'anomalies chromosomiques
• une augmentation importante des gonadotrophines chorioniques maternelles à 15-16 semaines de grossesse

A la naissance et ensuite

• *Dysmorphie faciale et crânienne*

Visage lunaire, hypertélorisme et épicanthus, yeux obliques en haut et en dehors, taches de Brushfield, racine du nez aplatie, oreilles mal ourlées implantées bas ; microcéphalie avec aplatissement postérieur

• *Taille et poids inférieurs à la normale*

• *Hypotonie musculaire,* mains trapues, pli palmaire unique transverse

• *Retard psycho-moteur et intellectuel* (QI aux environs de 50).

• *Association fréquente à des anomalies*

– cardiaques : canal atrio-ventriculaire…
– digestives : sténose duodénale
– fréquence accrue des leucémies, des infections

Quel que soit l'âge, le caryotype identifie

• *Le plus souvent, une trisomie libre, accident fortuit*

• *Parfois : une trisomie par translocation,* une mosaïque, une trisomie partielle

Prise en charge

De la famille

Soutien psychologique des parents et de la fratrie, conseil génétique quand il est souhaité

De l'enfant

Prise en charge médicale et pédagogique : l'enfant suit souvent une scolarité dans une classe normale de maternelle ; des structures spécialisées deviennent nécessaires ensuite.

INTOXICATION ACCIDENTELLE

La reconnaître

Facile si un adulte a été témoin de l'intoxication ou s'est aperçu qu'un flacon était vide

Intoxication passée inaperçue

• *La soupçonner systématiquement* devant toute symptomatologie, surtout neurologique ou respiratoire, apparue récemment chez un enfant bien portant jusque là

• *Étayer la suspicion*

– interroger l'enfant quand c'est possible
– demander aux parents d'apporter la liste de tous les médicaments présents à la maison, même s'ils sont en principe inaccessibles
– rechercher une possible intoxication alimentaire (cueillette de champignons...), des cas similaires dans l'entourage (intoxication alimentaire, oxycarbonée).
– chercher des signes cliniques : odeur d'alcool, teint cochenille, ataxie...
– rechercher les toxiques dans le sang, les urines, le liquide de lavage gastrique
– doser l'alcoolémie, l'oxycarbonémie

En apprécier la gravité

Par l'interrogatoire

– nature du toxique et renseignements sur ses effets potentiels (numéro de téléphone du centre antipoisons)
– heure du dernier repas
– heure de l'intoxication et quantité ingérée présumée
– gestes effectués : essais d'évacuation gastrique, ingestion (parfois nocive) de lait comme « antipoison »

Par l'examen clinique : état cardiaque, respiratoire, neurologique, hémodynamique

La traiter

Intoxication oxycarbonée

– oxygène par voie nasale
– ou oxygénothérapie hyperbare selon l'état clinique plus que sur l'oxycarbonémie (pathologique si > 10 %)

Intoxication médicamenteuse ou par produit ménager

• *Élimination du toxique*

– vidange de l'estomac
• sauf en cas de coma, convulsions, intoxication par produit moussant, caustique ou pétrolier
• par : lavage gastrique (sérum physiologique, enfant en position de sécurité) ; vomissements provoqués : sirop d'ipéca (5 ml de 6 à 9 mois ; 10 ml de 9 à 12 mois ; 15 ml de 1 à 12 ans ; 30 ml au-dessus)
– purgation : 250 mg/kg de sulfate de soude toutes les 4 heures

– adsorption par du charbon activé (7 g de poudre = 2 c à soupe chez le petit, 20 à 50 g chez le grand enfant et l'adolescent ; à répéter éventuellement 4 à 8 heures après

• *Traitement spécifique :* antidotes spécifiques contre Digitaline, Paracétamol, Nivaquine ; Hyposulfène contre l'eau de Javel ou le permanganate

MAUVAIS TRAITEMENTS A ENFANTS

Conduite à tenir

Définition

On regroupe sous ce terme :
– Les mauvais traitements physiques (classique syndrome de Silverman)
– Les mauvais traitements psychologiques, très difficiles à diagnostiquer et à prendre en charge
– Les négligences graves
– Les sévices sexuels

C'est essentiellement des mauvais traitements physiques qu'il sera question ici.

On insiste actuellement sur la possibilité de maltraitance institutionnelle (qui concerne tous les types de mauvais traitements)

Les reconnaître

Ils existent dans toutes les ethnies, dans tous les milieux sociaux.

• *Signes évoquant directement un traumatisme*

– Signes cutanés ou muqueux
• ecchymoses à des endroits inhabituels ; blessures endobuccales chez un enfant anorexique
• brûlures de cigarette, brûlures du siège
• morsures évoquant une morsure par adulte
• plaies mal expliquées ou dont l'état implique une négligence
– Au niveau des phanères : plages d'alopécie
– Fractures, arrachements métaphysaires, décollements périostés, évoquant des mauvais traitements par :
• leur siège : côtes, os propres du nez
• la coexistence de lésions d'âge différent++

• *Pour toutes ces lésions, on évoque le diagnostic en raison*
– de l'association de différentes lésions
– des explications données, souvent incompatibles avec les faits ++

• *Signes neurologiques* évoquant un hématome sous-dural (augmentation du périmètre crânien, convulsions, vomissements)

• *Troubles du comportement :* troubles du sommeil, de l'appétit, sauvagerie excessive ou demande affective intense et non discriminative envers tous les adultes, retard psycho-moteur

• *Hypotrophie staturo-pondérale* pouvant aller jusqu'au nanisme psycho-affectif

• *Une forme particulière,* et souvent très de diagnostic très difficile, de mauvais traitements souvent graves : le syndrome de Munchhausen par procuration, dans lequel un parent (souvent une mère de profession médicale ou paramédicale) provoque chez son enfant des symptômes faisant multiplier les hospitalisations et les examens, voire les interventions.

Conduite à tenir

• *Mettre l'enfant à l'abri*

– En l'hospitalisant
• si les parents reconnaissent les mauvais traitements et la nécessité de protéger leur enfant
• ou pour une raison médicale alléguée plus ou moins réelle
– Les parents peuvent refuser l'hospitalisation alors que l'enfant semble en danger :
• si le danger est estimé grave et immédiat : on peut s'adresser :
→ au Procureur de la République ou à son substitut (garde effectuée 24 h/24 au Tribunal)
→ à la Brigade des mineurs
• si le danger paraît moins immédiat, on peut signaler le cas :
→ à l'autorité administrative (Aide Sociale à l'Enfance)
→ à l'autorité judiciaire (procureur, juge pour enfants)
→ au numéro vert national (05 05 41 41) qui orientera vers l'institution compétente
• de toute façon, tout signalement doit être transmis au Conseil Général (en pratique, à l'Inspecteur de l'Aide Sociale à l'Enfance)
– Règles régissant le secret professionnel des médecins : celui-ci peut être levé par le médecin qui découvre ou suspecte un cas de maltraitance à mineur. Le médecin n'a pas obligation de signalement, mais peut être accusé de non assistance à personne en danger en cas de non signalement s'il laisse l'enfant en danger.

• *En ville ou à l'hôpital :* étayer le diagnostic et évaluer la situation
– Bilan des lésions
• examen clinique complet
• examens complémentaires : radiographie du squelette complet, fond d'œil ; selon la clinique, électroencéphalogramme, scanner cérébral ou IRM, scintigraphie osseuse.
– Entendre l'enfant sans ses parents chaque fois que cela est possible
– Discuter quand c'est possible le problème avec les parents et leur expliquer qu'il ne s'agit pas de porter un jugement sur eux mais de protéger leur enfant
– Contacter les personnes qui connaissent l'enfant et son milieu : PMI, médecin scolaire, assistante scolaire de secteur…
– L'évaluation doit être pluriprofessionnelle, comprenant au moins : médecin, psychologue ou psychiatre, assistante sociale

• *Envisager les mesures à prendre*

– Un signalement à l'ASE peut aboutir à :
• assurer une surveillance à la PMI, ou au domicile par une puéricultrice de PMI
• instituer une AEMO (action éducative en milieu ouvert) : un éducateur travaille régulièrement avec la famille et l'enfant pour faire évoluer la situation.
Il faut noter que les parents ne sont pas obligés de se plier à ces mesures
– Dans les cas plus lourds, le signalement est fait au procureur qui peut transmettre au Juge pour enfants. La justice peut :
• admonester les parents
• décider une OMO (observation en milieu ouvert) : observation par une assistante sociale ou un éducateur de la situation familiale
• faire une AEMO en principe obligatoire pour les parents
• placer l'enfant en famille ou en foyer d'accueil

• exceptionnellement prononcer d'emblée la déchéance des droits parentaux
• les mesures prises pour protéger l'enfant peuvent s'accompagner de poursuites contre les adultes maltraitants

La prévention

• *Pendant la grossesse et à la maternité :* repérer les situations « à risque » : mère seule, très jeune, en situation sociale, économique difficile ; parents ayant été maltraités dans leur enfance, ayant maltraité un aîné… Leur proposer une aide et un accompagnement

• *Éviter le plus possible les séparations de l'enfant et de sa famille ;* en service de prématurés ou de néonatalogie, encourager les parents à venir s'occuper de leur enfant.

SÉVICES SEXUELS

Conduite à tenir

Les reconnaître

• *C'est en principe facile*

– Si l'enfant les révèle :
• sévices sexuels extra-familiaux, allant de l'exhibitionnisme au viol
• abus intra-familiaux (inceste) ou par une personne proche de l'enfant : cas les plus fréquents. La rétractation est alors très fréquente.
– Si un parent les dénonce : mais il est parfois difficile en ce cas de savoir la vérité

• *C'est plus difficile devant des lésions attribuées* par l'entourage à une cause traumatique « banale ».

• *Il faut y penser devant*

• des modifications du comportement : cf. mauvais traitements à enfants, mais aussi vocabulaire ou comportement « sexuels » non adaptés à l'âge
• une grossesse ou une demande d'interruption de grossesse chez une très jeune fille accompagnée par son père ou beau-père
• une tentative de suicide, une fugue
• des troubles du comportement alimentaire chez la jeune fille : anorexie mentale ou surtout boulimie
• une infection génitale à gonocoques, chlamydia, Mycoplasme, herpès…, des condylomes acuminés
• des troubles « fonctionnels » : douleurs abdominales, céphalées récurrentes
• un « climat incestueux »

• *Ne pas écarter le diagnostic* parce que l'enfant appartient à une famille « bien » : les sévices sexuels peuvent se voir dans toutes les classes sociales, toutes les ethnies.

L'hospitalisation est souhaitable, très souvent dans les cas intra-familiaux (il faut en tout cas mettre l'enfant à l'abri) et parfois après sévice extra-familial. Cf. chapitre sur la maltraitance ; les problèmes sont encore plus difficiles ici, car il n'y a souvent pas de lésions physiques objectivables qui rendent l'hospitalisation plus facile à obtenir.

L'examen

• *L'interrogatoire* doit être fait d'emblée par une personne expérimentée ; les déclarations de l'enfant doivent être notées soigneusement, avec ses mots à lui.

• *L'examen clinique,* en particulier gynécologique, doit être pratiqué par un clinicien averti, et dont si possible l'examen aura valeur d'expertise.

• *Les prélèvements* vaginal, rectal, buccal seront faits (examens bactériologiques, recherche de spermatozoïdes) ainsi que des sérologies (syphilis, VIH) et une réaction biologique de grossesse après la puberté. Les sérologies seront refaites plus tard.

• *Si nécessaire on prescrit des antibiotiques* contre une infection sexuellement transmissible, et la « pilule du lendemain ».

Évaluation et conduite à tenir
Les principes sont les mêmes que pour la maltraitance. Le médecin et l'équipe médicale doivent savoir que :
– Ce n'est pas à eux à apporter la preuve (c'est le rôle de la police et de la justice)
– Ce n'est pas eux qui décident de la solution apportée, même s'il est très souhaitable que le signalement (presque toujours judiciaire ici) fasse part de ce qui, après évaluation, semble souhaitable pour l'enfant.

ACCIDENTS DOMESTIQUES

Conduite à tenir

Intoxications : (voir chapitre spécial)
– 50 % des intoxications de l'enfant sont dues à des médicaments
– 25 % à des produits ménagers (les poudres pour lave-vaisselle sont particulièrement caustiques)
– 10 % à des produits industriels

Brûlures

• *Gravité*

Dépend de :
– l'étendue (grave si > 10 % chez l'enfant de moins de 3 ans, > 15 % ensuite)
– la profondeur
– certaines localisations : périnée et organes génitaux, face, mains, bouche

• *L'examen initial* apprécie la nécessité d'un transfert en centre spécialisé : gravité de la brûlure, retentissement général ; vérifier la vaccination antitétanique

• *Soins initiaux*

– Généraux :
• perfusion le 1er jour pour une brûlure > 10 % :
→ soluté : type Ringer lactate contenant 6 g/l de Na Cl
→ quantité : 2000 ml/m^2 de surface corporelle
+ 5000 ml/m^2 de surface brûlée
• antalgiques et calmants : aspirine et Diazépam ; pour les soins très douloureux : ne pas hésiter à faire une anesthésie générale de courte durée (ou une analgésie au protoxyde d'azote)
• Oracilline® ou Pénicilline G pendant 6 jours
– Soins locaux :
• transfert prévu en centre de brûlés :
→ enlever les vêtements sur la brûlure, sauf s'ils sont synthétiques et adhérents
→ laver avec Hibitane 5 % dilué à 2 %
→ envelopper avec des alèses tièdes
• pas de transfert prévu : après avoir enlevé les vêtements et prémédiqué (voir plus haut) :
→ conditions d'aseptie chirurgicales
→ bain avec Hibitane dilué
→ excision des phlyctènes
→ application de Biogaze simple et pansement occlusif avec Nylex
• cas particuliers :
→ visage : laisser à l'air ; après nettoyage : Bétadine crème dermique toutes les 8 heures
→ organes génitaux : laisser à l'air
→ mains : faire le pansement chaque doigt séparé, pouce en abduction, doigts en semi-flexion

Section d'un doigt, d'un segment de membre

• *Hémostase*

• *Mettre le segment sectionné* dans un sac en plastique puis le sac sur de la glace, et aller le plus vite possible dans le service de chirurgie spécialisée le plus proche (à Paris : hôpital R. Debré)

Noyade en baignoire ou piscine gonflable

• *Risques :* asphyxie, hypothermie, acidose, troubles du rythme cardiaque et neurologiques, hémolyse

• *Conduite à tenir :* bouche à bouche et massage cardiaque, réchauffement en urgence ; secondairement : lutte contre l'acidose, réanimation cardio-respiratoire, surveillance d'une possible hémolyse, d'une atteinte pulmonaire (eau savonneuse), d'un œdème cérébral.

Autres accidents domestiques fréquents

• *Polytraumatismes (défenestration)*

• *Asphyxie par sac en plastique* (ne pas laisser les enfants jouer avec), par fausse-route (tenter la manœuvre de Heimlich si situation désespérée)

• *Morsures par chien :* faire examiner le chien par un vétérinaire, parage de la plaie et antibiothérapie, vérification de la vaccination antitétanique, éventuellement vaccination antirabique.

La meilleure arme contre tous ces accidents est la prévention : élimination par les adultes des principaux risques, éducation des enfants.

Annexe 1

Exemple d'arbre d'aide au diagnostic étiologique

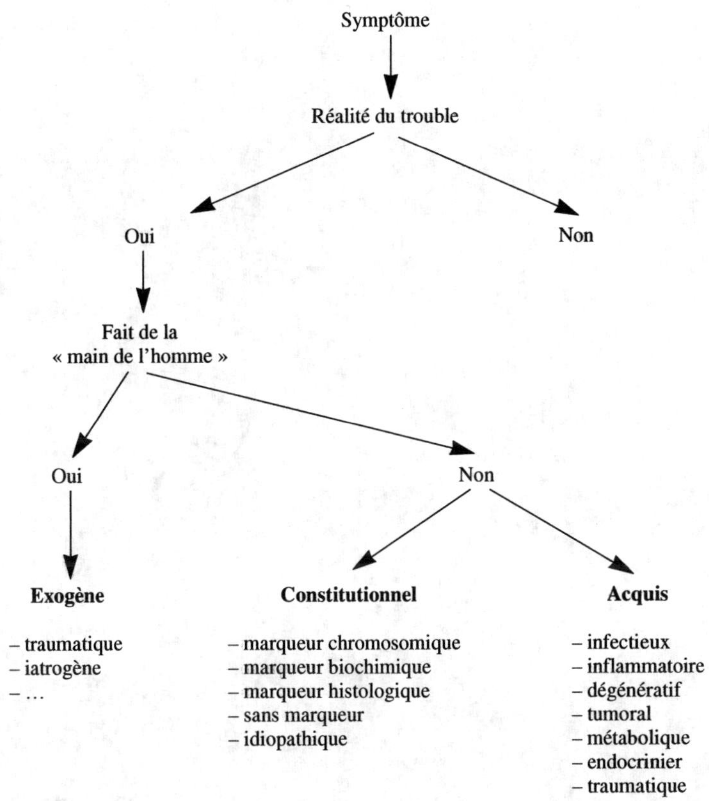

Annexe 2
RÉFÉRENCES MÉDICALES OPPOSABLES EN PÉDIATRIE

Indications des explorations dans le diagnostic et le suivi du reflux gastro-œsophagien primaire du nourrisson et de l'enfant.

1. Il n'y a pas lieu de pratiquer d'investigation préalablement à la mise en route du traitement en cas de RGO non compliqué (histoire typique, développement staturo-pondéral normal).
2. Il n'y a pas lieu de pratiquer, en dehors de l'exploration du malaise du nourrisson, d'enregistrement du ph œsophagien en cas de RGO cliniquement évident, même compliqué, lorsque les complications peuvent lui être attribuées.
3. Il n'y a pas lieu de contrôler par une phmétrie œsophagienne, un RGO qui répond au traitement médical ou qui a guéri spontanément après l'âge de la marche.

Prescription des antibiotiques en pratique courante

Concernent :
- les infections aiguës saisonnières présumées virales, que sont les rhinites, rhino-pharyngites, bronchites aiguës, trachéites et laryngites, lorsqu'elles sont justiciables d'une antibiothérapie
- les angines non récidivantes

En l'absence de facteur de risque (antécédents d'otites ou otite séreuse préexistante) ou de terrain particulier

1. il n'y a pas lieu d'utiliser une association aminopénicilline-inhibiteur des betalactamases
2. il n'y a pas lieu d'utiliser les fluoroquinolones systémiques
3. il n'y a pas lieu d'utiliser les céphalosporines de 2e et 3e génération.
4. il n'y a pas lieu d'associer à l'antibiothérapie générale, des corticoïdes, en dehors des laryngites striduleuses de l'enfant.
5. il n'y a pas lieu d'associer à l'antibiothérapie générale, des AINS sauf composante inflammatoire et/ou algique importante.

Examen électro-encéphalographique

1. Il n'y a pas lieu de pratiquer un EEG chez le nourrisson, en présence d'un premier épisode de convulsion fébrile simple.
2. Il n'y a pas lieu, lors de la surveillance et en l'absence de modifications du syndrome clinique ou électrique, de répéter l'EEG à un rythme supérieur à un par an :
- en cas d'épilepsie bénigne de l'enfant
- en cas d'épilepsie à crises rares et non invalidantes
- en cas d'épilepsie contrôlée de façon satisfaisante par le traitement médical.

INDEX

D

E

F

G

H

I

K

L

M

T

U

V

W-X

Z

Aubin Imprimeur
LIGUGÉ, POITIERS

Achevé d'imprimer en octobre 1996
N° d'impression L 52496
Dépôt légal octobre 1996
Imprimé en France